现代常见病护理技术

赵玉花　闫伟侠　王梦宇　李卫敏　刘萍萍　薛婷君◎主编

吉林科学技术出版社

图书在版编目（CIP）数据

现代常见病护理技术/赵玉花等主编. --长春:
吉林科学技术出版社，2024.3
ISBN 978-7-5744-1180-7

Ⅰ.①现… Ⅱ.①赵… Ⅲ.①护理学 Ⅳ.①R47

中国国家版本馆 CIP 数据核字(2024)第 064123 号

现代常见病护理技术

主　　编　赵玉花　等
出 版 人　宛　霞
责任编辑　张　楠
封面设计　长春市阴阳鱼文化传媒有限责任公司
制　　版　长春市阴阳鱼文化传媒有限责任公司
幅面尺寸　185mm × 260mm
开　　本　16
字　　数　310 千字
印　　张　13.5
印　　数　1~1500 册
版　　次　2024 年 3 月第 1 版
印　　次　2024 年10月第 1 次印刷

出　　版　吉林科学技术出版社
发　　行　吉林科学技术出版社
地　　址　长春市福祉大路5788 号出版大厦A 座
邮　　编　130118
发行部电话/传真　0431-81629529 81629530 81629531
81629532 81629533 81629534
储运部电话　0431-86059116
编辑部电话　0431-81629510
印　　刷　廊坊市印艺阁数字科技有限公司

书　　号　ISBN 978-7-5744-1180-7
定　　价　80.00元

目 录

第一章　基础护理技术

第一节　无菌技术

无菌技术是预防医院感染的一项基本而重要的技术，其基本操作方法根据科学原则制订，每个医护人员必须掌握并严格遵守。

一、概念

(1)无菌技术：在医疗、护理操作过程中，防止一切微生物侵入人体和防止无菌物品、无菌区域被污染的技术。

(2)无菌区：经灭菌处理且未被污染的区域。

(3)非无菌区：未经灭菌处理，或虽经灭菌处理但又被污染的区域。

(4)无菌物品：通过灭菌处理后保持无菌状态的物品。

(5)非无菌物品：未经灭菌处理，或虽经灭菌处理后又被污染的物品。

二、无菌技术操作原则

(1)环境：清洁、宽敞，定期消毒，操作前30min需停止扫地、更换床单等工作，减少走动，避免不必要的人员走动，防止尘埃飞扬。

(2)工作人员着装：符合无菌操作要求，衣帽整齐、洗手、戴口罩。

(3)物品管理有序：①无菌物品必须与非无菌物品分开放置，且有明显标志；②无菌物品不可暴露于空气中，应存放于无菌包或无菌容器中；③无菌包外须标明物品名称、灭菌日期，按失效先后顺序摆放；④取用无菌物品时应使用无菌持物钳；⑤无菌物品一经取出，不得放回无菌容器内；⑥物品疑被污染或已经污染，不得再使用。

(4)明确无菌区和非无菌区：①操作者身体应与无菌区保持一定距离；②操作时面向无菌区；③操作时手臂保持在腰部或操作台面上，不可跨越无菌区，手不得接触无菌物品；④避免面对无菌区咳嗽、打喷嚏；⑤未消毒的物品不可触及无菌物品或跨越无菌区。

(5)一套无菌物品只供给一个患者使用，防止交叉感染。

三、基本无菌操作技术

(一)无菌持物钳

1.目的

取放和传递无菌物品。

2.操作前准备

(1)操作者准备:着装整洁,修剪指甲,洗手,戴口罩。

(2)用物准备:无菌持物钳、盛放无菌持物钳的容器。常用的持物钳有卵圆钳、三叉钳、长镊子、短镊子四种。

(3)环境准备:清洁、宽敞、明亮,定期消毒。

3.操作步骤(表 1-1-1)

表 1-1-1 无菌持物钳操作步骤

步骤	要点与说明
1.查对:检查并核对名称、有效期、灭菌标识	·确保在灭菌有效期内使用
2.取钳:打开容器盖,手持无菌持物钳上 1/3 处,闭合钳端,将钳移至容器中央,垂直取出	·盖闭合时不可从盖孔中取、放无菌持物钳 取、放时,不可触及容器口边缘
3.使用:保持钳端向下,在腰部以上视线范围内活动,不可倒转向上	保持无菌持物钳的无菌状态
4.放钳:用后,钳端闭合,快速垂直放回容器,关闭容器盖	·防止无菌持物钳在空气中暴露过久而被污染 第一次使用,应记录打开日期、时间并签名 4h 内有效

4.注意事项

(1)严格遵循无菌操作原则。

(2)不可用无菌持物钳夹取油纱布、换药或消毒皮肤。

(3)如到远处夹取物品,应将持物钳放入容器内移至操作处。

(4)无菌持物钳一旦污染或可疑污染时应重新灭菌。

(5)无菌持物钳和保存容器需要定期消毒,浸泡保存时,一般病房 7d 更换一次,使用频率高的部门适当缩短周期;临床主要使用干燥保存法,即将盛有无菌持物钳的无菌干罐保存在无菌包内,使用前开包,4h 更换一次。每个容器只放 1 把无菌持物钳。

(二)无菌容器

1.目的

用于盛放无菌物品并保持其无菌状态。

2.操作前准备

(1)操作者准备:着装整洁,修剪指甲,洗手,戴口罩。

(2)用物准备:常用的无菌容器有无菌盒、罐、盘等,无菌容器内盛灭菌器械、棉球、纱布等。

(3)环境准备:清洁、宽敞、明亮,定期消毒。

3.操作步骤(表1-1-2)

表1-1-2　无菌容器操作步骤

步骤	要点与说明
1.查对:检查并核对无菌容器名称、灭菌日期、失效期、灭菌标识	·应同时查对无菌持物钳,以确保在有效期内
2.开盖:取物时,打开容器盖,内面向上置于稳妥处或拿在手中	·开、关盖时,手不可触及盖的边缘及内面,以防止污染
3.取物:用无菌持物钳从无菌容器内夹取无菌物品	·无菌持物钳及物品不可触及容器边缘
4.关盖:取物后,立即将盖盖严	·避免容器内无菌物品在空气中暴露过久
5.手持容器:手持无菌容器(如治疗碗)时,应托住容器底部	·第一次使用,应记录开启日期、时间并签名,24h内有效

4.注意事项

(1)严格遵循无菌操作原则。

(2)从无菌容器内取出的物品,即使未用,也不可再放回无菌容器中。

(3)无菌容器应定期消毒灭菌;一经打开,使用时间不超过24h。

(三)无菌包

1.目的

用无菌包布包裹无菌物品用以保持物品的无菌状态。

2.操作前准备

(1)操作者准备:着装整洁,修剪指甲,洗手,戴口罩。

(2)用物准备:盛有无菌持物钳的无菌罐、盛放无菌包内物品的容器或区域;无菌包内放无菌治疗巾、敷料、器械等;记录纸、笔。

(3)环境准备:清洁、宽敞、明亮,定期消毒。

3.操作步骤(表1-1-3)

表1-1-3　无菌包操作步骤

步骤	要点与说明
1.查对:检查并核对无菌包名称、灭菌日期、有效期、灭菌标识,有无潮湿或破损	·应同时查对无菌持物钳,以确保在有效期内 ·如超过有效期或有潮湿、破损,不可使用
2.使用无菌包:	
▲取出包内部分物品	
(1)放置:无菌包平放在清洁、干燥、平坦处	·不可放在潮湿处,以免污染
(2)开包:依次揭开四角	·打开包布时手不可触及包布内面
(3)取物:用无菌钳夹取所需物品,放在备妥的无菌区内	·不可跨越无菌面
(4)回包:按原折痕包好,系带横向扎好	
(5)记录:注明开包日期及时间,并签名	·有效期为24h

续表

步骤	要点与说明
▲取出包内全部物品	
(1)开包:将包托在手上,另一手打开包布四角并捏住	
(2)放物:稳妥地将包内物品放在备妥的无菌区内	·投放时,手托住包布使无菌面朝向无菌区域
(3)整理:将包布折叠放妥	

4.注意事项

(1)严格遵循无菌操作原则。

(2)无菌包应定期消毒灭菌,有效期为7～14d;如包内物品超过有效期、被污染或包布受潮,必须重新灭菌。

(四)无菌盘

无菌盘是将无菌治疗巾铺在洁净、干燥的治疗盘内,形成无菌区以供无菌操作使用。无菌治疗巾的折叠有横折法和纵折法两种。

1.目的

形成无菌区域以放置无菌物品,供治疗、护理使用。

2.操作前准备

(1)操作者准备:着装整洁,修剪指甲,洗手,戴口罩。

(2)用物准备:盛有无菌持物钳的无菌罐、无菌包、无菌物品;治疗盘、记录纸、笔。

(3)环境准备:清洁、宽敞、明亮,定期消毒。

3.操作步骤(表1-1-4)

表1-1-4 无菌盘操作步骤

步骤	要点与说明
1.查对:检查并核对无菌包名称、灭菌日期、有效期、灭菌标识,有无潮湿或破损	·同无菌包使用法 ·无菌物品应确保在有效期内
2.取巾:打开无菌包,取一块治疗巾置于治疗盘内	
3.铺盘:	
(1)铺巾:双手捏住无菌巾一边外面两角,轻轻抖开,双折平铺于治疗盘上,将上层呈扇形折至对侧,开口向外	·治疗巾内面构成无菌区 ·不可跨越无菌区 ·手不可触及无菌巾内面
(2)放物:放入无菌物品	·保持物品的无菌状态 ·调整无菌物品的位置,使之尽可能居中
(3)覆盖:双手捏住扇形折叠层治疗巾外面,遮盖于物品上,对齐上下层边缘,将开口处向上翻折两次,两侧边缘分别向下折一次,露出治疗盘边缘	
(4)记录:注明铺盘日期及时间,并签名	·铺好的无菌盘4h内有效

4.注意事项

(1)严格遵循无菌操作原则。

(2)铺盘时,非无菌物品和身体应与无菌盘保持适当距离,手不可触及无菌巾内面,不可跨越无菌区。

(五)无菌溶液

1.目的

保持无菌溶液的无菌状态,供治疗、护理使用。

2.操作前准备

(1)操作者准备:着装整洁,修剪指甲,洗手,戴口罩。

(2)用物准备:无菌溶液、启瓶器、弯盘;盛装无菌溶液的容器;棉签、消毒液、记录纸、记录笔等;必要时备盛有无菌持物钳的无菌罐、无菌纱布罐。

(3)环境准备:清洁、宽敞、明亮,定期消毒。

3.操作步骤(表1-1-5)

表1-1-5　倒取无菌溶液的操作步骤

步骤	要点与说明
1.清洁:取盛有无菌溶液的密封瓶,擦净瓶外灰尘	
2.检查并核对:①瓶签上的药名、剂量、浓度和有效期;②瓶盖有无松动;③瓶身有无裂缝;④溶液有无沉淀、浑浊或变色	·确定溶液正确、质量可靠 ·对光检查溶液质量
3.开瓶塞:用启瓶器撬开瓶盖,消毒瓶塞,待干后打开瓶塞	·手不可触及瓶口及瓶塞内面,防止污染
4.倒溶液:手持溶液瓶,瓶签朝向掌心,倒出少量溶液,旋转冲洗瓶口,再由原处倒出溶液至无菌容器中	·避免沾湿瓶签 ·倒溶液时,勿使瓶口接触容器口周围,勿使溶液溅出
5.盖瓶塞:倒好溶液后立即塞好瓶塞	·必要时消毒后盖好,以防溶液污染
6.记录:在瓶签上注明开瓶日期及时间,并签名,放回原处	·已开启的溶液瓶内剩余溶液,可保存24h,余液只做清洁操作用
7.处理	

4.注意事项

(1)严格遵循无菌操作原则。

(2)不可将物品伸入无菌溶液瓶内蘸取溶液;倾倒液体时不可直接接触无菌溶液瓶口;已倒出的溶液不可再倒回瓶内,以免污染剩余溶液。

(六)无菌手套

1.目的

预防病原微生物通过医护人员的手传播疾病和污染环境。

2.操作前准备

(1)操作者准备:着装整洁,修剪指甲,取下手表,洗手,戴口罩。

(2)用物准备:无菌手套。

(3)环境准备:清洁、宽敞、明亮、定期消毒。

3.操作步骤(表 1-1-6)

表 1-1-6 无菌手套操作步骤

步骤	要点与说明
1.查对:检查并核对无菌手套袋外的号码、灭菌日期,包装是否完整、干燥	·选择适合的手套号码
2.打开手套袋:将手套袋平放于清洁、干燥的桌面上打开	
3.取、戴手套:两手同时掀开手套袋开口处,用一手拇指和食指同时捏住两只手套的反折部分,取出手套,戴好	·手套外面(无菌面)不可触及任何非无菌物品 ·不可强拉手套
4.调整:将手套的翻边扣套在工作服衣袖外面,双手对合交叉检查是否漏气,并调整手套位置	
5.脱手套:用戴着手套的手捏住另一手套腕部外面,翻转脱下;再将脱下手套的手伸入另一手套内,捏住内面边缘将手套向下翻转脱下	·勿使手套外面(污染面)接触到皮肤
6.处理:按要求整理用物并处理	·弃置手套于黄色医疗垃圾袋内
7.洗手,脱口罩	

4.注意事项

(1)严格遵循无菌操作原则。

(2)修剪指甲以防刺破手套。

(3)戴手套时手套外面(无菌面)不可触及任何非无菌物品;已戴手套的手不可触及未戴手套的手及另一手套的内面;未戴手套的手不可触及手套的外面。

(4)戴手套后,双手应始终保持在腰部或操作台面以上视线范围内的水平,如发现有破损或可疑污染应立即更换。

(5)脱手套时,应翻转脱下,避免强拉,注意勿使手套外面(污染面)接触到皮肤;脱手套后应洗手。

(6)诊疗护理不同患者之间应更换手套;一次性手套应一次性使用;戴手套不能替代洗手,必要时进行手消毒。

第二节 静脉输液和输血法

静脉输液和输血是临床常用的重要的抢救和治疗措施。通过静脉输液和输血可以快速补充人体丢失的体液和电解质,增加血容量,纠正酸碱平衡,恢复内环境稳定,还可以通过静脉输入药物,从而达到治疗疾病的目的。因此,熟练掌握及准确地运用静脉输液与输血的相关知识和技术,对确保患者的生命安全有重要意义。

一、静脉输液技术

静脉输液是将一定量无菌溶液或药物直接滴入静脉以起到全身疗效的治疗方法。

(一)静脉输液的原理及目的

1.原理

静脉输液是利用大气压和液体静压形成的输液系统内压高于人体静脉压的原理,将液体直接输入静脉内。静脉输液应具备的条件:①液体瓶必须具有一定的高度;②液面上方必须与大气相通(除液体软包装袋),使液面受大气压的作用,当输液系统内压(大气压和液体静压)大于人体静脉压时,液体向压力低的方向流动;③输液管道通畅、不扭曲、不受压,针头不堵塞,并确保在静脉血管内。

2.目的

(1)补充水分及电解质,预防和纠正水、电解质及酸碱平衡紊乱。常用于各种原因引起的脱水、酸碱平衡失调患者,如剧烈呕吐、腹泻等患者。

(2)增加循环血量,改善微循环,维持血压及微循环灌注量。常用于大出血、休克、大面积烧伤等患者。

(3)供给营养物质,促进组织修复,增加体重,维持正氮平衡。常用于慢性消耗性疾病、禁食、意识不清以及无法由胃肠道进食的患者。

(4)输入药物,治疗疾病。常用于各种感染、水肿以及需经静脉输入药物的治疗。

(二)静脉输液的常用溶液及作用

1.晶体溶液

晶体分子小,其溶液在血管内存留时间短,对维持细胞内外水分的相对平衡和纠正体内的电解质失衡有显著作用。临床常用的晶体溶液有以下几类。

(1)葡萄糖溶液:用于补充水分和热量,也可以作为静脉给药的载体和稀释剂。常用溶液为5%和10%葡萄糖溶液。

(2)等渗电解质溶液:用于补充水分和电解质,维持体液和渗透压平衡。常用溶液为0.9%氯化钠溶液(生理盐水)、复方氯化钠溶液(林格氏等渗溶液)、5%葡萄糖氯化钠溶液等。

(3)碱性溶液:用于纠正酸中毒,调节酸碱平衡失调。常用溶液有4%和1.4%碳酸氢钠($NaHCO_3$)溶液、11.2%和1.84%乳酸钠。碳酸氢钠溶液补碱迅速,不易加重乳酸血症。碳酸氢钠中和酸后生成的碳酸需以二氧化碳形式经肺呼出,所以应用于呼吸功能不全的患者时其疗效受限。乳酸钠溶液中的乳酸根离子可与氢离子生成乳酸,由于休克、肝功能不全、缺氧、右心衰竭患者或新生儿,对乳酸的利用能力相对较差,易加重乳酸血症,故不宜使用。

(4)高渗溶液:有利尿脱水的作用,可迅速提高血浆渗透压,回收组织水分进入血管内消除水肿;同时可降低颅内压,改善中枢神经系统的功能。常用溶液为20%甘露醇、25%山梨醇、25%~50%葡萄糖溶液等。

2.胶体溶液

胶体分子大,其溶液在血管内存留时间长,对维持血浆胶体渗透压、增加血容量、改善微循环、提高血压有显著作用。临床常用的胶体溶液有以下几类。

(1)右旋糖酐溶液:为水溶性多糖类高分子聚合物。常用溶液分为以下2种。

①中分子右旋糖酐(平均分子量为7.5万),能提高血浆胶体渗透压和扩充血容量。

②低分子右旋糖酐(平均分子量为4万),能降低血液黏稠度,减少红细胞聚集,改善血液循环和组织灌注量,防止血栓形成。

(2)羧甲淀粉(代血浆):作用与低分子右旋糖酐相似,扩容效果良好,体内停留时间较右旋糖酐长,过敏反应少,急性大出血时可与全血共用。常用溶液有6%羟乙基淀粉(706代血浆)、氧化聚明胶、聚维酮等。

(3)浓缩白蛋白注射液:维持胶体渗透压,补充蛋白质,减轻组织水肿。

(4)水解蛋白注射液:补充蛋白质,纠正低蛋白血症,促进组织修复。

3.静脉高营养液

可提供热量,补充蛋白质,维持正氮平衡,并补充各种维生素和矿物质。其主要成分包括氨基酸、脂肪酸、维生素、矿物质、高浓度葡萄糖及水分。常用于营养摄入不足或不能经由消化道供给营养的患者。常用溶液有复方氨基酸、脂肪乳等。

(三)补液原则

先晶后胶、先盐后糖、先快后慢、宁少勿多(尿量30～40mL/h,比重在1.018,一般表示补液量恰当)。补钾四不宜:不宜过早,见尿补钾;不宜过浓,不超过0.3%;不宜过快,成人30～40滴/min;不宜过多,成人不宜超过5g/d,小儿0.1～0.3g/(kg·d),应稀释为0.1%～0.3%浓度。

(四)常用静脉输液技术

1.常用输液部位

周围静脉、小儿头皮静脉、锁骨下静脉和颈外静脉。

2.密闭式周围静脉输液

1)目的

同静脉输液的目的。

2)操作前准备

(1)评估并解释:评估患者的年龄、病情、意识状态、心肺功能、肾功能、穿刺部位皮肤和血管情况、用药史和目前用药情况、心理状况及合作程度等;解释操作的目的、方法、注意事项及配合要点。

(2)患者准备:了解输液的目的,能积极配合输液,排空大小便,取舒适卧位。

(3)操作者准备:着装整洁,洗手,戴口罩。

(4)用物准备:密闭式输液,注射盘、止血带、输液贴、输液器、输液卡、药液(按医嘱准备)、小棉垫、治疗巾、速干手消毒剂、笔、锐器盒、污物桶;必要时备小夹板及绷带、无菌手套、输液泵。静脉留置针输液法需另备静脉留置针及透明贴膜、封管液(无菌生理盐水或稀释肝素溶液)。

(5)环境准备:清洁、安静、光线充足。

3)操作步骤(表1-2-1)

表 1-2-1 密闭式周围静脉输液操作步骤

步骤	要点与说明
1.检查、核对:核对医嘱,检查药液(药名、浓度、剂量、质量)及给药时间和给药方法	·严格执行查对制度,防止差错事故
2.备药:将输液贴倒贴于输液瓶上	·检查药液是否过期,瓶盖有无松动,瓶身有无裂缝或挤压瓶体有无漏气,对光检查药液有无浑浊、沉淀和絮状物等
3.加药:消毒瓶塞,根据医嘱加药	·消毒瓶塞至瓶颈部 ·合理安排输液顺序,注意药物间的配伍禁忌
4.插输液器:将输液器插入瓶塞至针头根部,关闭调节器	·检查输液器外包装、型号、有效日期与质量
5.操作前核对、解释:嘱患者排尿,调节输液架,消毒双手,备输液贴	·查对患者的床号和姓名,所用药物的名称、浓度、剂量、给药时间、方法和有效期
6.初步排气:挂输液瓶,倒置并挤压茂菲氏滴管,溶液流至滴管1/2～2/3满时,迅速转正茂菲氏滴管,打开调节器开关,使液体缓缓下降,液体流入头皮针管内即可关闭调节器,将输液管放置妥当	·排尽空气,防止发生空气栓塞
7.输液	
▲密闭式静脉输液法	
(1)选择静脉:垫小棉垫,铺治疗巾,在穿刺点上方6～8cm扎止血带,选好静脉后松止血带	·止血带的松紧适宜
(2)消毒皮肤:嘱患者握拳,消毒皮肤,扎止血带	
(3)操作中核对	·避免差错事故发生
(4)取针帽再次排气	·确认滴管下端无气泡
(5)静脉穿刺:穿刺成功,见回血后,将针头与皮肤平行送入少许,松止血带,松拳,松调节器	·确保针尖斜面全部进入血管内
(6)固定:输液贴固定针柄、针眼、头皮针管	·不合作患者用夹板固定穿刺部位
▲静脉留置针输液法	·减轻患者的穿刺痛苦,减少血管损伤,保持静脉管道通畅,便于抢救。适用于需长期输液、静脉穿刺困难者
(1)连接留置针:将输液器上的针头插入肝素帽内	·检查留置针和敷贴的型号、有效期及包装,针尖斜面无倒钩
(2)排气:排尽留置针内气体,关闭调节器,将留置针放回留置针盒内	
(3)选择静脉:取舒适卧位,选择合适的静脉,垫小棉垫,铺治疗巾,在穿刺点上方8～10cm扎止血带	
(4)消毒皮肤:嘱患者握拳,消毒皮肤,范围为8cm×10cm	·消毒范围大于留置针贴膜的范围

续表

步骤	要点与说明
(5)操作中核对	
(6)静脉穿刺:	
①取下针套,旋转松动外套管	
②再次排气	
③进针:嘱患者握拳,绷紧皮肤,持留置针针尖斜面向上,与皮肤成15°~30°进针,见回血后,降低穿刺的角度,顺静脉走向将穿刺针推进0.2cm,以确保外套管已进入静脉内	
④送外套管:一手固定留置针后撤针芯0.5cm,持针座将针芯与外套管一起送入静脉内	·确保外套管在静脉内 ·避免针芯刺破血管
⑤撤针芯:一手固定针翼,一手迅速将针芯抽出,放入锐器盒中	
(7)固定:松止血带,松拳,打开调节器;透明敷贴固定留置针,胶布固定肝素帽内输液器针头及输液管	·避免穿刺点及周围污染,便于观察穿刺点的情况 ·注意穿刺部位保持干燥,敷料不粘或污染应及时更换
8.调节滴速:根据患者的年龄、病情、药物性质调节滴速	·一般成人40~60滴/min,儿童20~40滴/min
9.操作后核对	
10.操作后处理:取舒适卧位,处理用物	·交代输液过程中的注意事项及呼叫器的使用
11.洗手,记录输液时间、滴速,签名后挂于输液架上	
12.加强巡视:观察患者输液情况,及时处理输液故障	
13.更换液体:需连续输液时,在第一瓶液体输尽前,开始准备第二瓶液体	
(1)核对第二瓶液体	
(2)拔出第一瓶内的输液插头,插入第二瓶内	
(3)检查并调整滴管内液面高度,确认输液管内无气泡,调节滴数后离开	·防止空气进入
14.输液完毕	
▲密闭式静脉输液法	
关闭调节器,揭开输液贴,轻压穿刺点,迅速拔针,按压至无出血(1~2min)	·拔针时按压不可用力过大,以免损伤血管内膜引起疼痛
▲静脉留置针输液法	

续表

步骤	要点与说明
(1)封管：拔出头皮针，消毒肝素帽，向静脉内推注封管液	·封管液：生理盐水 5～10mL/次，每隔 6～8h 重复冲管一次；稀释肝素溶液(含肝素 10～100U/mL)，2～5mL/次 ·以脉冲方式冲管，正压封管可以保持静脉通道的通畅，减少残留药液对静脉的刺激
(2)再次输液：消毒肝素帽，用生理盐水 5～10mL 冲管，将输液器头皮针插入肝素帽，调节速度	
15.输液完毕后处理：取舒适的卧位，处理用物	
16.洗手，记录，观察	·输液前后观察局部静脉情况

4)注意事项

(1)输液中防止液体流空，及时更换输液瓶及添加药液，输液完毕应及时拔针，预防空气栓塞。

(2)输入对血管刺激性大的药物，应充分稀释，以保护静脉。

(3)年老体弱者、婴幼儿以及心、肺、肾疾病患者，输入高渗液、含钾或升压药液的患者，输液速度宜慢；严重脱水、休克等患者，输液速度宜快。

(4)连续输液超过 24h 应每天更换输液器。

(5)留置针一般可保留 3～5d，最多不超过 7d。

(6)冲、封管遵循 SAS 或 SASH 原则(S—生理盐水，A—药物注射，H—肝素盐水)。

3.颈外静脉穿刺置管输液技术

颈外静脉是颈部最大的浅静脉，主要收集耳郭、枕部及颈前区浅层的静脉血。颈外静脉沿胸锁乳突肌浅面斜向下后行，在锁骨上方穿深筋膜注入锁骨下静脉或静脉角，行径表浅，易于穿刺与固定。

1)适应证

(1)需长期输液，周围静脉不宜穿刺者。

(2)周围循环衰竭，需测中心静脉压者。

(3)长期静脉内滴注高浓度、刺激性强的药物。

(4)急重症需补充血容量者。

2)操作前准备

(1)评估并解释：评估患者的年龄、病情、意识状态、心肺功能、肾功能、穿刺部位皮肤和血管情况、心理状况及合作程度；询问有无麻药过敏史，解释操作的目的、方法、注意事项及配合要点。

(2)患者准备：了解操作的目的、方法、注意事项及配合要点。

(3)操作者准备：洗手，戴口罩。

(4)用物准备：①无菌穿刺包内含穿刺针 2 只(长约 6.5cm，内径 2mm，外径 2.6mm)、硅胶管 2 根(长 25～30mm,内径 1.2mm,外径 1.6mm)、5mL 和 10mL 注射器各 1 只、6 号针头、无菌手套 2 双、尖刀片、棉球、纱布、洞巾、弯盘。②治疗盘内另加 2%利多卡因 1 支、2%碘伏、输液贴、无菌持物钳、生理盐水、肝素稀释液。③其他用物、同密闭式静脉输液法。

(5)环境准备:清洁、安静、光线充足。

3)操作步骤(表 1-2-2)

表 1-2-2 颈外静脉穿刺输血操作步骤

步骤	要点与说明
1.同密闭式静脉输液法步骤 1～6	·严格执行查对制度和无菌操作原则
2.体位:患者去枕仰卧位,头低 15°～30°,头部转向对侧,肩下垫一薄枕。术者站于穿刺部位同侧或头顶部	·患者头低肩高,颈部平直,充分暴露穿刺部位
3.确定穿刺点	·穿刺点为近锁骨中点上缘与下颌角连线的上 1/3 处,颈外静脉外侧缘,避免损伤锁骨下胸膜及肺尖
4.消毒皮肤:直径为 10～15cm	
5.打开无菌穿刺包、局部麻醉:戴无菌手套,铺洞巾,抽取 2%利多卡因 5mL 在穿刺点做浸润麻醉。用 10mL 注射器吸少量生理盐水,以平针头连接硅胶管,排尽空气备用	·必要时术者穿无菌手术衣,铺无菌大单 ·推药前注意回抽,无血后再推注麻药
6.穿刺:助手用手指按压颈静脉三角处,使颈外静脉充盈。操作者右手持穿刺针,左手绷紧皮肤,右手持穿刺针与皮肤成 45°进针,入皮后改为 25°,沿颈外静脉向心方向刺入	·注意观察患者反应 ·必要时,穿刺前可用手术刀片尖端刺破穿刺部位的皮肤,减少进针时皮肤的阻力
7.插管:见到回血后,立即抽出穿刺针内芯,一手拇指用纱布按住针栓孔,另一手持备好的硅胶管快速由针孔送入 10cm 左右。插管时,助手一边抽回血一边缓慢注入生理盐水	·动作轻柔,防止硅胶管在血管内打折或刺破血管
8.退针输液:确定硅胶管在血管内后,退出穿刺针,再次抽回血,注入生理盐水,检查是否在血管内,确定无误后移去洞巾,连接输液器输入液体	·退出穿刺针时压住颈外静脉近端 ·如液体滴入不畅,应检查硅胶管有无弯曲,是否滑出血管外
9.固定、调节滴速:用敷贴覆盖穿刺点固定硅胶管,硅胶管与输液管接头处用无菌纱布包扎并固定在颌下	·记录留置时间、操作者 ·固定牢固,防止导管脱出
10.操作后处理:洗手,记录输液时间、滴速,签名后挂于输液架上,取舒适卧位	
11.加强巡视:观察患者输液情况,及时处理输液故障	
12.封管并固定:输液完毕或暂停输液时,用 0.4%枸橼酸钠生理盐水 1～2mL 或稀释肝素溶液 2mL 封管并固定	

续表

步骤	要点与说明
13.再次输液:取下静脉帽消毒针栓孔,接上输液器,调节滴速	
14.拔管:留置软管末端接注射器,边吸引,边拔管,拔管后按压穿刺点数分钟至无出血,消毒穿刺点,覆盖无菌纱布	·拔管时动作宜轻,避免折断硅胶管 ·边抽边拔管,防止残留小血块和空气进入血管,造成血栓
15.处理用物	
16.洗手,记录	

4)注意事项

(1)输液过程中加强巡视,留置管内如有回血,应立即使用稀释肝素溶液冲注,以免血块堵塞。

(2)保护穿刺部位,观察局部有无红肿,每日更换敷料,用0.9%过氧乙酸溶液擦拭硅胶管,常规消毒皮肤。切忌使用乙醇,因乙醇可使硅胶管老化。一般导管保留4～7d。

(3)颈外静脉插管过深,较难通过锁骨下静脉与颈外静脉汇合角处,可改变插管方向,再试通过,若仍不能通过则应停止送入导管,并轻轻退出少许,在此固定输液。防止盲目插入而致导管在血管内打折或刺破血管发生意外。

(4)局部出现肿胀或漏液,可能硅胶管已脱出静脉,应立即拔管。如果出现不明原因发热,应考虑拔管,并剪下一段硅管送培养并做药敏试验。

(5)气管切开处严重感染者,不应做此插管。

4.经外周中心静脉置管(PICC)输液法

PICC输液法是由周围静脉穿刺置管,并将导管末端置于上腔静脉中下1/3或锁骨下静脉进行输液的方法。此法具有适应证广、创伤小、操作简单、保留时间长、并发症少的优点,常用于中长期的静脉输液或化疗用药等,一般静脉留置导管可在血管内保留7d至1年。目前临床PICC导管大多采用硅胶材质,柔软、有弹性。导管全长可放射显影。总长度通常为65cm,可根据患者个体需要进行修剪。常用的PICC导管有两种:一种是三向瓣膜式PICC导管,另一种是末端开放式PICC导管。三向瓣膜式PICC导管的三向瓣膜具有减少血液反流、防止空气进入的功能,穿刺成功后,根据患者个体需要进行修剪。末端开放式PICC导管可进行中心静脉压的测定,穿刺前,预先根据患者个体需要进行修剪。

1)适应证

(1)需补充静脉营养液等高渗溶液的患者。

(2)需输入高浓度或刺激性强的药物的患者。

(3)需中长期静脉输液治疗的患者。

(4)外周静脉条件差且需用药的患者。

2)评估

同密闭式周围静脉输液法。

3)操作前准备

(1)用物准备:需配备的物品。

a.PICC 穿刺套件:PICC 导管、延长管、连接器、思乐扣、皮肤保护剂、肝素帽或正压接头。

b.PICC 穿刺包:治疗巾 3 块、洞巾、止血钳或镊子 2 把、直剪刀、3cm×5cm 小纱布 3 块、6cm×8cm 纱布 5 块、大棉球 6 个、弯盘 2 个。

c.其他物品:注射盘、无菌手套 2 副、0.9%氯化钠溶液 500mL、20mL 注射器 2 个、10cm×12cm 透明敷贴、皮肤消毒液(75%乙醇+碘伏)、抗过敏无菌胶布、皮尺、止血带。

d.视需要准备:2%利多卡因、1mL 注射器、弹力绷带或自粘绷带。

(3)患者准备:同密闭式周围静脉输液法,与患者签署知情同意书。

(4)环境准备:同密闭式静脉输液法。

4)操作程序(表 1-2-3)

表 1-2-3　PICC 输液操作程序

流程	操作步骤
准备(护士、药液)	1.同密闭式输液步骤 1~7
选择静脉	2.首选右侧重要静脉
安置体位	3.协助患者采取平卧位,暴露穿刺区域,穿刺侧上肢外展与躯干呈 90°角
选穿刺点	4.常规首选肘窝区肘下 2 横指
测量长度	5.用皮尺测量从穿刺点到右胸锁关节,再向下至第三肋间隙的长度
测量臂围	6.于肘关节上 4 横指(约 7cm)测量
开包消毒	7.打开 PICC 穿刺包,戴无菌手套,将一块治疗巾铺于穿刺肢体下
	8.先用 75%乙醇清洁脱脂,待干后再用碘伏消毒 3 遍。消毒范围以穿刺点为中心,直径 20cm,两侧至臂缘
建无菌区	9.更换无粉无菌手套,铺洞巾及治疗巾,并将 PICC 穿刺套件及所需无菌用物置于无菌区
预冲导管	10.用注射器抽吸 0.9%氯化钠溶液 20cm 冲洗导管,检查导管是否通畅,再将导管置于 0.9%氯化钠溶液中,湿化导丝
系止血带	11.由助手协助系止血带,注意止血带的末端反向于穿刺部位
麻醉穿刺	12.视情况可于穿刺前,先由助手用 2%利多卡因在穿刺部位行局部麻醉
	13.操作者左手绷紧皮肤,右手以 15°~30°进针,见回血后立即放低穿刺针以减小穿刺角度,再推进少许
	14.嘱助手松开止血带后,再用右手保持钢针针芯位置,左手单独向前推进外插管鞘,并用拇指固定,再用左手食指和中指按压并固定插管鞘上方的静脉,以减少出血,右手撤出针芯
匀速送管	15.用镊子夹住导管尖端,将导管缓慢、匀速送入,当导管置入约 15cm 即到达患者肩部时,嘱患者将头转向穿刺侧,贴近肩部,以防止导管误入颈静脉,直至置入预定长度
抽吸回血	16.用盛有 0.9%氯化钠溶液的注射器抽吸回血

续表

流程	操作步骤
撤出管鞘	17.用无菌纱布块在穿刺点上方 6cm 处按压固定导管，将插管鞘从静脉管腔内撤出，远离穿刺点
撤出导丝	18.将支撑导丝与导管分离，并与静脉走行相平行，撤出支撑导丝
修剪管长	19.用无菌生理盐水纱布清洁导管上血迹，确认置入长度后，保留体外导管 5cm，用锋利的无菌剪刀与导管呈直角，小心剪断导管，注意勿剪出斜面与毛碴
安装连接	20.将减压套筒安装到导管上，再将导管与连接器相连
冲注封管	21.连接肝素帽或正压接头，再用 0.9%氯化钠溶液 20mL 行脉冲式冲管。如为肝素帽，当 0.9%氯化钠溶液推至最后 5mL 时，则须行正压封管，即边推边退针
清洁固定	22.用生理盐水纱布清洁穿刺点周围皮肤，然后涂皮肤保护剂
	23.在近穿刺点约 0.5cm 处放好白色固定护翼，导管出皮肤处逆血管方向摆放“L”或“U”形弯，使用无菌胶布横向固定连接器翼形部分，穿刺点上方放置无菌纱布块，用 10cm×12cm 透明敷贴无张力粘贴
	24.用已注明穿刺日期、时间及操作者的指示胶带，固定透明敷贴下缘，再用无菌脱敏胶布固定延长管
	25.脱手套
交代事项	26.向患者交代注意事项
X 线确认	27.经 X 线确认导管在预置位置后，即可按需要进行输液
做好记录	28.操作结束后，应将相关信息记录在护理病历中
暂停处理	29.暂停输液时，同静脉留置针输液法封管
再行输液	30.再行输液时，常规消毒肝素帽的橡胶塞，把排好气的输液针插入肝素帽内进行输液
导管维护	31.穿刺后第一个 24h 更换敷料，以后每周更换敷料 1 或 2 次
	32.每次进行导管维护前，先确认导管体外长度，并询问患者有无不适。再抽回血以确定导管位置，再将回血注回静脉
	33.注意揭敷贴时，应由下至上
	34.观察并记录导管体内外刻度
	35.消毒时以导管为中心，直径 8～10cm，先用 75%乙醇清洁脱脂，待干后再用碘伏消毒 3 遍，再覆盖透明敷贴
拔管处理	36.拔管时应沿静脉走向，轻轻拔出，拔出后立即压迫止血
	37.用无菌纱布块覆盖伤口，再用透明敷贴粘贴 24h
	38.对照穿刺记录以确定导管有无损伤、断裂、缺损
整理记录	39.协助患者取舒适卧位，整理床单位
	40.清理用物
	41.洗手，记录

5)注意事项

(1)PICC输液法的禁忌证:严重出血性疾病、上腔静脉压迫综合征及不合作或躁动的患者;穿刺部位或附近组织有感染、皮炎、蜂窝织炎、烧伤等情况的患者;乳腺癌根治术后患者;预插管位置有放射性治疗史、血栓形成史、血管外科手术史或外伤的患者。

(2)送管时速度不宜过快,如有阻力,不能强行置入,可将导管退出少许再行置入。

(3)乙醇和丙酮等物质会对导管材料造成损伤。当使用含该类物质的溶液清洁护理穿刺部位时,应等待其完全干燥后再加盖敷料。

(4)置管后,应密切观察穿刺局部有无红、肿、热、痛等症状,如出现异常,应及时测量臂围并与置管前臂围相比较。观察肿胀情况,必要时行B超检查。

(5)疑似导管移位时,应再行X线检查,以确定导管尖端所处位置。禁止将导管体外部分移入体内。

(五)输液滴注速度与时间的计算

在输液过程中,点滴系数是指每毫升溶液的滴数(滴/mL),目前常用静脉输液器的点滴系数有3种:10滴/mL、15滴/mL、20滴/mL。静脉点滴的速度和时间可按下列公式计算。

(1)已知输入液体总量与计划所用输液时间,计算每分钟滴数:

$$每分钟滴数=\frac{液体总量(mL)\times 点滴系数}{输液时间(min)}$$

如:某患者需输液体2000mL,计划8h输完,所用输液器滴系数为15滴/mL,求每分钟滴数。

(2)已知每分钟滴数与液体总量,计算输液所需用的时间:

$$输液时间(h)=\frac{液体总量(mL)\times 点滴系数}{每分钟滴数\times 60(min)}$$

如患者需输1000mL液体,每分钟滴数为50滴,所用输液器点滴系数为15滴/mL,需用多少时间输完?

(六)常见输液故障的排除

1.溶液不滴

(1)针头滑出血管外:液体注入皮下组织,可见局部肿胀并有疼痛,应及时拔出针头另选血管重新穿刺。

(2)针头斜面紧贴血管壁:导致液体滴入不畅,可调整针头位置或适当变换肢体位置,直到点滴通畅。

(3)针头阻塞:一手捏住滴管下端输液管,另一手轻轻挤压靠近针头的输液管,若感觉有阻力,放松后又无回血,则表示针头已阻塞,应更换针头重新穿刺。

(4)压力过低:由患者周围循环不良,输液瓶位置过低或患者肢体抬举过高所致,可适当抬高输液瓶位置或放低肢体位置。

(5)静脉痉挛:由穿刺肢体暴露在寒冷环境中时间过长或输入液体温度过低所致,可行局部热敷缓解静脉痉挛。

2.滴管内液面过高

(1)滴管侧壁有小孔时,先夹紧滴管上端的输液管,再打开调节孔,待溶液流下直至滴管露出液面，见到点滴时，再关闭调节孔，松开滴管上端的输液管即可。

(2)滴管侧壁无小孔时，可将输液瓶取下，倾斜瓶身，使瓶内针头露出液面，待溶液缓缓流下至滴管露出液面，再将输液瓶挂回继续点滴。

3.滴管内液面过低

(1)滴管侧壁有小孔时，先夹紧滴管下端的输液管再打开调节孔，当滴管内液面升至所需高度时，关闭调节孔，松开下端输液管即可。

(2)滴管侧壁无小孔时，可折叠滴管下端输液管，用手挤压滴管，迫使液体流入滴管直至液面升高至滴管 1/2 处。

4.滴管内液面自行下降

输液中若滴管内液面自行下降，则应检查滴管上端输液管与滴管的衔接是否松动、滴管有无漏气或裂隙，必要时予以更换。

(七)输液反应的处理

1.发热反应

1)原因

因输入致热物质引起。多由输入的溶液或药物制剂不纯、灭菌不彻底、保存不良、输液器具灭菌不严或被污染、输液过程中未能严格执行无菌操作所致。

2)症状

多发生于输液后数分钟至 1h，表现为发冷、寒战和发热。轻者体温在 38℃左右，停止输液后数小时可自行恢复正常；严重者初起寒战，继之高热，体温可达 41℃，并伴有头痛、恶心、呕吐、脉速等症状。

3)处理

(1)输液前认真检查：药液质量、有效期、输液器包装及灭菌日期，严格执行无菌操作。

(2)对反应轻者，可减慢滴速或停止输液；对反应严重者，应立即停止输液，通知医生。

(3)对症处理：寒战时给予保暖，对高热患者给予物理降温。密切观察生命体征，遵医嘱给予抗过敏药物或激素治疗。

(4)保留剩余溶液和输液器进行检测，查找原因。

2.急性肺水肿

1)原因

(1)由于输液速度过快，短时间内输入过多液体，使循环血容量剧增，心脏负荷过重引起。

(2)患者原有心肺功能不良，尤多见于急性左心衰竭患者。

2)症状

患者突然出现呼吸困难、胸闷、咳嗽、咯粉红色泡沫样痰，严重时痰液可从口鼻涌出；听诊肺部布满湿啰音，心率快且节律不齐。

3)处理

(1)输液过程中密切观察患者情况，对老人、儿童、心肺功能不良的患者尤需注意控制滴注速度和输液量。

(2)出现上述症状时应立即停止输液并通知医生，进行紧急处理，使患者端坐，两腿下垂，以减少下肢静脉回流，减轻心脏负担。

(3)给予高流量氧气吸入(一般氧流量为6～8L/min),可提高肺泡内氧分压,增加氧的弥散;同时,湿化瓶内加入20%～30%乙醇以湿化氧气,因乙醇能降低肺泡内泡沫的表面张力,使泡沫破裂消散,利于气体交换,改善低氧血症。

(4)遵医嘱给予镇静、平喘、强心、利尿和扩血管药物,以稳定患者情绪,舒张周围血管,加速体液排出,减少回心血量,减轻心脏负荷。

(5)必要时进行四肢轮流结扎,用橡胶止血带或血压计袖带适当加压四肢,阻断静脉血流,但动脉血仍可通过;每5～10min轮流放松一个肢体上的止血带,可有效减少静脉回心血量;症状缓解后,逐渐解除止血带。

(6)心理护理,安慰患者,解除其紧张情绪。

3.静脉炎

1)原因

由于长期输注高浓度、刺激性较强的药液,或静脉内放置对血管有刺激的导管或置管时间过长,使局部静脉壁发生炎性反应;也可因输液过程中无菌操作不严,引起局部静脉感染所致。

2)症状

沿静脉走向出现条索状红线,局部组织发红、肿胀、灼热、疼痛,有时伴畏寒、发热等全身症状。

3)处理

(1)严格执行无菌操作,对血管壁有刺激性的药物应充分稀释后再应用,点滴速度宜慢,静脉内置管时间不宜过久。同时,有计划地更换输液部位,以保护静脉。

(2)停止在此部位输液,并将患肢抬高,制动。局部可用95%乙醇或50%硫酸镁溶液进行热湿敷,每天2次,每次20min。

(3)超短波理疗:每天1次,每次15～20min。

(4)中药治疗:将如意金黄散加醋调成糊状,局部外敷,每天2次,具有清热、止痛、消肿的作用。

(5)如合并感染,遵医嘱给予抗生素治疗。

4.空气栓塞

1)原因

(1)输液管内空气未排尽,导管连接不紧,有漏气。

(2)加压输液、输血时无人守护,液体输完未及时更换药液或拔针,均有发生空气栓塞的危险。

2)症状

由于进入静脉的空气形成气栓,随血流首先到达右心房,然后进入右心室。如空气量少,则被右心室血液压入肺动脉并分散到小动脉内,最后经毛细血管吸收,损害较小;如进入的空气量大,空气在右心室内阻塞肺动脉入口,使血液不能进入肺内进行气体交换,引起机体严重缺氧而猝死,患者有突发性胸闷或胸骨后疼痛,随之出现呼吸困难和严重发绀,有濒死感。听诊心前区可闻及响亮持续的“水泡声”,心电图呈现心肌缺血和急性肺源性心脏病的波形。

3)处理

(1)输液前认真检查输液器质量,排尽输液管内空气。

(2)输液过程中加强巡视,输液中及时更换输液瓶或添加药液,输液完毕及时拔针。加压输液时应有专人在旁守护。

(3)出现上述症状立即停输,通知医生,配合抢救,安慰患者,减轻其恐惧感。帮助患者取左侧、头低脚高卧位。该体位可使肺动脉的位置低于右心室,使气泡浮向右心室心尖部,避开肺动脉入口,随着心脏搏动,将空气混成泡沫,分次小量进入肺动脉内,逐渐被吸收。

(4)给予高流量氧气吸入,提高患者的血氧浓度,纠正缺氧。有条件者可通过中心静脉导管抽出空气。

(5)严密观察患者病情变化,如发现异常及时对症处理。

5.输液微粒污染

1)概念

(1)输液微粒:指输入液体中的非代谢性颗粒杂质,其直径一般为 1～15μm,有的可达 50～300μm。

(2)输液微粒污染:指在输液过程中,将输液微粒带入人体内,对机体造成严重危害的过程。

2)微粒污染的危害

(1)直接堵塞血管,引起局部组织缺血缺氧,甚至坏死。

(2)红细胞聚集在微粒上形成血栓,引起血管栓塞和静脉炎。

(3)进入肺毛细血管,引起巨噬细胞增殖,形成肺内肉芽肿。

(4)引起血小板减少和过敏反应。

(5)刺激组织发生炎症或形成肿块。

以上危害取决于微粒的大小、形状、性质,以及堵塞血管的部位、血流阻断程度和人体对微粒的反应。易受损的脏器有肺、脑、肝、肾等。

3)输液微粒的来源

(1)药剂生产过程混入异物,如水、空气、材料及生产工艺中的污染。

(2)药液容器、瓶塞不洁净或液体存放过久,玻璃瓶内壁及橡胶塞受药液长久浸泡腐蚀剥落形成微粒。

(3)输液器与注射器不洁净。

(4)药液准备中的污染,如切割安瓿、开瓶塞、反复穿刺瓶塞及输液环境不洁等。

4)防止输液微粒污染的措施

(1)药剂生产药厂改善生产车间环境卫生条件,安装空气净化装置,严格执行制剂生产操作规程,减少空气中悬浮尘粒和细菌污染。选用优质原材料,采用先进生产工艺,提高检验技术,保证药液质量。

(2)输液操作

a.采用密闭式一次性医用塑料输液器,输液器通气管内和输液管末端应放置滤膜。

b.净化操作室内空气,安装空气净化装置,定期消毒,有条件者采用超净工作台,使输液环境洁净。

c.认真检查输入溶液及容器的质量，包括溶液的透明度、瓶身有无裂痕、瓶盖有无松动、瓶签字迹是否清晰及有效期等。

d.严格执行无菌操作技术。

e.输入药液应现用现配，防止污染。

二、静脉输血

静脉输血是将血液通过静脉输入体内的方法，是急救和疾病治疗的重要措施之一。随着输血理论和输血技术的发展，使血液的保存、管理，血液成分的分离，对献血员的检查，输血用品的改进取得了显著的成效，从而保证了输血的安全。

（一）静脉输血的目的

（1）补充血容量：增加有效循环血量、心排血量，提高血压、促进血液循环，用于失血、失液引起的血容量减少或休克的患者。

（2）纠正贫血：增加血红蛋白，促进携氧功能，用于血液系统疾病引起的严重贫血和某些慢性消耗性疾病的患者。

（3）供给血小板或各种凝血因子：有助于止血，用于凝血功能障碍的患者。

（4）增加白蛋白：维持胶体渗透压，减轻组织渗出和水肿，用于低蛋白血症的患者。

（5）输入抗体、补体：增强机体免疫力，用于严重感染的患者。

（6）排除机体有毒物质：提高血红蛋白运氧能力，用于一氧化碳、苯酚等化学物质中毒的患者，以改善组织器官的缺氧状况。

（二）血液制品的种类及适应证

1.全血

全血是指血液在采集后未经任何加工而在保存液中保存待用的血液，可分为新鲜血和库存血两种。

（1）新鲜血

新鲜血是指在4℃的常用抗凝保养液中保存一周内的全血。其基本保留了血液原有的各种成分，可以补充各种血细胞、凝血因子和血小板，对血液病患者尤为适用。

（2）库存血：库存血是指4℃冷藏、保存2～3周的全血。其成分以红细胞和血浆蛋白为主，而血小板、白细胞、凝血因子等成分则随储存期的延长逐渐减少。库存血保存时间越长，血液成分变化越大，即酸性增加，钾离子浓度增高，故大量输库存血时，要防止酸中毒和高血钾。库存血适用于各种原因引起的大出血。

2.自体血

（1）术中失血回输法：对手术过程中出血量较多者，例如宫外孕、脾切除等手术，可事先做好回收自体血的准备，经过滤后回输给患者。

（2）自身储备回输法：选择体质好的患者，估计手术范围大、失血量多，如体外循环等，手术前抽血存于血库，待本人手术时使用。其优点是节省血源、节省资金、防止输血反应。

3.成分输血

将血液中的各种有效成分分离加工，分别制成高浓度、高纯度、高效能的血液制品，根据患者的病情和治疗需要输入相应的血液成分，称为成分输血。成分输血具有针对性强、效果好、不良反应少、节约血源、一血多用、减轻患者的经济负担等优点。成分输血是输血技术发展的总趋势，也是输血现代化的重要标志，已广泛应用于临床，常用的血液成分制品如下。

1)红细胞制剂

红细胞制剂是指经沉淀、离心、洗涤等方法分离血浆后提取的红细胞。

(1)浓缩红细胞：新鲜全血分离血浆后的部分，但仍含白细胞、血小板及少量血浆。保存温度为2～6℃，保存期为21d。适用于血容量正常的贫血患者和携氧功能缺陷的患者。

(2)洗涤红细胞：红细胞经生理盐水洗涤3次后，去除约90%的白细胞、99%血浆及大部分血小板，再加入适量生理盐水。保存温度为2～6℃，保存期为24h。适用于免疫性溶血性贫血、一氧化碳中毒、输全血或血浆发生过敏者等。

(3)红细胞悬液：提取血浆后的红细胞加入等量红细胞保养液制成。保存温度为(4±2)℃，保存期为24h。适用于战地急救及中、小手术患者。

2)血浆

血浆是指全血经过分离后所得的液体部分，主要成分是不含血细胞、无凝集原的血浆蛋白，可分以下几种。

(1)新鲜液体血浆：新鲜全血6h内分离而成的血浆，保存了正常量的全部凝血因子。保存温度为2～6℃，保存期为24h。适用于轻型血友病、肝病等凝血功能障碍的患者。

(2)保存血浆：用于血容量和血浆蛋白较低的患者。

(3)新鲜冰冻血浆：保存温度为－20℃，有效期为1年，用时放在37℃温水中融化。

(4)普通冰冻血浆：普通冰冻血浆放在真空装置下加以干燥而成，保存温度为－20℃，保存期为4年，用时加适量的生理盐水或0.1%枸橼酸钠溶液溶解。

(5)冷沉淀血浆：为新鲜血浆4℃溶化浓缩而成，可静脉滴注，也可局部创面应用，具有使创面愈合快，感染率低的特点。

3)血小板浓缩悬液

血小板浓缩悬液是全血离心所得，22℃保存，24h内有效，适用于血小板减少或血小板功能异常引起的严重出血患者。

4)白细胞浓缩悬液

白细胞浓缩悬液是指新鲜全血离心后取白膜层的白细胞。4℃保存，48h内有效，适用于粒细胞减少合并严重感染的患者。

4.其他血液制品

(1)白蛋白液是指从血浆中提取而得，能提高机体血浆蛋白和胶体渗透压，适用于低蛋白血症患者。

(2)抗血友病球蛋白浓缩液，适用于血友病患者。

(3)纤维蛋白原，适用于纤维蛋白缺乏和弥散性血管内凝血(DIC)患者。

(三)血型和交叉相容配血试验

1.血型

依据红细胞膜上特异抗原的类型,把人类的血液区分为若干型,称为血型。血型是一种染色体特征,是人体的一种遗传性状,狭义来说是指红细胞抗原的差异,广义来说包括白细胞、血小板等血液各成分抗原的不同。由于相继发现的血型较多,故把多种血型分别归类为血型系统。1995 年国际输血协会认可的红细胞血型系统有 23 个,201 种抗原。临床上主要应用的是 ABO 血型系统和 Rh 血型系统。

(1)ABO 血型系统:根据红细胞膜上是否存在特异抗原 A 与特异抗原 B 而将血液分为 A、B、AB、O 四种血型。另外,在人体的血清中还含与特异抗原相对抗的抗体,分别称抗 A 抗体和抗 B 抗体,见表 1-2-4。

表 1-2-4 ABO 血型系统

血型	红细胞内抗原	血清中抗体
A	A	抗 B
B	B	抗 A
AB	A、B	无
O	无	抗 A、抗 B

(2)Rh 血型系统:人类红细胞除含 A、B 抗原外,还有 C、c、D、d、E、e 六种抗原,其中 D 抗原的抗原性最强。Rh 血型是以 D 抗原存在与否来表示 Rh 阳性或阴性,即红细胞上有 D 抗原者称为 Rh 阳性,反之称为 Rh 阴性。汉族人中,99%为 Rh 阳性,Rh 阴性者不足 1%,但在我国一些少数民族中,Rh 阴性者占 1%～7%不等,白种人更高。Rh 阴性者输入 Rh 阳性者血液或 Rh 阳性胎儿的红细胞从胎盘进入 Rh 阴性的母体,就会使 Rh 阴性者产生抗 Rh 抗体,当再次输入 Rh 阳性血液时,就会出现不同程度的溶血反应。

2.交叉配血试验

交叉配血试验的目的在于检查受血者与献血者之间有无不相合抗体。输血前虽已验明供血者与受血者的 ABO 血型相同,为确保输血安全,在确定输血前仍须再做交叉相容配血试验,以检查受血者血清中有无破坏供血者红细胞的抗体。

(1)直接交叉相容配血试验:用受血者血清和供血者红细胞进行配合试验,检查受血者血清中有无破坏供血者红细胞的抗体。其结果绝对不可有凝集或溶血现象。

(2)间接交叉相容配血试验:用供血者血清和受血者红细胞交叉配合,检查输入血液的血浆中有无能破坏受血者红细胞的抗体。其结果绝对不可有凝集或溶血现象。

(四)静脉输血法

1.准备

(1)间接输血法:一次性输血器一套(莫非式滴管内有过滤网,以过滤凝血块)、生理盐水、血液制品,其他同静脉输液法。

(2)直接输血法:无菌治疗盘内置 50mL 注射器数副、9 号针头、4%枸橼酸钠生理盐水,其他同静脉输液法。

2.实施

1)输血前血液的准备

(1)备血:根据医嘱抽取血标本,与已填写好的输血申请单一起送血库做血型鉴定和交叉配血试验。输入全血、红细胞、白细胞、血小板制品均须做血型鉴定和交叉配血试验。输入血浆只须做血型鉴定。

(2)取血:间接输血法凭取血单到血库取血,与血库人员共同进行"三查""八对"。"三查"即检查血液制品的有效期、血制品的质量及输血装置是否完好。"八对"即核对患者的床号、姓名、住院号、血袋(瓶)号、血型、交叉配血试验结果、血液制品种类和剂量。核对无误后,在交叉配血试验单上签名。

(3)取血后为保证血液制品质量,取血后血液制品勿剧烈震荡,以免红细胞被大量破坏引起溶血。血液制品应在室温中放置15~20min后再输入,但不能加温,以防血浆蛋白凝固变性;输血液制品时血液制品中不可加任何药物,以防其变质。

正常库存血液:静置后分两层,上层为血浆呈半透明、淡黄色;下层为红细胞呈均匀的暗红色。两者之间界限清晰,无血凝块。若血液质量发生改变,如血浆变红或混浊、红细胞呈紫红色、两者之间界限不清晰或有明显凝血块时,这种血液不能用。

(4)输血前须与另一名护士再次进行核对,确定无误后方可输入。

2)操作步骤及要点

(1)间接输血法:操作程序见表1-2-5,将已备好的血液制品按静脉输液法输入,目前常采用密闭式输血法。

表1-2-5 间接输血法操作步骤

流程	要点与说明
准备	1.护士:着装整洁,洗手,戴口罩 2.环境:清洁、宽敞、安静,温度适宜 3.用物:备齐,放置合理
核对、解释	4.将用物携至患者床旁,核对床号、姓名,向患者解释输血的目的
输入液体	5.按密闭式静脉输液法输入少量生理盐水
再次查对	6."三查""八对",确保输血准确无误
消毒插管	7.轻轻摇匀血液,用2%碘酊和70%乙醇消毒储血袋上塑料管和橡胶套管,从生理盐水瓶上拔出输血器针头后插入血袋消毒部,将血袋倒挂在输液架上 8.血液内不得加入其他药品,并避免和其他溶液相混,以防血液变质
调节滴速	9.开始输入血液速度宜慢,开始15min内,每分钟不超过20滴,若无不良反应,则按病情调节速度 10.成人一般调至40~60滴/min,儿童酌减,对年老体弱、严重贫血、心衰患者,速度宜慢。并向患者和家属交代输血注意事项 11.将呼叫器放在易取处,嘱患者如有不适及时呼叫

续表

流程	要点与说明
输入生理盐水	12.输两人以上血液时需输入少量生理盐水,以冲洗输血管道;或输血完毕输入少量生理盐水,以使输血器内的血液全部输入机体内
拔针、整理	13.输血完毕拔针,安置患者于舒适卧位,整理床单位,清理用物
记录	14.做好输血记录(输血时间、种类、量、血型、血袋号、有无输血反应等)。血袋保存 24h

(2)直接输血法:抽出供血员的血液后立即输入受血者体内。常用于婴幼儿少量输血或急需输血而又无血库时。①每副 50mL 注射器抽吸 4%枸橼酸钠生理盐水 5mL 备用。②供血者和患者分别平卧于床上,暴露一侧手臂,并做好解释工作。③常规消毒两者皮肤,从供血者静脉内抽出血液,用静脉注射法直接输给患者。此过程由三位护士协同操作,即一人抽血,一人传递,一人输注给患者。如连续进行注射,在更换注射器时不需拔出针头,仅用手指压患者穿刺静脉部位前端,以减少出血。④输血结束,拔出针头,用无菌纱布按压穿刺点止血。

(3)自体输血:自体输血通常是指收集患者自身血液或在手术中收集患者自体失去的未被污染的血液,再回输给同一患者体内的方法,即输回自己的血液。自体输血有 3 种形式,包括术前预存自体血、术前血液稀释和术中自身回输。

①术前预存自体血即手术前抽取患者的血液,在血库低温下保存,待手术时再输还给患者。符合条件的择期手术患者,在术前 2～3 周内,每周或隔周采血一次,最后一次采血应在手术前 3d,以利于机体恢复正常的血浆蛋白水平,在手术时或急需时再输给患者。一次采血量不超过总血量的 12%,采血量为总血量的 10%以下时,如患者无脱水,无须补充任何液体,如达到 12%,可补充晶体溶液。血液保存时间不宜超过 10d。

②术前血液稀释采血法为在手术前自体采血后,再输入晶体或胶体溶液,使患者血容量保持不变,但血液处于稀释状态,减少术中红细胞损失,采取的血液可在术中或术后输给患者。其目的是稀释血液,使术中失血时实际丢失的红细胞及其他成分相应减少。

③术中自身输血法为在手术中收集血液,采用自体输血装置,抗凝和过滤后再将血液回输给患者。多用于脾脏破裂、输卵管破裂,血液流入腹腔 16h 内,无污染或无凝血者。自体失血回输的总量应限制在 3500mL 以内,大量回输自体血时,应适当补充新鲜血浆和血小板。

3)输血的注意事项

(1)根据输血申请单采集血标本,一次只为一位患者采集。禁止同时采集两位以上患者的血标本,以避免差错。

(2)充分认识安全输血的重要性,严格执行查对制度和操作程序,输血前须经两人核对无误后方可输入。

(3)若用库存血,必须认真检查库存血的质量。

(4)输入血液内不得随意加入其他药品,如钙剂、酸性或碱性药物、高渗或低渗溶液,以防血液变质。

(5)加强输血过程中的观察,特别是输血开始后 10～15min 内,耐心听取患者主诉,如发现输血反应立即报告医生配合处理,并保留余血以供检查分析原因。

3.评价

(1)严格执行无菌操作和查对制度。

(2)操作规范,静脉穿刺一次成功,局部无肿胀、疼痛,未出现输血反应。

(3)治疗性沟通有效,患者有安全感,能够配合。

(五)常见的输血反应及护理

输血具有一定的危险性,会引起输血反应或并发症,严重时可危及患者生命,必须尽力防治。因此在输血过程中,护理人员必须密切观察患者病情,掌握各种输血反应的临床表现和防治措施,及时提供正确的护理指导。常见的输血反应有以下几种。

1.发热反应

发热反应是输血中最常见的反应。

1)原因

发热反应是由输入致热源引起的。例如:血液保养液或输血用具被致热源污染;违反无菌操作原则,血液制品被污染;多次输血受血者体内产生白细胞抗体、血小板抗体而致免疫反应等因素。

2)症状

症状常在输血过程中或输血后1～2h内发生。初起畏寒、寒战,继之体温升高至39℃以上,持续时间不等,可伴有头痛、恶心、呕吐等症状,但全身麻醉患者反应可不明显。症状持续1～2h后缓解。

3)护理指导

(1)反应轻者,减慢滴数,可减轻症状;反应重者,暂停输血,给予生理盐水输入,保持静脉通路,密切观察生命体征,每半小时测量一次体温,直至病情平稳。

(2)通知医生,对症处理,寒战者给予保暖,高热者给予物理降温并给予相应生活护理。

(3)必要时按医嘱给予解热镇痛药或抗过敏药,如盐酸异丙嗪或盐酸肾上腺素等。

4)预防

有效清除致热源,严格管理血液保养液和输血用具,输血过程中严格执行无菌技术操作,防止污染。

2.过敏反应

1)原因

患者是过敏体质,输入的血液中含有使患者致敏的物质(蛋白质、药物),使患者过敏;多次输血使患者机体产生过敏性抗体,当再次输血时,抗原、抗体互相作用产生过敏反应;供血者变态反应性抗体随血液输入受血者体内,患者一旦与相应的抗原接触,即发生过敏反应。

2)症状

大多数患者在输血后期或即将结束时发生。表现轻重不一,轻者为皮肤瘙痒、荨麻疹、轻度血管神经性水肿(主要表现为眼睑、口唇水肿);重者可有喉头水肿、支气管痉挛、呼吸困难,甚至过敏性休克。

3)护理指导

(1)发生过敏反应时,反应轻者减慢输血速度,继续观察;反应重者立即停止输血,保留静脉通路,通知医生。

(2)遵医嘱皮下注射0.1%盐酸肾上腺素0.5~1mL、抗过敏药物和激素等,如异丙嗪、氢化可的松和地塞米松等。

(3)呼吸困难者给予氧气吸入,严重喉头水肿时配合医生进行气管切开术;循环衰竭患者应给予抗休克治疗。

(4)保留剩余血液送检。

4)预防

勿选用有过敏史的供血者,供血者献血前4h不宜进食高蛋白质和高脂肪食物,宜用清淡饮食或糖水;有过敏史的患者在输血前给予抗过敏药物。

3.溶血反应

溶血反应是指输入的红细胞和受血者的红细胞发生异常破坏而引起的一系列临床反应,是最严重的一种输血反应,可分为血管内溶血和血管外溶血。

1)原因

(1)输入异型血:供血者和受血者ABO血型不符,造成血管内溶血,一般输入10~15mL异型血,即可发生溶血反应症状。

(2)输入变质血:液输血前红细胞已变质溶解,如血液储存过久、保存温度不当、过度震荡或加热、加入高渗或低渗药物、血液受细菌污染等而致红细胞大量破坏。

(3)Rh因子所致溶血(血管外溶血):大多数是由Rh血型系统中的D抗原与其相应的抗体所致,使红细胞破裂,释放出游离血红蛋白转化为胆红素,循环至肝脏后分解,通过消化道排出体外。Rh因子不合引起的溶血反应发生较慢,一般在输血后1~2h发生,也可延迟至6~7d后出现症状。症状较轻者,有轻度发热伴乏力、血胆红素升高,对此种患者应查明原因,尽量避免再次输入Rh因子不合的血液。

2)症状

患者溶血反应症状表现有轻有重,反应轻者与发热反应相似;反应重者可在输入异型血10~15mL约5min后产生症状,死亡率极高,其临产床表现分为以下3个阶段。

(1)第一阶段:由于患者血浆中的抗体和输入血中红细胞的抗原产生变态反应使红细胞凝集成团,阻塞部分小血管,从而引起头部胀痛、四肢麻木、腰背部剧烈疼痛和心前区压迫感等症状。

(2)第二阶段:由于凝集的红细胞发生溶解,大量血红蛋白散布到血浆中,可产生黄疸和血红蛋白尿,即尿呈酱油色,同时伴以寒战、高热、呼吸急促和血压下降等休克症状。

(3)第三阶段:由于大量溶解的血红蛋白从血浆进入肾小管,遇酸性物质变成结晶体,使肾小管阻塞;血红蛋白的分解产物,又引起肾小管内皮细胞缺血、缺氧,坏死脱落而造成肾小管阻塞。患者可出现少尿、无尿等急性肾功能衰竭症状,严重时可导致患者死亡。可伴有出血倾向:红细胞被破坏后,可释放凝血物质,从而引起弥散性血管内凝血,消耗血小板和凝血因子所致。

3)护理指导

(1)出现症状立即停止输血、维持静脉通路,迅速通知医生进行紧急抢救,保留剩余血液和患者血标本送化验室重新做血型鉴定和交叉配血实验。

(2)对休克患者，给予抗休克治疗，如给予氧气吸入、遵医嘱输入升压药物和其他抗休克药物。

(3)保护肾脏，双侧腰部封闭，并用热水袋敷双侧肾区，以解除肾小管痉挛。碱化尿液，遵医嘱给予5%碳酸氢钠溶液静脉滴入，以减少血红蛋白在肾小管形成结晶。

(4)密切观察生命体征及尿量，并及时记录。

(5)对尿少、无尿者，按急性肾功能衰竭护理，控制入水量，纠正水、电解质紊乱，必要时进行血液透析或腹膜透析治疗。

(6)换血疗法，去除循环血液内不合的红细胞、有害物质和抗原-抗体复合物。

(7)给予抗生素以控制感染。

4)预防

加强工作责任心，认真做好输血前的血型鉴定和交叉配血实验，输血前严格执行查对制度和操作规程，杜绝差错事故的发生。按规定要求保存血液，以防血液变质。

4.大量输血后反应

一般在24h内紧急输血量大于或相当于患者总血容量，常见有循环负荷过重(肺水肿)、出血倾向、枸橼酸钠中毒反应等。

1)循环负荷过重(肺水肿)

原因、症状、护理指导、预防同静脉输液反应。

2)出血倾向

(1)原因：出血倾向常与长期反复输入库存血液或短时间内大量输入库存血液有关。由于库存血液中血小板已基本破坏，凝血因子减少而引起出血。

(2)症状：表现为皮肤、黏膜瘀点或淤斑，穿刺部位可见大块瘀血斑或手术伤口渗血等。

(3)护理指导：①密切观察患者意识、血压、脉搏变化，注意皮肤、黏膜或手术伤口有无出血。②根据医嘱每输3～5个单位的库存血后，补充输入新鲜血或血小板悬液1个单位，以补充足够的血小板和凝血因子。

3)枸橼酸钠中毒反应

(1)原因：枸橼酸钠中毒反应常与大量输血后血钙下降有关，由于大量输血随之输入大量枸橼酸钠，如肝功能不全患者，枸橼酸钠尚未氧化时即与血中游离钙结合而使血钙下降，以致凝血功能障碍、毛细血管张力减低、血管收缩不良和心肌收缩无力等。

(2)症状：表现为手足搐搦、出血倾向、血压下降、心率缓慢，甚至心脏骤停。

(3)护理指导：①严密观察患者反应。②输库血1000mL以上时，须按医嘱静脉注射10%葡萄糖酸钙溶液或氯化钙溶液10mL，以补充钙离子。

5.其他

输血反应还有空气栓塞、细菌污染反应以及因输血传染的疾病(如病毒性肝炎、疟疾、艾滋病及梅毒等)。严格地把握采血、储血和输血操作的各个环节，是预防上述输血反应的关键措施。

第三节 吸痰法

一、吸痰技术

吸痰技术是通过负压作用,经口、鼻或人工气道将呼吸道分泌物吸出,以保持呼吸道通畅,预防吸入性肺炎、肺不张、窒息等并发症的一种方法。该技术适用于无力或无自主咳嗽、排痰的患者,如昏迷、年老体弱、危重、气管切开、麻醉未醒前的患者和新生儿等。

吸痰装置有中心负压装置(中心吸引器)、电动吸引器两种,利用负压吸引原理,连接导管吸出痰液。紧急状态下还可用 50～100mL 的注射器连接导管抽吸痰液,或者是口对口深吸气吸出呼吸道分泌物,解除呼吸道梗阻症状。

目前各大医院均设中心负压吸引装置,吸引管道连接到各病床单位,使用时只要接上吸痰导管,打开开关即可,十分方便。

电动吸引器主要由马达、偏心轮、气体过滤器、压力表、安全瓶、贮液瓶等组成。安全瓶和贮液瓶可贮液 1000mL,瓶塞上有两个玻璃管,并有橡胶管相互连接。接通电源后马达带动偏心轮,从吸气孔吸出瓶内空气,并由排气孔排出,不断循环转动,使瓶内产生负压,将痰液吸出。

1.目的

清除呼吸道分泌物,保持呼吸道通畅,预防并发症的发生。

2.评估

(1)患者的年龄、病情、意识状态、痰液阻塞情况。

(2)患者有无清除呼吸道分泌物能力。

(3)患者的口腔鼻腔情况。

(4)患者心理状态、合作程度。

3.操作前准备

1)用物准备

(1)电动吸引器或中心吸引装置,多头电插板。

(2)治疗盘内置有盖罐 2 个,1 个盛无菌生理盐水,1 个盛已消毒的吸痰导管数根(成人 12～14 号;小儿 8～12 号;气管插管为 6 号),弯盘、无菌纱布、无菌血管钳及镊子、清洁手套。必要时备压舌板、开口器、舌钳等。

2)患者准备

(1)体位舒适,情绪稳定。

(2)了解吸痰的目的、方法、注意事项及配合要点。

3)环境准备

室内温湿度适宜,光线充足,环境安静。

4.操作程序(表 1-3-1)

5.注意事项

(1)严格执行无菌操作:治疗盘内吸痰用物每天更换 1 或 2 次,吸痰管每次更换,勤做口腔护理。

(2)定时吸痰,密切观察病情,当发现喉头有痰鸣音或排痰不畅时,应立即吸痰。

(3)吸痰动作要轻柔,为婴幼儿吸痰时,吸痰管要细,负压不可过大,以免损伤气管黏膜。

(4)贮液瓶内的液体应及时倾倒,以免液体吸入马达内,损坏机器。电动吸引器连续使用时间不超过 2h,并做好清洁消毒处理。

表 1-3-1 吸痰操作程序

流程	操作步骤
准备	1.洗手,戴口罩。备齐用物携至患者床旁,核对,解释
检查设备	2.接通电源,打开开关,检查吸引器性能,调节负压,成人 40～53.3kPa,小儿小于 40kPa
评估患者	3.检查患者口、鼻腔,取下活动义齿
	4.患者头转向一侧,面向操作者
试吸	5.戴手套,连接吸痰管,试吸少量生理盐水
插管吸痰	6.一手折住吸痰管末端,一手持镊子夹持吸痰管前端,插入口咽部,放松导管末端,先吸口咽部分泌物,再吸气管内分泌物
手法要求	7.手法:由深部左右旋转、向上提拉吸痰管。每次吸痰时间不得超过 15s,以免缺氧
吸盐水冲洗	8.吸痰管退出时,用生理盐水抽吸冲洗。以防导管被痰液堵塞
叩背用药	9.吸痰过程中观察患者的面色、呼吸是否改善及吸出物的性状。痰液黏稠时可叩击或雾化吸入,提高吸痰效果
关开关	10.吸痰完毕,关吸引器开关,脱手套,安置患者于舒适卧位,整理床单位
观察记录	11.记录吸痰次数、吸出物的性状、呼吸改善的情况
整理消毒	12.清理用物,吸痰导管分类浸泡消毒。洗手,脱口罩

6.健康教育

(1)向患者或家属解释吸痰的目的。

(2)指导患者及家属学会体位引流及拍背排痰等技能。

(3)吸痰后要漱口,如须继续吸痰应间隔 15～30min。

(4)向患者家属宣传呼吸道疾病的预防保健知识。如戒烟限酒、积极参加适宜的体育锻炼、预防呼吸道感染。

7.目标评价

(1)呼吸道的分泌物被及时吸出,呼吸平稳,缺氧症状得到改善。

(2)操作规范,未发生呼吸道黏膜损伤。

(3)护患沟通有效,患者有安全感,康复信心增强。

第四节 心肺复苏

心肺复苏术(CPR)是针对呼吸、心搏骤停所采取的一系列及时、有效、规范的医疗救护措施,目的是使患者自主循环和自主呼吸恢复,并促使患者脑功能恢复,因此又称为心肺脑复苏

(CPCR)。

心搏骤停后尽早开始复苏是抢救成功的关键。突然发生心跳、呼吸停止后4~6min脑组织开始发生不可逆的缺氧性损害,超过6min后,复苏者存活率仅4%。因此,心肺复苏应力争在心搏骤停后4~6min内的黄金时间进行。成功的心肺复苏是脑复苏的前提,而脑复苏与否又是衡量心肺复苏成败的关键。医护人员要掌握心肺复苏的基础知识和技术,以提高心肺复苏成功率。

一、心搏骤停的原因

(一)心源性心搏骤停

各种类型的心脏疾病,如冠心病、非粥样硬化性冠状动脉病、心肌疾病、主动脉疾病、瓣膜性心脏病、高血压性心脏病、心力衰竭等,均可引起心搏骤停。

(二)非心源性心搏骤停

各种原因引起的休克和中毒、严重酸碱失衡及电解质紊乱、麻醉和手术、心包穿刺、心导管检查、电击、窒息、溺水、严重多发伤、脑血管意外等是引起非心源性心搏骤停的常见原因。

二、心搏骤停的诊断要点

(1)突然意识丧失,呼之不应。

(2)大动脉搏动消失。

(3)自主呼吸停止或呈叹息样临终呼吸。

(4)瞳孔散大,光反射消失。

(5)面色苍白或发绀。

(6)心电图示心室颤动、心室静止或心电机械分离。

心跳呼吸骤停中以意识突然丧失和大动脉搏动消失最为重要,若10s内不能确定有无脉搏,应立即开始CPR。

心肺复苏包括3个阶段:基础生命支持(BLS),又称现场急救,是指在事发现场,专业或非专业人员徒手对患者实施及时、有效的初步救护,为患者的进一步救治赢得时间;进一步生命支持(ALS),是基本生命支持的继续,通常在专业急救人员到达现场或在医院内急诊科进行,常借助辅助设备、专业技术和药物进行复苏;延续生命支持(PLS),是进一步生命支持的延续,心搏骤停者自主循环和呼吸恢复后,转入危重症监护室,给予综合性的治疗。本节重点介绍基础生命支持技术。

三、基础生命支持技术

1.目的

(1)建立患者循环、呼吸功能。

(2)保证患者重要脏器血液供应。

2.操作前准备

(1)评估:患者的病情、意识状态、呼吸、脉搏、有无活动义齿等。

(2)患者准备:调整患者体位便于抢救。

(3)操作者准备:衣帽整齐,修剪指甲,洗手,戴口罩。

(4)环境准备:环境安静、安全、光线充足。

3.操作程序(表 1-4-1)

表 1-4-1 心肺复苏操作程序

流程	操作步骤
检查评估	1.确定环境安全,检查患者,判断意识和大动脉的搏动
紧急呼救	2.呼救,同时使患者仰卧于硬板床或地上,去枕,头后仰,两臂置于躯干两侧,解松衣领及腰带
心脏按压	3.胸外心脏按压
	(1)抢救者站或跪于患者一侧,确定按压部位的方法:抢救者靠近患者足侧的手的食指和中指沿患者肋弓上移至胸骨下切迹,将另一手的食指、中指并拢紧靠在胸骨下切迹处,靠近患者足侧的手掌根紧靠另一手的中指放在患者胸骨上,即胸骨的中、下1/3 交界处,另一指掌根部位压于此手背上,手指并拢或互相握持,以掌根部位接触患者胸骨
	(2)抢救者两臂位于患者胸骨正上方,双肘关节伸直,利用上身重量垂直下压,使胸骨下陷 4～5cm,而后迅即放松,解除压力,让胸廓自行复位,如此有节奏地反复进行
	(3)按压频率:100 次/min
	(4)与人工呼吸协调进行,成人心脏按压与人工呼吸的比例为 30∶2
开放气道	4.开放气道
	清除口腔气道内分泌物或异物,有义齿则取下
	(1)仰头提颏法:抢救者一手置于患者前额,手掌用力向后压以使其头后仰,另一手的手指放在靠近颏部的下颌骨的下方,将颏部向前抬起,使患者牙齿几乎闭合
	(2)仰头抬颈法:抢救者一手托起患者颈部,另一手以小鱼际侧下按患者前额,使其头后仰,颈部抬起
	(3)双下颌上提法:抢救者双肘置患者头部两侧,用双手同时将左右下颌角托起,一面使头后仰,一面将下颌骨前移
口对口人工呼吸	5.人工呼吸
	抢救者用托颈压额手法保持患者气道通畅,同时用压前额的那只手的拇指、食指捏紧患者的鼻孔,深吸一口气后,屏气,双唇包住患者口部,用力吹气,使患者胸廓扩张,吹毕,松开捏鼻孔的手,观察患者胸部复原情况。频率:成人 14 次/min
口对鼻人工呼吸	用仰头抬颏法保持呼吸道通畅,同时用举颏的手法将患者口唇闭合,深吸气后以口唇紧密封住患者鼻孔周围,用力向鼻孔内吹气
口对口鼻人工呼吸	抢救者双唇包住患者口鼻吹气,吹气时间要短,防止气体进入胃部,引起胃膨胀,有条件时,使用气管插管人工呼吸

续表

流程	操作步骤
观察记录	6.观察心肺复苏是否有效

4.注意事项

(1)判断心跳、呼吸停止要迅速准确,尽早进行 BLS,复苏时间越早,存活率越高。

(2)心前区捶击和胸外心脏按压时应根据年龄和胸部弹性施加按压力量。姿势和部位要正确。

(3)人工呼吸要强调效果,每次吹气量 400～600mL,每次吹气时间 1s 以上。

(4)心肺复苏过程中,应密切观察患者心肺复苏的有效指征,包括可触及大动脉的搏动,肱动脉收缩压大于 60mmHg;面色、口唇、甲床、皮肤等处色泽转为红润;散大的瞳孔缩小;吹气时可听到肺泡呼吸音或有自主呼吸;意识逐渐恢复,昏迷变浅,可出现反射或挣扎;有小便出现;ECG 检查有波形。

5.健康教育

(1)向患者家属讲解进行基础生命支持技术的目的、意义及其必要性。

(2)告知患者家属现有条件及可能出现的意外,使之有思想准备。

(3)向患者及家属介绍初期复苏成功后应注意的事项、后期复苏及复苏后治疗的重要性,取得合作。

(4)讲解有关心肺复苏知识和示教复苏技术。

6.目标评价

(1)患者呼吸、心跳恢复。

(2)复苏过程中无并发症发生。

第二章　神经内科护理

第一节　概述

神经系统是机体的主导系统，其由脑和脊髓及其与之相连的脑神经、脊神经组成。通过直接或间接地调节体内各器官、组织和细胞的活动，使机体成为一个统一的整体，并使机体与内、外环境相适应。

一、神经系统的区分

神经系统通常分为中枢神经系统和周围神经系统两部分。中枢神经系统包括脑和脊髓，分别位于颅腔和椎管内；周围神经系统包括脑神经和脊神经。根据周围神经系统在各器官、系统中的不同分布，又可分为躯体神经和内脏神经。

二、神经系统的活动方式

神经系统的基本活动方式是反射。反射是神经系统对内、外环境的刺激所做出的反应，其结构基础为反射弧。反射弧由感受器、传入（感觉）神经、中枢神经、传出（运动）神经和效应器五部分组成。

三、神经系统的组成

神经系统主要由神经组织组成，神经组织由神经细胞和神经胶质细胞组成。神经细胞是神经系统的结构和功能单位，亦称神经元，能接受刺激、整合信息和传导神经冲动；神经胶质细胞对神经元起着支持、保护和提供营养等作用。

（一）神经元

1.神经元的形态结构

神经元由胞体和突起两部分组成。胞体包括细胞膜、细胞质和细胞核三部分，突起分树突和轴突。

1）胞体

胞体是神经元的营养和代谢中心，形态多样，有圆形、锥体形、梭形等。

（1）细胞膜：具有接受刺激和传导神经冲动的功能。

（2）细胞质：除一般细胞器外，还有尼氏体和神经元纤维两种特有的结构。尼氏体在光镜下为嗜碱性斑状或细颗粒，轴丘处无尼氏体；在电镜下为发达的粗面内质网和游离核糖体。这表明神经元具有活跃地合成蛋白质的功能，它能合成酶、神经递质及一些分泌性蛋白质。神经元纤维呈细丝状，交错排列成网，并伸入树突和轴突内。它构成了神经元的细胞骨架，并参与神经元内营养物质、神经递质及离子的运输。

(3)细胞核：大而圆，位于细胞中央，核仁明显。

2)突起

胞体局部细胞膜和细胞质向表面伸展形成突起，分为树突和轴突两种。

(1)树突：每个神经元有一个至多个树突，较粗短，形如树枝状，树突的功能主要是扩大神经元接受刺激的表面积。

(2)轴突：每个神经元只有一个轴突，细而长，长者可达1m以上。胞体发出轴突的部位有一圆锥状浅染区，称轴丘，该区及轴突内无尼氏体。轴突的功能主要是向另一个神经元或肌细胞或腺细胞传导神经冲动和释放神经递质。

2.神经元的分类

1)按神经元突起的数量分类

(1)多极神经元：从胞体发出一个轴突和多个树突。

(2)双极神经元：从胞体两端分别发出一个树突和一个轴突。

(3)假单极神经元：从胞体发出一个突起，在离胞体不远处再分为两支，一支进入中枢神经系统，称为中枢突；另一支分布到其他组织或器官中，称为周围突。

2)按神经元的功能分类

(1)感觉神经元：又称传入神经元，多为假单极神经元，分布于脑、脊神经节内。

(2)中间神经元：又称联络神经元，主要为多极神经元，介于感觉神经元和运动神经元之间。

(3)运动神经元：又称传出神经元，多为多极神经元，主要分布于大脑皮质和脊髓前角。

(二)突触

神经元与神经元之间或神经元与非神经元(肌细胞、腺细胞)之间传递信息的细胞连接称为突触。

1.突触的类型

突触可分为电突触和化学性突触两类。电突触实为缝隙连接。化学性突触利用神经递质作为传递信息的媒介，是最常见的一种连接方式。

2.化学性突触的结构

电镜下，化学性突触由突触前膜、突触间隙和突触后膜三部分构成。

(1)突触前膜：是轴突终末与另一个神经元或非神经元相接触处胞膜特化增厚的部分，其内含有大量的突触小泡，突触小泡内含神经递质。

(2)突触间隙：是位于突触前膜与突触后膜之间的狭小间隙。

(3)突触后膜：是与突触前膜相对应的细胞体胞膜特化增厚的部分。突触后膜上有特异性神经递质的受体。

（三）神经胶质细胞

1.中枢神经系统的神经胶质细胞

中枢神经系统的神经胶质细胞有四种。

（1）星形胶质细胞：其末端扩大形成脚板，在脑和脊髓的表面形成胶质膜，或贴附于毛细血管壁上构成血脑屏障的胶质膜。

（2）少突胶质细胞：胞体突起少，形成中枢神经系统有髓神经纤维的髓鞘。

（3）小胶质细胞：是体积最小的神经胶质细胞，具有吞噬功能。

（4）室管膜细胞：是衬在脑室和脊髓中央管腔面的一层神经胶质细胞。

2.周围神经系统的神经胶质细胞

神经膜细胞，又称施万细胞，是包绕在轴突周围的神经胶质细胞，可以形成周围神经系统有髓神经纤维的髓鞘。

（四）神经纤维

神经纤维由神经元的长突起和包绕在其外的神经胶质细胞共同构成。根据神经纤维有无髓鞘可分为有髓神经纤维和无髓神经纤维两种。

1.有髓神经纤维

神经膜细胞或少突胶质细胞同心圆包绕轴突，形成髓鞘。髓鞘呈节段性，相邻节段间有一无髓鞘的狭窄处，称神经纤维节，又称郎飞结。

2.无髓神经纤维

在神经元突起周围仅有一层神经膜，没有髓鞘和神经纤维节。

（五）神经末梢

神经末梢是神经纤维终止于其他组织和器官的终末部分，根据功能的不同，可分为感觉神经末梢和运动神经末梢两类。

1.感觉神经末梢

感觉神经末梢是感觉神经元（假单极神经元）周围突的末端，它分布到皮肤、肌肉、内脏器官及血管等处共同构成感受器。能接受体内、外各种刺激，并把刺激转化为神经冲动，通过感觉神经纤维传至中枢从而产生感觉。按其形态结构分为以下两种类型。

（1）游离神经末梢：为较细的有髓或无髓神经纤维的终末反复分支而成。多分布于上皮组织和结缔组织内，能感受冷、热和痛的刺激。

（2）有被囊神经末梢：种类很多，但在神经末梢的外面都有结缔组织被囊包裹。如感受触觉的触觉小体，感受压力觉的环层小体，分布于骨骼肌内能感受肌纤维伸缩、肌张力变化的肌梭等。

2.运动神经末梢

运动神经末梢是运动神经元的轴突在肌组织和腺体的终末结构，支配肌的活动和调节腺细胞的分泌，亦称效应器。可分为以下两种类型。

（1）躯体运动神经末梢：是支配骨骼肌的运动神经末梢，又称为运动终板或神经肌连接，属于化学性突触结构。

（2）内脏运动神经末梢分：布于心肌、内脏及血管的平滑肌和腺体等处。

(六)血脑屏障

血脑屏障位于中枢神经系统毛细血管的血液与脑组织之间,其结构包括:①连续毛细血管内皮及其细胞间的紧密连接;②毛细血管基膜;③胶质膜(毛细血管基膜外星形胶质细胞的细胞膜)。血脑屏障可阻止血液中的有害物质和大分子物质进入脑组织,从而维持脑组织内环境的相对稳定。

第二节 脑梗死

脑梗死是指脑部血液供应障碍导致脑组织缺血缺氧,出现相应神经功能缺损。脑梗死的发生率为110/10万人,占全部卒中的60%~70%。脑梗死在临床上常见的有脑血栓形成、脑栓塞、腔隙性脑梗死等类型。脑血栓形成是缺血性脑血管病中最常见的类型,其中以动脉粥样硬化性血栓性脑梗死最多见。由于供应脑的动脉因动脉粥样硬化等自身病变使管腔狭窄、闭塞,或在狭窄的基础上形成血栓,造成脑局部急性血流中断,脑组织缺血、缺氧、软化、坏死,出现相应的神经系统症状,常出现偏瘫、失语等。

一、病因与发病机制

1.病因

脑血栓形成的常见病因是动脉粥样硬化和动脉炎。脑栓塞按栓子来源不同可分为心源性、非心源性和来源不明三类,其中60%~75%的栓子来源是心源性,如心房纤颤时附壁血栓脱落形成的栓子、心肌梗死形成的附壁血栓、心脏外科手术体外循环产生的栓子等。

2.发病机制

引起脑梗死的发病机制是供应脑部血液的颅内或颅外动脉发生闭塞性病变,而侧支循环未能及时建立,局部脑组织的代谢需要超过可能得到的血液供应。

二、临床表现

1.一般特点

本病多见于50~60岁以上患有动脉粥样硬化者,常伴有高血压、冠心病或糖尿病。多于静态发病,约25%患者病前有一过性脑缺血发作(TIA)病史;多数病例的症状于发病数小时,甚至1~2d达高峰,通常无意识障碍,生命体征平稳,仅当大面积梗死或基底动脉闭塞、病情严重时,表现深昏迷,甚至出现脑疝而引起死亡。

2.临床表现

患者可有如下症状和体征:①原因不明的突发剧烈头痛;②眩晕、失去平衡或协调性;③恶心、呕吐;④一侧脸部、手臂或腿突然乏力或麻木;⑤不同程度的意识障碍,如嗜睡、昏睡、浅昏迷、深昏迷;⑥双侧瞳孔不等大;⑦说话或理解有困难;⑧偏瘫;⑨吞咽困难或流涎。

(1)颈内动脉血栓:临床表现复杂多样,如侧支循环代偿良好可全无症状;如出现症状,表现形式可为反复发作的TIA型、慢性进展性卒中型或急性卒中型。临床表现可有同侧霍纳综合征、对侧偏瘫、偏身感觉障碍、双眼对侧同向性偏盲，优势半球受累时可有失语，少数严重者可伴有颅内压增高及昏迷。检查时，可发现患侧颈动脉搏动减弱或消失，局部听诊有收缩期杂音。

(2)大脑中动脉血栓：大脑中动脉主干闭塞时出现对侧偏瘫、偏身感觉障碍和同向性偏盲，优势半球受累还可出现失语。由于梗死面积大，症状严重者可引起颅内压增高、昏迷、脑疝，甚至死亡；若仅为皮质支闭塞时，表现为对侧偏瘫及偏身感觉障碍；而深穿支闭塞更为常见，表现为对侧偏瘫重，一般无感觉障碍及偏盲，优势半球受损时可有失语。

(3)大脑前动脉血栓：主干闭塞时可产生对侧下肢运动障碍及感觉障碍，可伴小便控制失调；深穿支闭塞时常出现对侧中枢性面、舌及上肢瘫痪。

(4)椎-基底动脉系统血栓：闭塞时常出现眩晕、眼球震颤、耳鸣、复视、构音障碍、吞咽困难、共济失调等症状；基底动脉主干闭塞时可引起四肢瘫痪、延髓麻痹及高热、昏迷等，常迅速死亡。

(5)小脑下后动脉血栓：表现为突然眩晕、恶心、呕吐、眼球震颤、病变侧的舌咽及迷走神经麻痹、霍纳综合征、小脑性共济失调、同侧面部及对侧半身痛觉障碍，称为瓦伦贝格综合征。

(6)大脑后动脉血栓：主干闭塞时临床症状有对侧偏盲、偏瘫及偏身感觉障碍、丘脑综合征，优势半球受累可有失读。

三、辅助检查

(1)血液检查：血小板、凝血功能、血糖等可有轻度异常。

(2)头颅CT：通常发病24h后可显示脑实质内低密度影，可以直观地显示脑梗死的范围、部位、血管分布、有无出血、陈旧和新鲜梗死灶。但是对超早期缺血性病变和皮质或皮质下小的梗死灶不敏感，对后颅窝的脑干和小脑梗死亦难检出。

(3)头颅MRI：标准MRI敏感性大大优于CT，但对发病几个小时内的脑梗死不敏感；弥散加权成像可以更早地显示缺血组织的大小、部位、数目，早期梗死诊断敏感性达88%～100%，特异性达95%～100%。

四、治疗

急诊的救治原则是保持呼吸道通畅，维持生命体征，减轻和控制脑水肿，预防和治疗各种并发症。主要目的是挽救患者生命，降低病残率，防止复发。

1.脑血栓形成的急诊处理

1)早期溶栓治疗

急性期早期溶栓治疗再通可以降低死亡率、致残率，保护神经功能。

(1)动脉溶栓治疗。对大脑中动脉等大动脉闭塞引起的严重卒中患者，可在数字减影血管造影(DSA)直视下进行动脉溶栓治疗。

(2)静脉溶栓治疗适应证。①年龄18～80岁；②临床明确诊断为缺血性卒中，并造成明确的神经功能障碍；③症状开始出现至静脉干预时间<3h；④卒中症状持续至少30min，且治疗

前无明显改善;⑤患者或家属对静脉溶栓的风险/收益知情同意。

禁忌证:①CT证实颅内出血;②近3个月内有颅内手术、卒中或脑外伤史,3周内有胃肠道或泌尿系统出血史,2周内有外科手术史,1周内有腰穿或动脉穿刺史;③有出血或出血倾向者;④血糖$<$2.7mmol/L,血压$\geqslant$180/110mmHg;⑤CT显示低密度范围超过1/3大脑中动脉供血区。

并发症:梗死灶继发性出血或身体其他部位出血。

2)抗血小板治疗

未行溶栓的急性脑梗死患者可在48h之内应用抗血小板聚集药,如阿司匹林和氯吡格雷,降低死亡率与复发率。但在溶栓后24h内不应使用。

3)抗凝治疗

主要包括肝素、低分子肝素和华法林。一般不推荐急性缺血性卒中后应用。

4)神经保护治疗

脑保护剂包括自由基清除剂、阿片受体阻滞剂、钙通道阻滞剂等,可降低脑代谢、减轻缺血性脑损伤。此外,早期应用头部或全身亚低温治疗也可降低脑代谢和脑耗氧量,减轻神经元损伤。

5)对症治疗

处理并发症,如高血压、高血糖、脑水肿及心、肾功能不全等。

2.脑栓塞的急诊处理

主要针对脑部病变和引起栓塞的原发病进行救护。脑部病变的救护与脑血栓形成相似,原发病的治疗主要在于消除栓子的来源,防止脑栓塞复发。

五、护理指导

1.基础护理

保持床单位清洁、干燥、平整;患者需在床上大小便时为其提供隐蔽、方便的环境,指导患者学会和配合使用便器;协助定时翻身、叩背;每日温水擦浴1~2次,大小便失禁者及时擦洗,保持会阴部清洁;鼓励患者摄取充足的水分和均衡的饮食,饮水呛咳或吞咽困难者遵医嘱予鼻饲;保持口腔清洁,鼻饲或生活不能自理者协助口腔护理;养成定时排便的习惯,便秘者可适当运动或按摩下腹部,必要时遵医嘱使用缓泻药;协助患者洗漱、进食、沐浴和穿脱衣服等。

患者卧床时上好床栏,走廊、厕所要装扶手,方便患者坐起、扶行;地面保持平整,防湿、防滑;呼叫器和经常使用的物品置于床头患者伸手可及处;患者穿防滑软底鞋,衣着宽松;步态不稳者有专人陪伴,选用三角手杖等辅助工具。

告知患者不要自行使用热水瓶或用热水袋取暖。

2.疾病护理

观察意识、瞳孔、生命体征的变化;观察有无头痛、眩晕、恶心、呕吐等症状,以及偏瘫、失语等神经系统体征的变化;观察有无癫痫发作,记录发作的部位、形式、持续时间;观察有无呕血或黑便。

(1)正确摆放患者的良肢位,并协助体位变换以抑制患侧痉挛;加强患侧刺激以减轻患侧忽视,所有护理工作及操作均在患者患侧进行,床头柜置于患侧,与患者交谈时在患者患侧进行,引导患者将头转向患侧;根据病情指导患者进行床上运动训练,如Bobath握手、桥式运动、关节被动运动、坐起训练;恢复期可指导患者进行转移动作训练、坐位训练、站立训练、步行训练、平衡共济训练、日常生活活动训练等;患者吞咽困难、不能进食时,遵医嘱鼻饲流食,并做好胃管的护理;饮水呛咳的患者选择半流质或糊状食物,进食时保持坐位或半坐位,进餐时避免分散患者注意力;如果患者出现呛咳、误吸或呕吐,立即让患者取头侧位,及时清除口鼻分泌物和呕吐物,预防窒息和吸入性肺炎。

(2)对失语或构音障碍的患者,应鼓励其采取不同方式向医护人员或家属表达自己的需要,可借助卡片、笔、本、图片、表情或手势等进行简单有效的交流;对运动性失语者,尽量提一些简单的问题让患者回答"是""否"或点头、摇头表示,与患者交流时语速要慢;对感觉性失语的患者,与其交流时应减少外来干扰,避免患者精神分散;对有听力障碍的患者,可利用实物或图片与其交流;对无书写障碍的患者,可用文字书写法进行交流;护士可以配合语言治疗师指导患者进行语言训练。

3.用药护理

使用溶栓抗凝药物时应严格把握药物剂量,密切观察意识和血压变化,定期进行神经功能评估,监测出凝血时间、凝血酶原时间,观察有无皮肤及消化道出血倾向,有无头痛、急性血压升高、恶心、呕吐和颅内出血的症状;有无栓子脱落引起的小栓塞,如肠系膜上动脉栓塞可引起腹痛,下肢静脉栓塞可出现皮肤肿胀、发红及肢体疼痛、功能障碍等;使用钙通道阻滞药如尼莫地平时,因能产生明显的扩血管作用,可导致患者头部胀痛、颜面部发红、血压降低等,应监测血压变化,控制输液滴速,一般小于30滴/min,告知患者和家属不要随意自行调节输液速度;使用低分子右旋糖酐时应密切观察有无发热、皮疹甚至过敏性休克的发生。

4.心理护理

大脑左前半球受损可以导致抑郁,加之由于沟通障碍,肢体功能恢复的过程长,日常生活依赖他人照顾,如果缺少家庭和社会支持,患者可能产生焦虑或抑郁,而焦虑和抑郁情绪阻碍了患者的有效康复,从而严重影响患者的生活质量。因此应重视对精神情绪变化的监控,提高对抑郁、焦虑状态的认识,及时发现患者的心理问题,进行针对性心理治疗(解释、安慰、鼓励、保证等),以消除患者思想顾虑,稳定患者情绪,增强患者战胜疾病的信心。

5.健康指导

(1)疾病知识和康复指导:指导患者和家属了解本病的基本病因、主要危险因素和危害,告知本病的早期症状和就诊时机,掌握本病的康复治疗知识与自我护理方法,帮助分析和消除不利于疾病康复的因素,落实康复计划;鼓励患者树立信心,克服急于求成心理,循序渐进,坚持锻炼,增强自我照顾的能力;鼓励家属关心体贴患者,给予精神支持和生活照顾,但要避免养成患者的依赖心理。

(2)合理饮食:进食高蛋白、低盐低脂、低热量的清淡饮食,多吃新鲜蔬菜、水果、谷类、鱼类和豆类,戒烟、限酒。

(3)日常生活指导:适当运动,如慢跑、散步等,每日30min以上,合理休息和娱乐;日常生活不要依赖他人，尽量做力所能及的家务；患者起床、坐起或低头系鞋带等体位变换时动作宜缓慢，转头不宜过猛、过急，洗澡时间不宜过长，平时外出时有人陪伴，防止跌倒；气候变化时注意保暖，防止感冒。

(4)预防复发：遵医嘱正确服用降压、降糖和降脂药物；定期门诊检查，了解血压、血糖、血脂和心功能情况，预防并发症和卒中复发。当患者出现头晕、头痛、一侧肢体麻木无力、讲话吐字不清或进食呛咳、发热、外伤时应及时就诊。

第三节 脑出血

脑出血系指原发性非外伤性脑实质出血，占急性脑血管病的 20%～30%，年发病率(60～80)人/10 万人口，急性期病死率为 30%～40%，是急性脑血管病变中死亡率最高的。

一、病因及发病机制

1.高血压并发细、小动脉硬化

高血压并发细、小动脉硬化是脑出血最常见原因。细、小动脉变性增厚、玻璃样变以及微小动脉瘤形成等病理变化是其脑出血的病理基础。

2.颅内动脉瘤

主要是先天性动脉瘤。动脉瘤经血流旋涡和血压的冲击，常使其顶端增大、破裂。

3.脑血管畸形

血管壁发育异常，常较易出血。

4.其他

脑动脉炎、烟雾病、血液病、抗凝及溶栓治疗等。

二、临床表现

起病突然，病情发展迅速，大多数在情绪紧张、兴奋、活动、排便、用力时发病，数分钟至数小时内病情发展至高峰。主要表现为头痛、呕吐、偏瘫、失语、意识障碍、大小便失禁等，血压常明显升高。由于出血部位和出血量不同，临床表现各异，分述如下。

1.壳核出血

最常见，占脑出血的 50%～60%。因出血最常累及内囊而表现“三偏征”：偏瘫、偏身感觉障碍、偏盲。优势半球出血可有失语。出血量少(<30mL)时，临床症状轻，预后较好；出血量较大(>30mL)时，临床症状重，可出现意识障碍和占位效应，严重者可引起脑疝，甚至死亡。

2.丘脑出血

约占脑出血的 20%。患者常出现丘脑性感觉障碍(对侧偏身深浅感觉减退、感觉过敏或自发性疼痛)、丘脑性失语(言语缓慢而不清、重复言语、发音困难等)、丘脑性痴呆(记忆力和计算力减退、情感障碍等)和眼球运动障碍(眼球向上注视麻痹等)。出血侵及内囊可出现对侧肢体瘫痪，多为下肢重于上肢。

3.脑干出血

约占脑出血的10%,绝大多数为脑桥出血。常表现为突然发病、剧烈头痛、眩晕、复视、呕吐、一侧面部麻木等。出血常先从一侧开始,表现为交叉性瘫痪,头和眼转向非出血侧,呈"凝视瘫肢"状。出血量大时多迅速波及两侧,出现双侧面部和肢体瘫痪,双侧病理反射阳性。由于交感神经纤维受损,双侧瞳孔极度缩小,但对光反射存在。严重者由于出血破坏了联系丘脑下部调节体温的纤维,出现中枢性高热、呼吸不规则,病情常迅速恶化,多数在24～48h死亡。

4.小脑出血

约占脑出血的10%。常开始为一侧枕部疼痛、眩晕、呕吐,病侧肢体共济失调,可有脑神经麻痹、眼球震颤、双眼向病变对侧同向凝视,可有肢体瘫痪。

5.脑叶出血

占脑出血的5%～10%。以顶叶出血多见,依次为颞叶、枕叶、额叶,40%为跨叶出血。

(1)顶叶出血:偏瘫较轻,而偏身感觉障碍较重;对侧下象限盲;优势半球出血可出现混合性失语。

(2)颞叶出血:对侧中枢性面舌瘫;对肢体瘫痪以上肢为主;对侧上象限盲;优势半球出血可出现感觉性失语或混合性失语;可有颞叶癫痫、幻嗅、幻视。

(3)枕叶出血:对侧同向性偏盲,可有一过性黑矇和视物变形;多无肢体瘫痪。

(4)额叶出血:前额痛、呕吐、痫性发作、对侧偏瘫、精神障碍,优势半球出血表现为运动性失语。

6.脑室出血

占脑出血的3%～5%。表现为突热头痛、呕吐,立即昏迷或昏迷加深;双侧瞳孔缩小,四肢肌张力增高,病理反射阳性,早期出现去大脑强直,脑膜刺激征阳性;常出现丘脑下部受损的症状和体征,如应激性溃疡、消化道出血、中枢性高热、血糖增高、尿崩症等。若出血量少,仅部分脑室出血,表现酷似蛛网膜下腔出血,患者意识清醒或仅有轻度障碍,预后良好。

三、实验室检查

1.CT检查

临床疑诊脑出血时首选CT检查。可明确诊断出血的部位、范围、出血量及是否破入脑室。CT动态观察可发现进展型脑出血。

2.MRI检查

可发现CT不能辨认的脑干或小脑小量出血。

3.DSA检查

可清晰显示异常血管、破裂的血管和部位。

4.腰椎穿刺检查

多为血性脑脊液、压力常增高。已明确诊断的重症脑出血患者,不宜行腰穿刺检查,以免诱发脑疝。

5.血液检查

血常规、生化检查,有白细胞计数增高、血尿素氮和血糖升高。

6.其他

心电图、X线。

四、治疗

脑出血急性期的主要治疗原则是控制脑水肿、防止再出血、维持生命功能和防治并发症。

1.控制脑水肿

脑出血后，由于脑实质内突然出现了血肿的占位效应，引起脑室受压，中线结构移位，颅内压急剧增高，可出现脑疝，危及生命。因此，控制脑水肿，降低颅内压是脑出血急性期处理的一个重要环节。根据病情，遵医嘱可选用甘露醇、甘油果糖、呋塞米、白蛋白等治疗。

2.调控血压

由于脑出血后颅内压升高，为保证脑组织供血的代偿性反应，急性期血压常升高，当颅内压下降时血压也会随之下降，故急性期一般不应用降压药。当收缩压超过 200mmHg 或舒张压超过 110mmHg 可适当使用温和的降压药，如硫酸镁等。急性期后血压持续过高时可系统地应用降压药。

3.止血药和凝血药

仅用于并发消化道出血或有凝血障碍时，常用药物有6-氨基己酸、氨甲环酸、酚磺乙胺、巴曲亭等。

4.防治消化道出血

常用奥美拉唑、西咪替丁等药物，对预防和控制应激性溃疡导致的消化道出血有较好的效果。

5.手术治疗

手术宜在发病后 6～24h 进行。如大脑半球出血量在 30mL 以上或小脑出血量在 10mL 以上，可考虑开颅手术清除血肿或小脑减压术；出血破入脑室可行脑室穿刺引流；脑叶出血也可行颅骨钻孔微创颅内血肿清除术。

6.对症治疗

吸氧、吸痰、保持呼吸道通畅、预防感染，维持水、电解质、酸碱平衡等。

7.早期康复治疗

脑出血病情稳定后宜尽早进行康复治疗。包括：肢体康复、语言康复、吞咽功能康复、心理康复等。有条件者应由专业的康复治疗师进行康复治疗，可有效降低病死率和致残率，改善患者的预后，提高生活质量，缩短住院时间和减少医疗费用，有利于出院后的管理和社区治疗与康复。

五、观察要点

(1)密切观察病情，尤其是生命体征、意识、瞳孔的变化，及早发现脑疝的先兆表现，一旦出现，应立即报告医师及时抢救。

(2)告知药物的作用与用法，注意观察药物的疗效与不良反应，发现异常情况，及时报告医师处理。

六、护理指导

1.常规护理

(1)一般护理:患者绝对卧床休息4周,抬高床头15°～30°,以促进脑部静脉回流,减轻脑水肿;取侧卧位或平卧头侧位,防止呕吐物反流引起误吸。脑出血急性期患者应尽量就地治疗,避免不必要的搬动,并注意保持病房安静,严格限制探视。翻身时,注意保护头部,动作宜轻柔、缓慢,以免加重出血,避免咳嗽和用力排便。神经系统症状稳定48～72h后,患者即可开始早期康复锻炼,但应注意不可过度用力或憋气。恢复期的康复训练不可急于求成,应循序渐进、持之以恒。

(2)饮食护理:急性期患者给予高蛋白、高维生素、高热量饮食,并限制钠盐摄入(<3g/d)。有意识障碍、消化道出血的患者宜禁食24～48h,然后酌情给予鼻饲流质,如牛奶、豆浆、藕粉、蒸蛋或混合匀浆等,4～5次/d,每次约200mL。恢复期患者应给予清淡、低盐、低脂、适量的蛋白质和高维生素食物,戒烟酒,忌暴饮暴食。

(3)心理护理:主动关心患者与家属,耐心介绍病情及预后,消除其紧张焦虑、悲观抑郁等不良情绪,保持患者及家属情绪稳定,积极配合抢救与治疗。

2.专科护理

1)症状护理

(1)对意识不清、躁动或有精神症状的患者,床应加护栏,并适当约束,防止跌伤。

(2)注意保持呼吸道通畅。及时清除口鼻分泌物,协助患者轻拍背部,以促进痰痂的脱落排出,但急性期应避免刺激咳嗽,必要时可给予负压吸痰、吸氧及定时雾化吸入。

(3)协助患者完成生活护理。按时翻身,保持床单干燥整洁,保持皮肤清洁卫生,预防压疮的发生;如有闭眼障碍的患者,应涂四环素眼膏,并用湿纱布盖眼,保护角膜;昏迷和鼻饲患者应做好口腔护理,2次/d。有尿便失禁的患者,注意及时用温水擦洗外阴及臀部,保持皮肤清洁、干燥。

(4)吞咽障碍患者,喂饭喂水时不宜过急,遇呕吐或反呛时应暂停喂食、喂水,防止食物呛入气管引起窒息或吸入性肺炎,对昏迷等不能进食的患者可酌情予以鼻饲流质食物。

(5)注意保持瘫痪肢体功能位置,防止足下垂,被动运动关节和按摩患肢,防止手足挛缩、变形及神经麻痹,病情稳定后应尽早开始肢体功能锻炼和语言康复训练,以促进神经功能的早日康复。

(6)中枢性高热患者先行物理降温,如温水擦浴、酒精浴、冰敷等,效果不佳时可给予退热药,并注意监测和记录体温的情况。

2)用药护理

(1)颅内高压使用20%甘露醇静脉滴注脱水时,要保证绝对快速输入,20%的甘露醇100～500mL要在15～30min内滴完,注意防止药液外漏,并注意尿量与血电解质的变化,尤其应注意有无低血钾发生。患者每日补液量可按尿量加500mL计算,总补液量在1500～2000mL之间,如有高热、多汗、呕吐或腹泻者,可适当增加入液量。每日补钠50～70mmol/

L,补钾 40～50mmol/L。预防低钠血症,以免加重脑水肿。

(2)严格遵医嘱服用降压药,不可骤停和自行更换,亦不宜同时服用多种降压药,避免血压骤降或过低致脑供血不足。应根据患者的年龄、基础血压、病后血压等情况判定最适血压水平,缓慢降压,不宜使用强降压药(如利血平)。

(3)用地塞米松消除脑水肿时,因其易诱发上消化道应激性溃疡,应观察有无呃逆、上腹部饱胀不适、胃痛、呕血、便血等,注意胃内容物或呕吐物的性状,以及有无黑便;鼻饲流质食物的患者,注意观察胃液的颜色是否为咖啡色或血性,必要时可做隐血试验检查,如发现异常及时通知医师处理。

(4)躁动不安的患者可根据病情给予小量镇静、镇痛药;患者有抽搐发作时,可用地西泮静脉缓慢注射或苯妥英钠口服。

3.健康指导

(1)避免情绪激动,去除不安、恐惧、愤怒、抑郁等不良情绪,保持正常心态。

(2)给予低盐、低脂、适量蛋白质和富含维生素与纤维素的清淡饮食,多吃蔬菜、水果,少食辛辣刺激性强的食物,戒烟酒。

(3)生活有规律,保持排便通畅,避免排便时用力过度和憋气。

(4)坚持适度锻炼,避免重体力劳动,如坚持做保健体操、慢散步、打太极拳等。

(5)尽量做到日常生活自理,康复训练时注意克服急于求成的心理,做到循序渐进、持之以恒。

(6)定期复查血压、血糖、血脂、血常规等项目,积极治疗原发性高血压、糖尿病、心脏病等原发疾病。如出现头痛、呕吐、肢体麻木无力、进食困难、饮水呛咳等症状需及时就医。

第四节 蛛网膜下腔出血

多种原因引起的颅内血管破裂后血液直接流入蛛网膜下隙称为蛛网膜下腔出血(SAH)。临床上通常将蛛网膜下腔出血分为损伤性与非损伤性两大类。非损伤性(即自发性)蛛网膜下腔出血又分原发性和继发性两种。由于脑底部或表面的血管发生病变、破裂而使血液直接流入或主要流入蛛网膜下隙时,称为原发性蛛网膜下腔出血。如系脑实质内出血后,血液穿破脑组织而进入脑室和蛛网膜下隙者则称为继发性蛛网膜下腔出血。

自发性蛛网膜下腔出血可由多种病因所引起,临床表现为急骤起病的剧烈头痛、呕吐,意识障碍、脑膜刺激征和血性脑脊液,占卒中的 10%～15%。其中,50%以上是先天性颅内动脉瘤破裂所致,其余是由各种其他的病因所造成。

一、病因与发病机制

引起自发性蛛网膜下腔出血的原因很多,最常见病因为颅内动脉瘤,其次为高血压、脑动脉硬化及颅内动静脉畸形。据报道,颅内动脉瘤及动静脉畸形破裂引起的出血占 57%左右,高血压、动脉硬化引起的动脉破裂占 15%左右,其他原因包括血液病、颅内肿瘤、脉络膜乳突状瘤、垂体瘤、黑色素瘤、结节性动脉炎、脑膜炎、颅内静脉的血栓形成共占6%。

血液进入蛛网膜下隙后，使脑脊液染血，整个或部分脑表面呈现紫红色，有时在硬膜外就可见到这种染色。如出血量大，脑表面常可被薄层血凝块掩盖，血块有时可穿破蛛网膜而存在于硬膜下腔。颅底部血凝块的积存明显时，可将颅底的血管神经埋没。随着时间的推移，蛛网膜下隙的大量红细胞出现不同程度的溶解，使邻近的脑皮质、软硬脑膜呈现不同程度的铁锈色，同时亦可有不同程度的局部粘连形成。部分红细胞随着脑脊液流入蛛网膜颗粒，使其堵塞，引起脑脊液的吸收减慢，最后产生交通性脑积水，或大量的积血引起脑水肿及颅内高压，引起一系列神经精神症状。

二、临床表现和诊断

(一)临床表现

1.一般症状

SAH临床表现差异较大，轻者可没有明显的临床症状和体征，重者可突然昏迷甚至死亡。以中青年者发病居多，起病突然(数秒或数分钟内发生)，多数患者发病前有明显诱因(剧烈运动、过度疲劳、用力排便、情绪激动等)。一般症状主要包括以下情况。

(1)头痛：动脉瘤性SAH的典型表现是突发异常剧烈全头痛，患者常将头痛描述为“一生中经历的最严重的头痛”，头痛不能缓解或呈进行性加重。多伴发一过性意识障碍和恶心、呕吐。约1/3的动脉瘤性SAH患者发病前数日或数周有轻微头痛的表现，这是小量前驱(信号性)出血或动脉瘤受牵拉所致。动脉瘤性SAH的头痛可持续数日不变，2周后逐渐减轻，如头痛再次加重，常提示动脉瘤再次出血。但动静脉畸形破裂所致SAH头痛常不严重。局部头痛常可提示破裂动脉瘤的部位。

(2)脑膜刺激征：患者出现颈项强直，Kernig征和Brudzinski征等脑膜刺激征，以颈项强直最多见，而老年、衰弱患者或小量出血者可无明显脑膜刺激征。脑膜刺激征常于发病后数小时出现，3～4周后消失。

(3)眼部症状：20%的患者眼底可见玻璃体下片状出血，发病1h内即可出现，是急性颅内压增高和眼静脉回流受阻所致，对诊断具有提示。此外，眼球活动障碍也可提示动脉瘤所在的位置。

(4)精神症状：约25%的患者可出现精神症状，如欣快、谵妄和幻觉等，常于起病后2～3周内自行消失。

(5)其他症状：部分患者可以出现脑心综合征、消化道出血、急性肺水肿和局限性神经功能缺损症状等。

2.动脉瘤的定位症状

(1)颈内动脉海绵窦段动脉瘤：患者有前额和眼部疼痛、血管杂音、突眼及Ⅲ、Ⅸ、Ⅵ和V_1对脑神经损害所致的眼动障碍，其破裂可引起颈内动脉海绵窦瘘。

(2)颈内动脉-后交通动脉瘤：患者出现动眼神经受压的表现，常提示后交通动脉瘤。

(3)大脑中动脉瘤：患者出现偏瘫、失语和抽搐等症状，多提示动脉瘤位于大脑中动脉的第一分支处。

(4)大脑前动脉-前交通动脉瘤:患者出现精神症状、单侧或双侧下肢瘫痪和意识障碍等症状,提示动脉瘤位于大脑前动脉或前交通动脉。

(5)大脑后动脉瘤:患者出现同向偏盲、Weber 综合征和第三对脑神经麻痹的表现。

(6)椎-基底动脉瘤:患者可出现枕部和面部疼痛、面肌痉挛、面瘫及脑干受压等症状。

3.血管畸形的定位症状

动静脉畸形患者男性发生率为女性的 2 倍,多在 10～40 岁发病,常见的症状包括痫性发作、轻偏瘫、失语或视野缺损等,具有定位意义。

(二)辅助检查

1.头颅 CT 检查

临床疑诊 SAH 首选头颅 CT 平扫检查。出血早期敏感性高,可检出 90%以上的 SAH,显示大脑外侧裂池、前纵裂池、鞍上池、脑桥小脑脚池、环池和后纵裂池高密度出血征象。但出血量较少时,CT 扫描显示不清。

2.头颅 MRI 检查

当 SAH 发病后数日 CT 检查的敏感性降低时,MRI 可发挥较大作用。当出血部位位于大脑表面时,MRI 比 CT 敏感,通过磁共振梯度回波 T_2 加权成像等方法常可显示出血部位。在动静脉畸形引起的脑内血肿已经吸收后,MRI 检查可以提示动静脉畸形存在。对确诊 SAH 而 DSA 检查阴性的患者,可用 MRI 检查其他引起 SAH 的原因。

3.CT 血管成像(CTA)和 MR 血管成像(MRA)检查

主要用于有动脉瘤家族史或破裂先兆者的筛查,动脉瘤患者的随访及 DSA 不能进行及时检查时的替代方法。

4.血管造影(DSA)检查

DSA 仍是临床明确诊断有无动脉瘤的金标准,可明确动脉瘤的大小、位置、与载瘤动脉的关系、有无血管痉挛等解剖学特点。

5.腰椎穿刺检查

脑脊液的变化是最具有特征性的,均匀血性脑脊液是 SAH 的特征性表现。血性脑脊液离心后上清液发生黄变,或者发现吞噬的红细胞、含铁血黄素或胆红素结晶的吞噬细胞,这些均提示脑脊液中红细胞已存在一段时间,支持 SAH 的诊断。血性脑脊液每 1000 个红细胞约导致蛋白增高 1mg/dL;最初白细胞与红细胞的比例与周围血相似,约为 1∶700;数日后,由于血液引起的无菌性化学性脑膜炎,可能出现反应性白细胞增多。

6.经颅超声多普勒(TCD)

可作为非侵入性技术监测 SAH 后脑血管痉挛的情况。

7.其他

血常规、凝血功能和肝功能等检查有助于寻找其他出血原因;心电图可显示 T 波高尖或明显倒置、P-R 间期缩短和出现高 U 波等异常。

(三)诊断

突然发生的持续性剧烈头痛、呕吐、脑膜刺激征阳性,伴或不伴意识障碍,检查无局灶性神经系统体征，应高度怀疑蛛网膜下腔出血。同时，CT证实脑池和蛛网膜下隙高密度征象，或腰椎穿刺检查时压力增高和出血性脑脊液等可临床确诊。蛛网膜下腔出血与脑出血的区别要点见表2-4-1。

表2-4-1　蛛网膜下腔出血与脑出血的鉴别要点

鉴别项	蛛网膜下腔出血	脑出血
发病年龄	粟粒样动脉瘤多发于40～60岁，动静脉畸形以青少年多见，常在10～40岁发病	50～65岁多见
常见病因	粟粒样动脉瘤、动静脉畸形	高血压、脑动脉粥样硬化
起病速度	急骤、数分钟症状达到高峰	数分钟至数小时达到高峰
血压	正常或升高	通常显著升高
头痛	极常见，剧烈	常见，较剧烈
昏迷	常为一过性昏迷	重症患者持续性昏迷
局灶体征	颈项强直、Kernig征等脑膜刺激征阳性，常无局灶性体征	偏瘫、偏身感觉障碍及失语等局灶性体征
眼底	可见玻璃体膜下片状出血	眼底动脉硬化，可见视网膜出血
头部CT	脑池、脑室及蛛网膜下隙高密度出血征象	脑实质内高密度病灶
脑脊液	均匀一致血性	洗肉水样

（四）SAH并发症

1.再出血

再出血是SAH主要的急性并发症，指病情稳定后再次发生剧烈头痛、呕吐、痫性发作、昏迷甚至去脑强直发作，颈项强直、凯尔尼格征加重，复查脑脊液为鲜红色。20%的动脉瘤患者病后10～14d可发生再出血，死亡率约增加1倍，动静脉畸形急性期再出血者较少见。

2.脑血管痉挛(CVS)

20%～30%的SAH患者出现脑血管痉挛而引起迟发性缺血性损伤，继发脑梗死，出现局灶神经体征如轻偏瘫和失语等，是SAH患者死亡和伤残的重要原因。血管痉挛多于发生出血后3～5d开始，5～14d为高峰期，2～4周后逐渐减少。痉挛严重程度与出血量相关。

3.急性或亚急性脑积水

起病1周内15%～20%的患者发生急性脑积水，由于血液进入脑室系统和蛛网膜下隙形成血凝块阻碍脑脊液循环通路所致。轻者出现嗜睡、思维缓慢、短时记忆受损、上视受损、展神经麻痹、下肢腱反射亢进等体征，严重者可造成颅内高压甚至脑疝。亚急性脑积水发生于起病数周后，表现为隐匿出现的痴呆、步态异常和尿失禁。

4.其他

5%～10%的患者出现癫痫发作，不少患者发生低钠血症。

三、治疗原则

治疗原则：缓解症状，控制继续出血，防治迟发型脑血管痉挛，去除病因和防止复发。

1.内科非手术治疗

(1)一般处理及对症处理：监测生命体征和神经系统体征变化，保持气道通畅，维持呼吸、循环稳定。安静卧床，避免激动及用力，保持大便通畅。可对症应用镇静、镇咳及抗癫痫类药物。

(2)降低颅内压：适当限制液体入量，防治低钠血症。临床常用甘露醇、呋塞米等脱水药降低颅内压，也可酌情选用白蛋白。

(3)防治再出血：①安静休息，绝对卧床休息 4～6 周；②控制血压，患者可能因为剧痛导致血压升高，注意去除疼痛等诱因；③应用抗纤溶药物，预防动脉瘤周围血块溶解引起再出血，常用药物有氨基己酸、氨甲苯酸等。

(4)防治脑血管痉挛：①维持血容量和血压，必要时予以胶体液扩容、多巴胺静脉滴注，3H 疗法(高血容量、升高血压、血液稀释)在国外较多用于治疗 SAH 后脑血管痉挛；②早期使用尼莫地平等钙通道阻滞药。

(5)防治脑积水：给予乙酰唑胺抑制脑脊液分泌，或应用甘露醇、呋塞米等脱水药。也可行腰椎穿刺术放脑脊液。

2.外科处理

内科治疗无效时可行脑脊液分流术：脑室—心房或脑室—腹腔分流术、开颅手术、介入治疗等，以免加重脑损害。

四、观察要点

1.头痛的观察

严密观察病情变化，关注头痛的程度、性质。

2.意识障碍的观察

密切观察患者生命体征、意识、瞳孔、头痛、呕吐等变化并记录，每 10～30min 记录 1 次。若患者出现剧烈头痛、频繁呕吐呈喷射状、血压升高、脉搏变慢、呼吸慢且不规则、瞳孔不等大、极度烦躁、意识障碍加重等，提示有脑疝形成的可能，及时通知医师，准备好急救药品和器材，随时做好抢救准备。

五、护理指导

1.常规护理

(1)一般护理：头部稍抬高(15°～30°)，以减轻脑水肿；尽量少搬动患者，避免振动其头部；即使患者神志清楚，无肢体活动障碍，也必须绝对卧床休息 4～6 周，在此期间，禁止患者洗头、如厕、淋浴等一切下床活动；避免用力排便、咳嗽、喷嚏、情绪激动、过度劳累等诱发再出血的因素。

(2)饮食护理：给予清淡易、消化、含丰富维生素和蛋白质的饮食，多食蔬菜水果。避免摄入辛辣等刺激性强的食物，戒烟酒。

(3)心理护理:关心患者,耐心告知病情,特别是绝对卧床与预后的关系,详细介绍 DSA 检查的目的、程序与注意事项,鼓励患者消除不安、焦虑、恐惧等不良情绪,保持情绪稳定,安静休养。

2.专科护理

1)安全护理

对有精神症状的患者,应注意保持周围环境的安全;对烦躁不安等不合作的患者,床应加护栏,防止坠床,必要时遵医嘱予以镇静;有记忆力、定向力障碍的老年患者,外出时应有人陪护,注意防止患者走失或其他意外发生。

2)头痛护理

注意保持病室安静舒适,避免声、光刺激,减少探视,指导患者采用放松术减轻疼痛,如缓慢深呼吸、听轻音乐、全身肌肉放松等。必要时可遵医嘱给予镇痛药。

3)运动和感觉障碍的护理

应注意保持良好的肢体功能位,防止足下垂、爪形手、髋外翻等后遗症,恢复期指导患者积极进行肢体功能锻炼,用温水擦洗患肢,改善血液循环,促进肢体知觉的恢复。

4)用药护理

告知药物的作用与用法,注意观察药物的疗效与不良反应,发现异常情况,及时报告医师处理。

(1)使用 20%甘露醇脱水治疗时,应快速静脉滴注,并确保针头在血管内。

(2)尼莫地平静脉滴注时常刺激血管引起皮肤发红和剧烈疼痛,应通过三通阀与 5%葡萄糖注射液或生理盐水溶液同时缓慢滴注,5~10mL/h,并密切观察血压变化,如果出现不良反应或收缩压<90mmHg,应报告医师适当减量、减速或停药处理;如果无三通阀联合输液,一般将 50mL 尼莫地平针剂加入 5%葡萄糖注射液 500mL 中静脉滴注、速度为 15~20 滴/min,6~8h 输完。

(3)使用 6-氨基己酸止血时应特别注意有无双下肢肿胀疼痛等临床表现,谨防深静脉血栓形成,有肾功能障碍者应慎用。

3.健康指导

(1)预防再出血:告知患者情绪稳定对疾病恢复和减少复发的意义,使患者了解,并能遵医嘱绝对卧床并积极配合治疗和护理。指导家属关心、体贴患者,在精神和物质上对患者给予支持,减轻患者的焦虑、恐惧等不良心理反应。告知患者和家属再出血的表现,发现异常,及时就诊。女性患者 1~2 年内避免妊娠和分娩。

(2)疾病知识指导:向患者和家属介绍疾病的病因、诱因、临床表现,应进行的相关检查、病程,以及预后、防治原则和自我护理的方法。SAH 患者一般在首次出血后 3d 内或 3~4 周后进行 DSA 检查,以避开脑血管痉挛和再出血的高峰期。应告知数字减影血管造影的相关知识,使患者和家属了解进行 DSA 检查以明确和去除病因的重要性,积极配合。

第五节　癫痫

癫痫是反复发作性的综合征，是多种原因导致的脑皮层神经元异常的超同步化放电引起的发作性的、一过性的脑功能障碍，常伴有意识障碍。由于异常放电的神经元的部位及放电扩散的范围不同，可表现为感觉、运动、意识、行为、情感及自主神经功能障碍。根据临床表现及脑电图显示，癫痫发作可分为部分发作、全身发作、癫痫持续状态、反射性癫痫四大类。癫痫持续状态（SE）又称癫痫状态，是指一次癫痫发作持续30min以上，或连续多次发作、发作间期意识或神经功能未能恢复者。任何类型癫痫均可出现癫痫持续状态，但通常是指全面强直一阵挛性发作持续状态。癫痫持续状态是常见神经系统急症之一，致残率和病死率均很高。

一、病因与发病机制

（一）病因

1.原发性（特发性）

病因不明，首次发作常在20岁之前，可能与遗传因素有关。

2.继发性（症状性）

由各种原因引起的脑部损害或代谢异常所致。

（1）脑的先天畸形或发育异常。

（2）中枢神经系统感染：各种病因所致的脑炎、脑膜炎，如流行性脑膜炎、乙型脑炎等。另外，寄生虫感染如脑囊虫、血吸虫等也可引起中枢神经系统感染。

（3）中毒：由内源性及外源性毒素所致，如妊娠中毒症、尿毒症、一氧化碳中毒、铅中毒、汞中毒、食物中毒等。抗惊厥药物、安眠药戒断亦可引起癫痫发作。

（4）外伤产伤是婴儿期癫痫常见的原因，此外成人闭合性及开放性脑外伤、脑部手术均可能导致癫痫。

（5）颅内肿瘤：如少突胶质细胞瘤、脑膜瘤、星形细胞瘤等。

（6）脑血管疾病：动脉硬化性脑血管病是50岁以上患者最常见的癫痫发作的病因。

（7）代谢异常：蛋白质代谢异常如苯丙酮尿症、氨基酸尿症，糖代谢异常如低血糖发作、糖尿病非酮症高渗性昏迷、脂质代谢紊乱、水及电解质失衡等。

（二）发病机制

癫痫的发病机制复杂，迄今为止尚未完全阐明。但不论是何种原因引起的癫痫，其电生理改变是一致的，即发作时大脑神经元出现异常的、过度的同步性放电。

二、临床表现

1.单纯部分性发作

部分运动性发作表现为一侧眼睑、口角、手或足趾发生不自主抽动，可波及一侧面部或肢体。部分感觉性发作常表现为口角、舌、手指或足趾的麻木感和针刺感。自主神经性发作出现面部及全身潮红、多汗、呕吐、腹痛、烦渴和欲排尿感。精神性发作表现为记忆障碍、恐惧、忧郁、各种错觉和复杂幻觉等。

2.复杂部分性发作

发作起始出现精神症状或特殊感觉症状，随后出现意识障碍、自动症和遗忘症，有时发作开始即出现意识障碍和各种运动症状。

3.强直—阵挛性发作

以意识丧失、抽搐为特征。一般分为先兆、抽搐、抽搐后状态。

(1)先兆是发作的一种感觉体验，为发作的一部分，可指示癫痫发作的起源点，并预示发作的来临，约1/2的强直—阵挛性发作的患者有先兆，最常见的是肢体麻刺感和上腹部不适。有时先兆过后发作即终止，这种情况常见于服用抗癫痫药的患者。

(2)抽搐先兆后立即或瞬时后抽搐，一般包括强直、阵挛两期。强直期，骨骼肌强直收缩，四肢伸直、角弓反张、牙关紧闭，咬舌，两眼上翻，喉痉挛而致尖叫，呼吸停止，发绀。强直期持续10～30s后转入阵挛期，四肢屈肌痉挛、松弛交替，头颈部抽动，呼吸深，口腔分泌物增多，呈白色泡沫状，全身大汗淋漓，最后阵挛逐渐停止，尿便失禁，阵挛可持续数分钟。

4.癫痫持续状态

癫痫连续发作之间意识尚未完全恢复又频繁再发，或癫痫发作持续30min以上不自行停止的状态。可有强直—阵挛性发作、非惊厥、部分发作持续状态。其中强直—阵挛性发作持续状态最常见，频繁地发作，两次发作之间意识障碍无恢复。突然停用抗癫痫药物、饮酒、合并感染等容易诱发。癫痫持续状态下脑缺氧、代谢中间产物蓄积，造成脑水肿、神经元死亡。患者可有高热、脱水、酸中毒、白细胞增多，由于自主神经功能紊乱可产生休克。最终导致心血管、肾及呼吸功能衰竭，病死率高达10%～20%。

5.严重程度评估

癫痫持续发作30min后，可引起继发性高热、高钾血症。若持续60min，可引起继发性代谢障碍、酸中毒、颅内压增高，出现自主神经功能障碍，如高热、脱水，最终导致休克。肌肉持续过度收缩致肌溶解，严重者可致急性肾衰竭。

三、辅助检查

1.脑电图

诊断癫痫最常用的一种辅助检查方法。常规发作间歇期脑电图能记录到40%～50%患者出现棘波、尖波、慢波、棘-慢波等癫痫波形，脑电图也可为治疗效果的评价提供客观指标。

2.神经影像学检查

CT、MRI、DSA可发现脑部的结构性损害。

3.实验室检查

血糖、肝肾功能、电解质等。

四、救治与护理

(一)救治原则

以药物治疗为主,控制发作或最大限度地减少发作次数;迅速终止呈持续状态的癫痫发作;维持生命体征稳定和进行心肺功能支持;处理并发症。

(二)护理指导

1.癫痫发作时及发作后的安全护理

(1)癫痫发作时的安全护理:当患者癫痫突然大发作时切记不要离开患者,应边采取保护措施边大声呼叫他人赶来共同急救。步骤如下。①正确判断:若患者出现异样或突然意识丧失,首先要迅速判断是否是癫痫发作,这段时间应在一瞬间,与此同时给予急救。②保持呼吸道通畅:解开患者的衣扣、领带、裤带,使其头偏向一侧且下颌稍向前,有分泌物者清理呼吸道分泌物;有活动性义齿取下。③安全保护:立即给患者垫牙垫,或将筷子、纱布、手绢等随时拿到的用品置于患者口腔一侧上、下臼齿之间;如患者是在动态时发作,陪伴者应抱住患者缓慢就地放倒;适度扶住患者手、脚以防自伤及碰伤;切忌紧握患者肢体及按压胸部,防止给其造成人为外伤和骨折。④遵医嘱给药对症护理。

(2)癫痫大发作后缓解期的安全护理:密切观察患者的意识状态、瞳孔恢复情况,有无头痛、疲乏或自动症;保持呼吸道通畅;给予吸氧,纠正缺氧状态;协助患者取舒适体位于床上,并加用护栏,防止坠床;室内外保持安静,减少护理治疗操作对患者的打扰,保证患者充足的睡眠、休息;保证患者床单位清洁、干燥。

2.癫痫持续状态的护理

(1)立即给氧,持续低流量吸氧。置患者于侧卧位,及时吸出呼吸道分泌物,舌下坠的患者应用舌钳将舌拉出,也可将患者头部放低,下颌托起,开放呼吸道,必要时插入口咽通气管或行气管切开术,以确保呼吸道通畅。昏迷患者给予口咽通气管,随时吸痰,防止窒息,特别是发作时伴有呕吐的患者,防止误吸。

(2)药物治疗,控制癫痫发作。癫痫持续状态发作超过 1h,容易造成大脑不可逆性损伤,因此要迅速制止发作。①首选地西泮静脉注射,成人地西泮 10～20mg,用注射用水稀释到 10mL,缓慢静脉注射,每分钟不超过 5mg。发作控制后,用苯巴比妥钠 0.2～0.4mg 肌内注射。频繁发作可用地西泮 40mg 加入 5%葡萄糖 500mL 静脉滴注,成人 24h 总量不超过 100mg,儿童每日0.25～1mg/kg,一次用量不超过 10mg。地西泮有时可抑制呼吸,静脉注射过程中应严密观察呼吸情况及瞳孔的大小。要求患者呼吸平和并有足够的深度和频率,瞳孔缩小,患者呈深睡状态。②异戊巴比妥钠 0.5g,溶于注射用水 10～20mL 静脉缓慢注射,其速度不超过每分钟0.1g。注意呼吸抑制和血压下降。③10%水合氯醛,20～30mL(儿童 0.5mL/kg)保留灌肠,适用于肝功能不全或不宜使用巴比妥类药物者。④如经上述处理仍不能控制者,可请麻醉科医师协助进行全身麻醉。

3.病情观察

严密观察患者的生命体征、意识及瞳孔的变化,观察发作类型、持续时间及用药后的效果。

4.并发症的处理

遵医嘱及时处理并发症，如防治脑水肿，给予20%甘露醇静滴、吸氧、物理降温等。预防性应用抗生素，控制感染。纠正代谢性紊乱，如低血糖、低血钠、低血钙、高渗状态及肝性脑病等，纠正酸中毒。

第三章　消化内科护理

第一节　概述

一、消化系统的解剖和生理功能

(一)消化系统解剖结构

1.食管

食管是连接于口腔、咽和胃的通道,全长25～30cm。从门齿至食管入口处约15cm,因此临床上插置胃管时,当胃管下行15cm左右时,应嘱患者做吞咽动作以利于胃管顺利进入食管。从门齿至贲门处约40cm。

2.胃

胃由贲门部、胃底、胃体、幽门部4个部分构成,是消化道中最膨大的部分。胃的主要功能包括:暂时贮存食物,通过胃的节律性运动将食物与胃液充分混合,以利于食物在胃内消化,形成食糜,并通过其运动将食糜排入十二指肠。胃的排空时间与饮食成分有关,一般混合性食物胃排空需4～6h。

胃壁分为黏膜层、黏膜下层、肌层和浆膜层(为腹壁脏层),黏膜层含有丰富的腺体,有贲门腺、胃腺和幽门腺3种,主要由以下细胞组成。

(1)壁细胞:分泌盐酸和内因子。盐酸的作用:①激活胃蛋白酶,并为该酶提供必需的酸性环境;②使蛋白质变性而易于水解;③杀灭随食物进入胃内的细菌;④进入小肠后促进胰液、胆汁和小肠液的分泌;⑤造成小肠的酸性环境,有助于Fe^{3+}、Ca^{2+}的吸收。

(2)主细胞:分泌胃蛋白酶原,在盐酸等作用下转变为有活性的胃蛋白酶,后者在酸性较强的环境中能将蛋白质水解成蛋白胨和少量氨基酸等。

(3)黏液细胞:主要分泌碱性黏液,通过中和胃酸,使胃黏膜表面呈中性或偏碱性状态,以防止胃酸和胃蛋白酶对胃黏膜的侵蚀。

(4)G细胞(在幽门腺):分泌胃泌素,刺激壁细胞和主细胞分泌。

3.小肠

小肠包括十二指肠、空肠和回肠,全长约6m。十二指肠分:①球部,是溃疡病的好发部位;②十二指肠乳头,胆总管和胰管的共同开口于此处,称为壶腹部;③横部;④十二指肠空肠曲,是上、下消化道的分界线。小肠的主要功能是消化和吸收。小肠内有十二指肠腺和肠腺两种腺体，分泌的小肠液对食物有消化和促进吸收作用。一般混合性食物在小肠内停留 3～8h。

4.结肠

结肠分为盲肠（包括阑尾）、结肠（升结肠、横结肠、降结肠、乙状结肠）和直肠三部分。全长约 1.5m。结肠的主要功能是吸收水分和电解质。结肠内有许多细菌，具有能分解食物残渣和植物纤维的酶，可合成 B 族维生素和维生素 K，分解肠内容物后还可产生乳酸、脂肪酸、胨、硫化氢、吲哚等。食物在结肠内停留 16～19h，最终使食物残渣浓缩成粪便而排出。

5.肝、胆

肝脏是人体最大的消化腺，也是一个多功能器官，其主要功能：①生成胆汁；②是人体进行蛋白质、脂肪和糖代谢的重要器官之一；③参与维生素和激素的合成与代谢；④是人体主要解毒器官，肠道吸收或体内代谢产生的有毒物质，大多由肝脏解毒后随胆汁或尿液排出体外。胆道系统由数级胆管和胆囊构成。胆管主要起运输和排泄胆汁的作用，胆囊则主要起浓缩胆汁和调节胆汁流量的作用。

6.胰腺

胰腺兼有内分泌和外分泌两种功能。外分泌物主要是胰液，其有机物胰淀粉酶、胰蛋白酶与糜蛋白酶、胰脂肪酶，分别对糖、蛋白质、脂肪的消化和吸收起着十分重要的作用；其无机物主要是碳酸氢盐，可中和进入十二指肠内的胃酸以保护肠黏膜免受强酸的侵蚀，并为小肠内多种消化酶提供最适宜的活动环境（pH 为 7～8）。胰腺的内分泌功能主要是指胰岛 A、B 和 D 细胞所分泌的胰高血糖素、胰岛素和生长抑素，分别升高、降低血糖及维持人体的生长发育。

二、消化系统疾病常见症状及护理

消化系统疾病症状和体征很多，有吞咽困难、嗳气、反酸、烧心感、食欲不振或畏食、便秘、恶心与呕吐、腹痛、腹泻、腹胀、呕血与便血、黄疸等。在此主要介绍恶心与呕吐、腹痛、腹泻。

（一）恶心、呕吐

恶心常为呕吐的前驱感觉，也可单独出现，表现上腹部特殊不适感，常伴有头晕、流涎、脉缓、血压降低等迷走神经兴奋症状。呕吐是指胃内容物或一部分小肠内容物通过食管逆流出口腔的反射动作，呕吐是消化系统疾病常见症状。呕吐可将有害物质从胃排出人体而起保护作用，但持久而剧烈的呕吐可引起水电解质紊乱和代谢性酸中毒、营养不良。呕吐分为中枢性呕吐与反射性呕吐。中枢性呕吐见于颅内压增高、前庭障碍、药物或化学毒物的影响、代谢障碍（尿毒症、酮症酸中毒）等；反射性呕吐多由于胃肠疾病和肝、胆、胰腺病变，也可由泌尿、心血管疾病引起。消化系统疾病引发的呕吐常伴有腹痛、腹泻或腹胀等，幽门梗阻时呕吐频繁、量多，呕吐物因在胃内潴留发酵而有腐败气味。

1.护理评估

（1）病史：询问患者恶心呕吐发生与持续的时间、频率与进食的关系；呕吐物的特点及呕吐物的性质、量；是否伴有发热、口干、头痛、眩晕、腹痛、腹泻等伴随症状；患者精神状态如何，有无疲乏、焦虑、抑郁及其程度。

（2）身体评估：评估患者全身状况，如生命体征、神志、营养状态、有无失水外貌。腹部体征:有无腹肌紧张、压痛、反跳痛及其部位、程度,肠鸣音是否正常,有无胃型及腹部振水音。

(3)相关检查:呕吐物毒物分析或病原学检查、血液生化检查水电解质及酸碱平衡。

2.护理诊断

(1)有体液不足的危险:与频繁、大量呕吐导致失水有关。

(2)有误吸的危险:与昏迷、呕吐物误吸入肺内有关。

(3)活动无耐力:与频繁呕吐导致失水、电解质丢失有关。

3.护理指导

1)病情观察

观察并记录生命体征;呕吐的次数、量、呕吐物的性质、颜色和气味;入水量、进食量及尿量;皮肤黏膜弹性等失水表现。大量胃液丢失可发生代谢性碱中毒,患者呼吸可变浅慢;血容量不足易发生体位性低血压,患者在改变体位,如从卧位变换坐位时可出现心动过速、呼吸急促、血压下降。有明显失水貌患者可出现皮肤黏膜干燥、弹性差、眼眶凹陷、声音沙哑等。

2)对症护理

(1)一般护理:呕吐频繁剧烈者应卧床休息,呕吐时应协助患者坐起或侧卧位,使头偏向一侧,用容器接呕吐物。呕吐后及时给患者漱口,清理被污染的床褥、衣被。关心、安慰患者,以减轻紧张、烦躁的心理压力,当患者有恶心感、想吐时,鼓励患者做深呼吸动作,有利于减轻呕吐症状。昏迷患者取侧卧位,使头偏向一侧,尽可能清除口腔呕吐物,避免呕吐物吸入气道出现窒息或继发肺部感染。使用棉签、纱布清洁口腔时,避免刺激咽腭弓,以防诱发呕吐。疑有肠梗阻者,应禁食、禁水并行胃肠减压。

(2)补充水电解质:轻度呕吐可口服补液,少量、多次饮用,以清淡流质或半流质饮食为主;呕吐剧烈不能进食或严重水电解质失衡者,应静脉补充水分和电解质。

(3)止吐治疗:在病因未明的情况下,不宜使用止吐药,应积极寻找病因,尽可能去除病因或针对病因治疗。如食物中毒、化学物质中毒等就要让患者尽量吐出有害物质;而癌症患者进行化疗时可预防性使用止吐药。病因明确且频繁呕吐的患者可指压内关、足三里等穴位,或遵医嘱给予甲氧氯普胺、多潘立酮等止吐药物。但妊娠呕吐不宜用止吐药,可采取改变食谱、静脉补液和用维生素 B_6 等来缓解。

4.护理评价

(1)患者生命体征平稳,无失水、电解质酸碱失衡及低血容量休克等表现。

(2)患者呕吐减轻或消失,进食量逐步增加,营养状态改善,活动耐力增强。

(二)腹痛

消化系统的器官、组织发生功能性或器质性病变均可引起腹痛。腹痛可分为急性与慢性两类。急性腹痛常见于脏器急性炎症、脏器破裂、穿孔或空腔脏器扭转、梗阻。慢性腹痛可见于脏器慢性炎症、脏器包膜因肿瘤等受到牵张等。腹腔实质脏器病变腹痛多呈持续性,进行性加剧,空腔脏器病变多呈阵发性绞痛。腹痛的部位常为病变的所在,如胃痛位于中上腹部,肝胆疼痛位于右上腹,急性阑尾炎疼痛常位于 McBurney 点,小肠绞痛位于脐周,结肠绞痛常位于下腹部。急性腹膜炎可表现为全腹疼痛并伴有压痛、反跳痛、腹肌紧张。腹痛是一种主观症状,容易引起患者情绪改变,如紧张、焦虑、恐惧等,剧烈的腹痛可影响患者的睡眠及饮食。

1.护理评估

(1)病史：询问患者腹痛的部位、性质、程度、有无放射痛及部位、诱发因素和缓解因素；伴随症状，如发热、恶心呕吐、腹胀、肛门停止排便排气等。对慢性腹痛应询问其日常生活及疼痛的周期性。老年患者特别注意询问起病情况、既往病史，以排除冠心病等心血管疾病；是否因疼痛而造成睡眠、饮食、排泄等发生改变，有无紧张、焦虑、恐惧等心理反应。

(2)身体评估：重点检查腹部体征：有无腹肌紧张、压痛、反跳痛及其部位、程度；肠鸣音是否正常；腹部是否扪及包块，有无胃型、肠型及逆向蠕动波。

(3)相关检查：常规血、尿、粪检查，腹部B超、X线检查，必要时内镜、CT检查或腹腔穿刺抽液检查。

2.护理诊断

(1)疼痛：腹痛与胃肠道炎症、溃疡、出血、梗阻或穿孔有关。

(2)潜在并发症：肠梗阻、穿孔、肠瘘；肠出血、中毒性巨结肠；上消化道出血、穿孔、幽门梗阻、癌变。

3.护理指导

1)病情观察

密切观察腹痛的特征，即腹痛的部位、性质、程度、持续时间、诱发因素，有无放射痛及部位等，以协助医生明确诊断。警惕急腹症或休克的发生，若患者疼痛突然加剧，或呕血、黑便，或寒战高热，或全腹压痛、反跳痛、腹肌紧张等，均要立即通知医生，进行抢救。

2)对症护理

(1)一般护理

急性起病，腹痛显著者应卧床休息，可取半卧位或弯腰屈膝侧卧位，以放松腹肌，减轻腹痛。保持环境安静舒适，遵医嘱选择禁食或流质、半流质饮食。怀疑急性胰腺炎或高位肠梗阻，且频繁呕吐及腹胀者，应及时鼻饲胃管进行胃肠减压。慢性腹痛患者适当安排休息和活动，避免诱发或加重腹痛的因素，如寒冷刺激、不当饮食等。

(2)止痛治疗

①药物止痛：急性发作腹痛者严禁随意使用镇痛药，以免掩盖症状，影响诊断。诊断明确的腹痛可根据病情需要、疼痛的性质及程度选择性给予药物止痛，用药后注意观察腹痛缓解情况，防止产生不良反应，如山莨菪碱(654-2)、阿托品可用于胃肠痉挛引起的腹痛，但有心率增快、口干、面色潮红、眩晕、视力模糊、排尿困难等不良反应。有前列腺肥大、青光眼患者禁用。

②非药物止痛：此类措施是缓解慢性疼痛的主要方法，能减轻患者的紧张、焦虑感，提高其疼痛阈值和对疼痛的控制感。具体方法有行为疗法，如深呼吸、握紧拳头、打哈欠或分散注意力法，局部热敷疗法、针灸或指压止痛穴等。有焦虑抑郁等负性情绪者应做好心理疏导，以利于增强患者对疼痛的耐受力。

4.护理评价

急性腹痛患者症状减轻或消失，慢性腹痛患者能采用有效的应对措施预防或缓解疼痛。

(三)腹泻

腹泻是一种常见的消化道症状，是指排便次数明显超过平日习惯频率，粪质稀薄，水分增加,每日排便量超过 200g,或含未消化食物或脓血、黏液。腹泻常伴有腹痛、排便急迫感、肛门不适等症状。腹泻分急性和慢性两类,急性腹泻发病急骤,病程在 2～3 周内,短时间内机体丢失大量水分及电解质,可引起水电解质紊乱和代谢性酸中毒。慢性腹泻病程在 2 个月以上或间歇期在 2～4 周内复发性腹泻,长期慢性腹泻可导致营养不良、浮肿,肛周出现溃烂、疼痛。引起急性腹泻原因以肠道感染常见,慢性腹泻病因复杂,除肠道感染性疾病外,胃部疾病、肠道非感染性疾病、肠肿瘤、胰腺疾病、肝胆疾病等均可引起。肠道感染性疾病多导致渗出性腹泻,由于黏膜炎症、溃疡、浸润性病变致血浆、黏液脓血渗出,常伴有腹痛或粪便含有脓血、黏液。腹泻及全身症状、体征的严重程度取决于肠病变部位及受损程度。小肠泻粪便糊状或水样、次数多,伴脐周痛,便后腹痛不减;结肠泻粪便可含脓血、黏液,伴脐下痛,便后痛减。

1.护理评估

(1)病史:询问患者腹泻起病的急缓、发生的时间、间隔时间及病程的长短;排便的次数、量、气味、颜色,粪便中有无黏液、脓、血等;腹泻与饮食的关系,有无特殊用药史;伴随症状,如恶心、呕吐、腹痛、里急后重等。是否因腹泻频繁而造成睡眠、饮食等发生改变,有无紧张、焦虑、抑郁等心理反应。

(2)身体评估:①关于全身情况,注意评估生命体征、神志、尿量、皮肤弹性等,慢性腹泻还应评估体重及营养状况;②关于腹部体征,有无腹肌紧张、压痛、反跳痛及其部位、程度;肠鸣音是否正常;腹部是否扪及包块;③关于肛周检查,皮肤有无红疹、溃烂。

(3)相关检查:血、粪常规检查,急性腹泻者检查水电解质及酸碱平衡、腹部 B 超、X 线检查,必要时直肠结肠内镜检查。

2.护理诊断

(1)体液不足:与频繁腹泻致脱水、血容量不足有关。

(2)营养失调:低于机体需要量,与长期腹泻、吸收障碍有关。

(3)活动无耐力:与大量或频繁腹泻致电解质失衡有关。

3.护理指导

1)病情观察

密切观察并记录排便的次数、量、气味、颜色,粪便中有无黏液、脓、血等;有无恶心、呕吐、腹痛、里急后重等伴随症状;有无口干、皮肤干燥、眼窝凹陷及少尿等脱水情况;定时采集血标本观察血生化指标,注意有无肌肉无力、腹胀、肠鸣音减弱等低钾血症表现。

2)对症护理

(1)一般护理:急性腹泻者应卧床休息,慢性轻症患者可适当活动。避免精神紧张,注意腹部保暖,病因明确者可予热水袋热敷以缓解腹泻时伴随的腹痛症状。排便频繁者,可为患者提供床旁便器,及时更换被污染的衣物、被褥。做好肛周皮肤清洁护理,手纸应柔软,擦拭动作轻柔,便后用肥皂与温水清洗肛门及周围皮肤,必要时给予凡士林或抗生素软膏涂擦以保护肛周皮肤。

(2)合理饮食:慢性腹泻者给予少渣或无渣、低脂、易消化的温热流质或半流质饮食,避免生冷、刺激性食物。急性腹泻根据病情和医嘱选择禁食或流质、半流质饮食。

(3)补充水分和电解质:按医嘱及时补充液体、电解质及营养物质以满足患者的生理需要量,恢复和维持血容量。口服补液为宜,但严重腹泻、伴禁食者宜静脉补充水分和电解质。老年人大量补液时,注意根据血压和尿量及时调整输液速度和输液量,以免引发急性肺水肿。

(4)止泻治疗:腹泻可由多种疾病引起,用药应针对病因,不能盲目止泻。肠道细菌感染性腹泻使用抗生素一般可有效控制,肠道菌群紊乱引起的腹泻可选用微生态调节剂,如整肠生、双歧三联活菌。剧烈腹泻或长期慢性腹泻可适当应用止泻药。应用止泻药,如盐酸洛哌丁胺(易蒙停)时,注意观察患者排便情况,腹泻得到控制后应及时停药,以免引起便秘。收敛吸附剂思密达能吸附抗生素等药物,联合用药时,抗生素应在服思密达 1h 前服用。

4.护理评价

(1)患者生命体征平稳,无失水、电解质酸碱失衡及低血容量休克等表现。

(2)患者腹泻减轻或消失,能摄取足够的热量、水电解质和各种营养物质,营养状态改善,活动耐力增强。

(3)患者没有发生肛门周围皮肤的溃烂。

第二节 消化性溃疡

消化性溃疡(PU)主要指发生在胃和十二指肠的慢性溃疡,即胃溃疡(GU)和十二指肠溃疡(DU),溃疡的形成与胃酸/胃蛋白酶的消化作用有关。

本病是常见病,临床上十二指肠溃疡比胃溃疡多见,男性多于女性。十二指肠溃疡好发于青壮年,胃溃疡发病年龄较十二指肠溃疡约迟 10 年。消化性溃疡是自限性疾病,但易复发。多数消化性溃疡患者具有典型临床特点,即慢性、周期性、节律性上腹痛。秋冬和冬春之交是本病的好发季节。

一、病因与发病机制

消化性溃疡的病因和发病机制较为复杂,迄今尚未完全阐明。概括起来,是胃、十二指肠局部黏膜损害因素(致溃疡因素)和黏膜保护因素(黏膜免疫因素)之间失去平衡所致,这是溃疡发生的基本原理。

(一)损害因素

1.幽门螺杆菌(Hp)感染

Hp 为消化性溃疡的一个重要发病原因。Hp 感染导致消化性溃疡的确切机制未明,可能的机制是 Hp 感染改变了黏膜侵袭因素与防御因素之间的平衡。一方面 Hp 凭借其毒力因子的作用,诱发局部炎症和免疫反应,损害局部黏膜的防御/修复机制。另一方面,Hp 感染可增加促胃液素和胃酸的分泌,增强了侵袭因素。这两方面的协同作用造成了胃十二指肠黏膜损害和溃疡形成。故消除 Hp 可降低消化性溃疡复发率。

2.胃酸和胃蛋白酶

在损害因素中,胃酸-胃蛋白酶,尤其是胃酸的作用占主导地位。此外,胃蛋白酶的蛋白水解作用与胃酸的腐蚀作用一样,是引起消化性溃疡形成的组织损伤的组成部分。胃酸加胃蛋白酶更具有侵袭力。DU 患者多存在胃酸分泌增高，因该类患者多为慢性胃窦炎，胃体黏膜未受损或轻微受损，仍保留旺盛的泌酸能力。

3.药物

非甾体抗炎药（NSAIDs）是消化性溃疡的另一个常见病因，引起的溃疡以 GU 多见。NSAIDs 除可直接损害胃黏膜外，更主要的是此类药物通过环氧化酶抑制剂（COX）而导致胃肠黏膜生理性前列腺素 E 合成不足，削弱前列腺素对胃及十二指肠的保护作用。NSAIDs 所致的溃疡形成与药物的种类、剂量、用药持续时间具有相关性，高龄、同时服用抗凝血药或肾上腺糖皮质激素等因素可加重或促发 NSAIDs 所致的溃疡及其并发症发生的危险性。NSAIDs 和幽门螺杆菌是引起消化性溃疡发病的两个独立因素，至于两者是否有协同作用则尚无定论。

4.饮食失调

粗糙和刺激性食物或饮料可引起黏膜的物理性和化学性损伤。不定时的饮食习惯会破坏胃酸分泌规律。饮料与烈酒除直接损伤黏膜外，还能促进胃酸分泌，咖啡也能刺激胃酸分泌。这些因素均可能与消化性溃疡的发生和复发有关。

5.精神因素

持久和过度精神紧张、情绪激动等精神因素可引起大脑皮质功能紊乱，使迷走神经兴奋和肾上腺皮质激素分泌增加，导致胃酸和胃蛋白酶分泌增多，促使溃疡形成。

6.吸烟

研究证明吸烟可增加 GU 和 DU 的发病率，同时可影响溃疡的愈合，但机制尚不清楚。

（二）保护因素

（1）胃黏液-黏膜屏障：该屏障可以阻碍胃腔内 H^+ 反弥散入黏膜。

（2）黏膜的血液循环和上皮细胞的更新：胃、十二指肠黏膜的良好血液循环和上皮细胞强大的再生力，对黏膜的完整性起着重要作用。

（3）前列腺素：前列腺素对黏膜细胞有保护作用，能促进黏膜的血液循环，促进胃黏膜细胞分泌黏液及 HCO_3^-，是增强黏膜上皮更新、维持黏膜完整性的一个重要因素。

（三）其他因素

1.遗传因素

研究发现，O 型血者比其他血型容易患 DU。家族中有患消化性溃疡倾向者，其亲属患病机会比没有家族倾向者高 3 倍。

2.全身疾病

慢性肾功能衰竭、类风湿性关节炎、肝硬化等疾病可能与消化性溃疡的发病有关。

在上述因素中，胃酸/胃蛋白酶在消化性溃疡发病中起决定性作用，因胃蛋白酶活性受到胃酸的制约，所以胃酸是溃疡形成的直接原因。但胃酸的这一损害作用一般只有在正常黏膜防御/修复功能遭受破坏时才能发生。GU 和 DU 的病因各有侧重，前者着重于保护因素的削弱，而后者则侧重于损害因素的增强。

十二指肠溃疡好发部位为十二指肠球部，发生在十二指肠降部的溃疡称为球后溃疡。胃溃疡的好发部位为胃角和胃窦小弯侧。与糜烂不同，溃疡的黏膜缺损超过黏膜肌层。一般为单个溃疡，2 个以上者称为多发性溃疡；溃疡形状多呈圆形或椭圆形，直径小于 10mm，GU 要比 DU 稍大，直径大于 2cm 的称为巨大溃疡。溃疡边缘光整、底部洁净，由肉芽组织构成，上面覆盖有灰白色或灰黄色纤维渗出物。活动期溃疡周围黏膜常有炎症水肿。溃疡浅者累及黏膜肌层，深者达肌层甚至浆膜层，溃破血管时引起出血，穿破浆膜层时引起穿孔。溃疡愈合时周围黏膜炎症、水肿消退，边缘上皮细胞增生覆盖溃疡面，其下的肉芽组织纤维转化，变为瘢痕，瘢痕收缩使周围黏膜皱襞向其集中。

二、临床表现

临床表现不一，少数可无症状，或以出血、穿孔等并发症为首发症状。典型的消化性溃疡有如下临床特点。①慢性过程，呈反复发作，病史可达数年至数十年。②周期性发作，发作与自发缓解替，反映了溃疡急性活动、逐渐愈合、形成瘢痕的病程周期。发作期可为数周或数月，缓解期亦长短不一，短者数周、长者数年，因患者的个体差异、溃疡的发展情况和治疗效果及自我护理指导而异。发作与下列诱因有关：季节（多在秋冬或冬春之交发病）、精神紧张、情绪波动、饮食不调或服用与发病有关的药物等。少数也可无明显诱因。③发作时上腹痛呈节律性，以 DU 更明显。

（一）症状

1.上腹痛

为本病的主要症状。多位于中上腹，可偏右或偏左。高位或前壁溃疡常向胸部放射，后壁溃疡则放射至脊柱旁的相应部位。性质多为灼痛，亦可为钝痛、胀痛、剧痛或饥饿样痛。一般为轻至中度持续性痛。可通过休息、进食、服制酸药物、以手按压疼痛部位、呕吐等方法减轻或缓解。由于疼痛的发生与溃疡面接触胃酸和胃酸的酸度有关，而食物是引起胃液分泌的主要原因，因此，临床上疼痛常与饮食之间具有明显相关性，GU 与 DU 的疼痛各有特点（表 3-2-1）。部分患者仅表现为无规律性的上腹隐痛不适。患者也可因并发症而发生疼痛性质及节律的改变。

表 3-2-1　GU 与 DU 的疼痛特点比较

	CU	DU
疼痛部位	剑突下正中或偏左	上腹正中或稍偏右
疼痛性质	饱胀痛，痉挛感	饥饿样痛，烧灼感
疼痛发作时间	多在餐后 0.5～1h 出现，午夜痛少见	餐后 2～4h 或（及）午夜痛
一般规律	进餐—疼痛—缓解	疼痛—进餐—缓解

2.其他

可伴有反酸、嗳气、上腹胀、恶心、呕吐等，患者可因疼痛而减食或为止痛而多餐。也可有自主神经功能失调表现，如失眠、多汗、脉缓等。

（二）体征

溃疡缓解期无明显体征，活动期上腹部可有局限性轻压痛，胃溃疡压痛多在剑突下或左上腹，十二指肠溃疡压痛常偏右上腹。少数患者于背部第 6～12 胸椎棘突附近有压痛点。应当注意胃与十二指肠是空腔内脏，体表的定位不能完全确切地反映病灶的解剖部位。

(三)特殊类型的消化性溃疡

1.复合溃疡

指胃和十二指肠同时发生的溃疡。DU 往往先于 GU 出现。幽门梗阻发生率较高。

2.幽门管溃疡

幽门管溃疡与 DU 相似,胃酸分泌一般较高。幽门管溃疡腹痛的节律性不明显,对药物治疗反应较差,呕吐较多见,较易发生幽门梗阻、出血和穿孔等并发症。

3.球后溃疡

指发生在十二指肠球部以下的溃疡,多发生在十二指肠乳头的近端。具有 DU 的临床特点,但午夜痛及背部放射痛多见,对药物治疗反应较差,较易并发出血。

4.巨大溃疡

指直径大于 2cm 的溃疡。对药物治疗反应较差、愈合时间较慢,易发生慢性穿透或穿孔。胃的巨大溃疡注意与恶性溃疡鉴别。

5.老年人消化性溃疡

近年来老年人发生消化性溃疡的报道增多。多发生在胃,且多见于胃体部,胃溃疡直径常>2.5cm。多发性溃疡和复合性溃疡在老年人均较常见。临床表现不典型,疼痛多无规律,食欲不振、恶心、呕吐、消瘦、贫血等症状突出,易误诊为胃癌。

6.无症状性溃疡

约 15%消化性溃疡患者可无症状,而以出血、穿孔等并发症为首发症状。可见于任何年龄,以老年人较多见;NSAIDs 引起的溃疡近半数无症状。

(四)并发症

1.出血

出血是消化性溃疡最常见的并发症,也是上消化道大出血最常见的病因,见于15%~25%的患者,DU 比 GU 易发生。溃疡基底部穿破血管为出血的主要原因。一般出血前腹痛加剧,出血后疼痛会有所缓解。出血量与被侵蚀的血管大小有关,轻者粪便隐血阳性或黑便,重者呕血,超过 1000mL 可引起周围循环衰竭。

2.穿孔

溃疡病灶穿透浆膜层则并发穿孔,见于 2%~10%病例,是消化性溃疡最严重的并发症。十二指肠溃疡比胃溃疡多见。临床可分如下。①急性穿孔:最常见,溃疡病灶多位于十二指肠前壁或胃前壁,又称游离性穿孔。穿孔后胃肠内容物渗入腹膜腔而引起急性弥漫性腹膜炎。临床上可突然出现剧烈腹痛,腹肌高度强直,并有全腹压痛和反跳痛,肠鸣音减弱或消失,肝浊音界缩小或消失。②亚急性穿孔:邻近后壁的穿孔或游离穿孔较小,只引起局限性腹膜炎,症状较急性穿孔轻而体征较局限。③慢性穿孔:溃疡穿透并与邻近器官、组织粘连,穿孔时胃肠内容物不流入腹腔,又称穿透性溃疡。这种穿透性溃疡改变了腹痛规律,变得顽固而持续,疼痛常放射至背部。老年人消化性溃疡穿孔,腹痛及腹膜刺激征不明显。

3.幽门梗阻

主要是由 DU 或幽门管溃疡引起,见于 2%~4%的患者。溃疡急性发作时可因炎症水肿和幽门部痉挛而引起暂时性梗阻,可随炎症的好转而缓解,内科治疗有效,故称为功能性或内科性幽门梗阻。反之,由于溃疡愈合、瘢痕形成和瘢痕组织收缩或与周围组织粘连而阻塞幽门通道者,则属持久性,非经外科手术不能缓解,称为器质性或外科性幽门梗阻。幽门梗阻临床的表现:餐后上腹饱胀、上腹疼痛加重,伴有恶心、呕吐,大量呕吐后症状可以改善,呕吐物含发酵酸性宿食。严重呕吐可致失水和低氯低钾性碱中毒,发生营养不良和体重减轻。体检可见胃型和胃蠕动波,空腹时胃有振水音。进一步做胃镜或X线钡剂检查可确诊。

4.癌变

DU癌变者罕见,GU癌变率在1%以下,对胃溃疡应提高警惕。长期慢性GU病史、年龄在45岁以上、经严格内科治疗6~8周疼痛无好转、出现进行性消瘦、粪便隐血试验持续阳性者,应怀疑癌变,须进一步检查和定期随访。

三、辅助检查

1.内镜和胃黏膜组织活检检查

胃镜是确诊消化性溃疡首选的检查方法。可直接观察溃疡部位、大小、性质、分期。胃的良、恶性溃疡鉴别必须由活组织检查来确定。胃镜下溃疡可分为活动期(A期)、愈合期(H期)和瘢痕期(S期)。A期:溃疡灶周边炎症浸润,溃疡面白色苔。H期:溃疡周边炎症消失,黏膜新生,溃疡变浅变小。S期:溃疡灶内肉芽形成。

2.X线钡餐检查

此检查适用于对胃镜检查有禁忌或不愿接受胃镜检查者。龛影是直接征象,对溃疡诊断有重要价值。

3.幽门螺杆菌检测

这是消化性溃疡的常规检查项目,有无幽门螺杆菌感染决定治疗方案的选择。检测方法分为侵入性和非侵入性两大类。侵入性需通过胃镜取胃黏膜活检,主要包括快速尿素酶试验、组织学检查和幽门螺杆菌培养。快速尿素酶试验是侵入性检查的首选方法。非侵入性主要有血清学检查及^{13}C或^{14}C尿素呼气试验,可作为根除治疗后复查的首选方法。

4.胃液分析和血清胃泌素测定

此检查一般仅在疑有胃泌素瘤时作鉴别诊断之用。

5.大便隐血试验

阳性提示溃疡处于活动期,一般经治疗1~2周内可转阴,如持续阳性,应考虑癌变。

四、诊断要点

根据慢性病程、周期性发作的节律性上腹疼痛病史,可做出初步诊断。确诊有赖胃镜检查。X线钡餐检查发现龛影亦有确诊价值。

五、治疗原则

(一)药物治疗

消化性溃疡的药物治疗方法按其作用机制可分为三大类:抑制胃酸分泌、根除 Hp 和保护胃黏膜治疗。

1.抑制胃酸分泌治疗

(1)质子泵抑制剂(PPI):其抑制胃酸分泌作用比 H_2 受体拮抗药更强,而且作用持久,不良反应小,是治疗消化性溃疡的首选药物。常用药物有奥美拉唑、兰索拉唑、泮托拉唑、雷贝拉唑等。

(2)H_2 受体拮抗药:有法莫替丁、雷尼替丁、西咪替丁、尼扎替丁等药物,疗效稳定。

(3)制酸剂:为弱碱药物,口服后能与胃酸反应,形成水和盐,使胃液 pH 升高,有效缓解疼痛,现已少用。有碳酸氢钠、碳酸钙、氧化镁、氢氧化铝、氢氧化镁等药物。

2.根除治疗

可显著降低溃疡复发率和并发症发生率。随着 Hp 耐药率上升,标准的三联疗法(PPI+克拉霉素+甲硝唑)根除率已低于或远低于 80%。目前根除方案推荐使用铋剂+PPI+两种抗菌药物组成的四联疗法。抗菌药物组成方案有 4 种:①阿莫西林+克拉霉素;②阿莫西林+左氧氟沙星;③阿莫西林+呋喃唑酮;④四环素+甲硝唑或呋喃唑酮。其疗程为 10d 或 14d。

3.保护胃黏膜治疗

目前常用的胃黏膜保护剂主要有 3 种:硫糖铝、铋剂和前列腺素类药物(米索前列醇)。

(二)手术治疗

大多数 PU 经过内科积极治疗后,症状缓解,溃疡愈合。对下列患者应手术治疗:①急性溃疡穿孔;②穿透性溃疡;③大量或反复出血,内科治疗无效;④器质性幽门梗阻;⑤GU 癌变或癌变不能除外;⑥顽固性或难治性溃疡,如幽门管溃疡、球后溃疡等。

六、护理指导

(一)基础护理

1.休息与活动

病情较重、溃疡有活动者应卧床休息,病情较轻者可边工作边治疗,注意生活规律和劳逸结合,避免剧烈活动,以降低胃的分泌及蠕动。保持环境安静、舒适,减少探视,保证患者充足的睡眠。

2.饮食

溃疡活动期每日进 4～5 餐,少量多餐可中和胃酸,减少胃酸对溃疡面的刺激。每餐不宜过饱,以免胃窦部过度扩张,刺激胃酸分泌。进餐时宜细嚼慢咽,咀嚼可增加唾液分泌,以利于稀释和中和胃酸。选择营养丰富、质软、易消化的食物,如稀饭、面条、馄饨等。脂肪摄取应适量。避免摄入粗糙、过冷过热和刺激性食物及饮料,如浓茶、咖啡、香辣调料等。

3.心理护理

消化性溃疡的发生发展与精神紧张、不良情绪反应及个性特点与行为方式等心理社会因素均有一定的关系。通过帮助患者认识压力与溃疡疼痛发作的关系，教给患者放松技巧，自觉避免精神因素的影响。

（二）疾病护理

1.疼痛护理

向患者解释疼痛的原因和机制，指导去除病因及缓解疼痛的方法，解除焦虑、紧张情绪。观察并评估疼痛的诱发因素和缓解因素；观察上腹痛的规律、性质、程度及部位。遵医嘱用药缓解疼痛。

2.用药护理

遵医嘱正确服用质子泵抑制药、组胺 H_2 受体拮抗药、抗酸药及抗 Hp 药物，观察药物的疗效及不良反应。

（1）抗酸药：应在餐后 1h 和睡前服用，以延长中和胃酸作用的时间及中和夜间胃酸的分泌。片剂应嚼碎后服用，乳剂服用前充分混匀。避免与奶制品、酸性食物及饮料同服以免降低药效。氢氧化铝凝胶能阻碍磷的吸收，引起磷缺乏症，表现为食欲缺乏、软弱无力等；镁剂可致腹泻。

（2）H_2 受体拮抗药：常于餐中及餐后即刻服用，或睡前服用；若需同时服用抗酸药，则两药应间隔 1h 以上；静脉给药需控制速度，速度过快可引起低血压和心律失常；不良反应一般为乏力、头痛、腹泻和嗜睡；吸烟可降低其疗效故应鼓励患者戒烟。

（3）质子泵抑制药：奥美拉唑用药初期可引起头晕，嘱患者服药后避免开车、高空作业等需注意力集中之事。

（4）保护胃黏膜药物：胶体铋制剂与硫糖铝在酸性环境中作用强，故多在三餐前半小时或睡前 1h 服用，且不宜与抗酸药同服；铋剂有积蓄作用，故不能连续长期服用；服药过程中可使齿、舌变黑，可用吸管直接吸入；部分患者服药后出现便秘和黑便，停药后可自行消失；硫糖铝能引起便秘、皮疹、嗜睡等，有肾衰竭者不宜服用。

（5）抗 Hp 药物：阿莫西林服用前应询问患者有无青霉素过敏史，用药过程中注意观察有无过敏反应；甲硝唑可引起胃肠道反应，宜饭后服用。

3.并发症护理

1）上消化道大出血

严密监测是否有出血征象，如血压下降、脉搏速率加快、皮肤湿冷、脸色苍白、排黑便或呕血等。根据患者的血压、脉搏、呕血、黑便等临床表现综合判断患者的出血量。视出血量的多少，积极采取相应的措施。

（1）出血量不大，无呕血，仅有黑便或大便隐血阳性时，可进冷流质饮食，逐渐过渡到半流质饮食。出血停止后可逐渐增加活动量。

（2）出血量较大，有呕血、黑便时，①立即协助患者绝对卧床休息，头偏向一侧，以防呕吐引起窒息；②建立静脉通道，抽血验血型及交叉配血、备血；③按医嘱给予止血、制酸、补充血容量、输血等治疗；④安慰患者，避免因过度紧张而加重出血；⑤内镜下查找出血原因及止血治疗。

2)穿孔

一旦发现穿孔征象,应建立静脉通路,输液以防止休克;做好急诊手术术前准备。

3)幽门梗阻

应准确记录出入量,行血清钾、钠、氯测定和血气分析,及时补充液体和电解质,保证尿量在每日1000～1500mL。插入胃管连续72h胃肠减压,抽吸胃内容物和胃液。患者病情好转后可进流食,但同时要测量胃内潴留量,记录潴留物的颜色、性状和气味。禁止患者吸烟、饮酒和进食刺激性食物,禁用抗胆碱能药物,如阿托品等,以防减少胃、肠蠕动,加重梗阻症状。

4)癌变

一旦确诊,须手术治疗,做好术前准备。

七、健康教育

(一)心理指导

消化性溃疡属于典型的心身疾病范畴,心理社会因素对发病起重要作用,因此乐观的情绪、避免过度紧张,无论在本病的发作期或缓解期均很重要。

(二)饮食指导

1.急性发作期饮食指导

饮食的原则是严格限制对胃黏膜有化学性和物理性刺激的食物及减少胃的负担。食物易于消化、富含蛋白质和维生素、低脂,少量多餐。选择温和、无刺激、易于消化的少渣半流质或流质饮食,如面汤、稀饭、藕粉、蛋羹、果汁等,限制牛奶、肉汤、浓鸡汤的摄入。制备食物应变换花样,注意色、香、味的调配,待病情稳定后,进入缓解期饮食。

2.缓解期饮食指导

为巩固疗效,在病情稳定的情况下,可采用少渣软食,同时要注意蛋白质的补充。患者经过急性期一段时间的饮食限制,容易造成营养素的缺乏,因此应根据患者个人的耐受力增加食物内容并多样化,使营养达到充分的平衡。可增加一些容易消化的含少量膳食纤维的蔬菜,如冬瓜、西红柿,主食可逐渐吃一些馒头、肉包等。

3.恢复期饮食指导

此期饮食应营养均衡,以促进溃疡的愈合,防止溃疡复发。改变传统的溃疡饮食习惯(如少量多餐,只吃细软食物,防止进食刺激性食物),提倡正常饮食和高纤维素饮食,这是因为:①少吃多餐可导致饮食无规律,不仅不能减轻溃疡病的症状,反而会加重病情。因为食物进入胃内,虽然能中和一部分胃酸,但食物又会刺激胃酸,不利于溃疡愈合。因此,现在主张一般在有效的抗酸治疗条件下,大多数患者可进行正常饮食,不必过多限制,但应避免辛辣、过咸食物及浓茶、咖啡等。②高纤维饮食中存在一种脂溶性保护因子且含有较多的营养因子,这些具有防止溃疡发生和复发的作用。同时高纤维饮食可使口腔充分咀嚼,唾液充分分泌,不仅能帮助消化,而且有中和胃酸和提高胃黏膜屏障的作用,而细软的食物在口腔中咀嚼时间短,唾液不能充分分泌。

(三)作息指导

鼓励患者生活自理,适当的活动如散步等。但不能剧烈或过度地运动,以免引起疲劳。疼痛时可卧床休息，减少活动。

（四）家庭防护指导

Hp 可通过粪—口和（或）口—口途径在人与人之间传播，患者应与家人分餐，餐具进行消毒。

（五）出院指导

（1）秋末冬初、冬春之交，一般容易复发，此时应尤其注意休养，以免复发。

（2）按时服药、坚持服药。H_2 受体拮抗药或质子泵抑制剂溃疡的疗程一般为十二指肠溃疡 4～6 周，胃溃疡 6～8 周。

（3）避免使用致溃疡药物，如保泰松、吲哚美辛、阿司匹林等，必须使用时应尽量采用肠溶剂型或小剂量间断应用或选用不良反应小者，同时必须进行充分的抗酸治疗和保护胃黏膜等非手术治疗。

（4）纠正不良的饮食习惯，如避免两餐间吃零食、睡前进食、暴饮暴食；戒烟、戒酒。

（5）门诊随访，出院后 3 个月需复查胃镜，当出现腹痛节律变化并加重、黑便等症状时应及时就诊。

第三节 胃癌

胃癌是人类最常见的恶性肿瘤之一，居消化道肿瘤的首位。男性胃癌的发病率和死亡率均高于女性，男女之比约为 2∶1。发病年龄以中老年居多，高发年龄为 55～70 岁，在 40～60 岁者中占 2/3，40 岁以下占 1/4，余者在 60 岁以上。一般而言，有色人种比白种人易患本病。我国发病率以西北地区最高，中南和西南地区则较低。全国平均年病死率约为 16/10 万。

一、病因与发病机制

胃癌的发生是一个多因素参与、多步骤进行性发展的过程，一般认为其发生是下列因素共同参与所致。

（一）环境与饮食因素

流行病学调查资料显示，从胃癌高发区国家向低发区国家的移民，第一代仍保持胃癌高发病率，但第二代显著下降，而第三代发生胃癌的危险性已接近当地居民。由此提示本病与环境相关。长期食用霉变食品，可增加胃癌发生的危险性。长期食用含高浓度硝酸盐的食物（如烟熏、腌制鱼肉、咸菜等）可增加胃癌发生的危险性。硝酸盐被摄入后能很快被吸收，经唾液分泌，再回到胃内。高盐饮食致胃癌危险性增加的机制尚不清楚，可能与高浓度盐造成胃黏膜损伤，使黏膜易感性增加而协同致癌有关。流行病学研究提示，多吃新鲜水果和蔬菜、使用冰箱及正确储藏食物，可降低胃癌的发生。

（二）幽门螺杆菌感染

已证实幽门螺杆菌是胃腺癌与胃淋巴瘤的诱发因素之一，1994 年国际癌症研究中心（IARC）将幽门螺杆菌列为Ⅰ类致癌因子。

(三)遗传因素

遗传素质对胃癌的发病亦很重要。胃癌的家族聚集现象和可发生于同卵同胞则支持这种看法,致癌物质对有遗传易感性者或更易致癌。

(四)生活习惯

国内外已对吸烟在胃癌发生中的作用进行了大量流行病学研究,大多数研究表明吸烟与胃癌呈正相关。烟草及烟草烟雾中含有多种致癌物质和促癌物质,如苯并芘、二甲基亚硝胺、酚类化合物、放射性元素等,其他严重有害物质包括尼古丁、一氧化碳和烟焦油。研究发现,不同类型的酒与胃癌的相关程度不尽相同,一般认为饮烈性酒的危险性高于饮啤酒等低度酒的危险性,也有学者认为乙醇本身可能不致癌,但可以增强其他致癌物的作用。

(五)癌前病变

根据长期临床观察,有5种病易演变成胃癌,称为癌前情况:①慢性萎缩性胃炎伴肠化生与不典型增生;②胃息肉,增生型者不发生癌,但广基腺瘤型息肉>2cm者易癌变;③残胃炎,特别是行BillrothⅡ式胃切除者,癌变常在术后15年以上才发生;④恶性贫血,胃体有显著萎缩者;⑤少数胃溃疡患者。

二、临床表现与诊断

(一)临床表现

早期胃癌无症状,也无体征。有些轻度非特异性消化不良者,很难归咎于癌肿。

1.症状

没有特异性表现。癌症早期几乎不会有症状,以消瘦为最多,其次为胃区疼痛、食欲缺乏、呕吐等。初诊时患者多已属晚期。早期胃癌的首发症状可为上腹不适(包括上腹痛,多偶发);或饱食后剑突下胀满、烧灼或轻度痉挛性疼痛,可自行缓解;或食欲缺乏,稍食即饱。发生于贲门者有进食哽噎感,位于幽门部者食后有饱胀痛,偶因癌破溃出血而有呕血或柏油便,或因胃酸低、胃排空快而腹泻,或患者原有长期消化不良病史,致发生胃癌时虽亦出现某些症状,但易被忽略。少数患者因上腹部肿物或因消瘦、乏力、胃穿孔或转移灶而就诊。

2.体征

(1)早期胃癌可无任何体征。

(2)中晚期胃癌以上腹压痛最常见。1/3患者可扪及结节状肿块,坚实而可移动,多位于腹部偏右相当于胃窦处,有压痛。胃体肿瘤有时可触及,但位于贲门者则不能扪及。

(3)转移性体征:转移到肝者可使之肿大并可扪及实性结节,腹膜有转移时可发生腹水,出现移动性浊音。有远处淋巴结转移时可摸到Virchow淋巴结,质硬而不能移动。直肠指检在直肠膀胱间凹陷处可摸到肿块。在脐孔处也可扪及坚硬结节,并发Krukenberg瘤时阴道指检可扪及两侧卵巢肿大。

(4)伴癌综合征:包括反复发作性血栓静脉炎(Trousseau征)、黑棘皮病(皮肤皱褶处有色素沉着,尤其在两腋)、皮肌炎、膜性肾病、微血管病性溶血性贫血等。

3.并发症

有出血、梗阻、穿孔、胃肠瘘管、胃周围粘连或脓肿等。

(二)诊断

1.实验室检查

(1)血液检查:约 50%的患者有缺铁性贫血,是长期失血所致,如有恶性贫血,则见巨幼细胞贫血;红细胞沉降率增快。

(2)大便隐血试验:常持续阳性监测方便,有辅助诊断的意义。

(3)肿瘤标志物:目前临床所用胃癌标志物主要有 CEA、CA19-9 等,但特异性均不强,联合检测可增加其灵敏性及特异性。

2.影像学检查

(1)上消化道造影检查:作为胃癌诊断首选常规检查。行气钡双重对比造影有助于观察肿瘤在胃腔内浸润范围、肿块部位及胃腔狭窄程度、有无幽门梗阻等,并可通过观察胃黏膜的形态、胃壁的柔软程度等,与胃炎性病变及胃淋巴瘤等相鉴别。

(2)CT 检查:已广泛应用于临床,有助于观察胃部肿瘤对胃壁的浸润深度、与周围脏器的关系、有无淋巴结转移和远处(如肝、卵巢、腹膜、网膜等)转移。

(3)MRI 检查:受设备、扫描技术及检查费用等因素影响,MRI 检查目前尚不能作为胃癌患者的常规检查,但对于超声或 CT 检查怀疑肝转移的患者,MRI 检查有助于明确诊断。

3.腔镜检查

(1)内镜检查:是胃癌诊断中最重要的手段之一,对于胃癌的定性定位诊断和手术方案的选择具有重要作用。对拟行手术治疗的患者,此为必需的常规检查项目。镜下仔细观察各部位,采集图片,对可疑部位应用染色和放大技术进一步观察,进行指示性活检,这是提高早期胃癌检出率的关键。提高胃癌的发现率,是现阶段降低胃癌死亡率的重要手段之一。

(2)超声内镜:可直接观察病变本身,还可通过超声探头探测肿瘤浸润深度及胃周肿大淋巴结,是一种较为可靠的胃癌术前分期方法,有助于胃癌的诊断、临床分期及制订手术方案。

4.细胞学检查

(1)内镜细胞学检查:在纤维镜直视下,用冲洗、擦刷及印片三种方法取细胞,其阳性率较高;或插入胃管用缓冲液反复冲洗胃壁,再收集缓冲液,沉渣后做涂片进行细胞学检查,两种细胞学检查阳性率均可达 90%。

(2)腹水细胞学或术中腹腔冲洗或灌洗细胞学检查:可明确是否存在腹腔游离癌细胞(FCC),对指导临床分期具有重要意义。

(3)穿刺细胞学检查:明确诊断锁骨上淋巴结有无转移。

三、治疗原则

(一)手术治疗

手术效果取决于胃癌的病期、癌肿侵袭深度和扩散范围。对早期胃癌,胃部分切除术属首选,如已有局部淋巴结转移,亦应同时加以清扫,仍有良好效果。对进展期患者,如未发现有远处转移,应尽可能手术切除,有些需做扩大根治术。对已有远处转移者,一般不做胃切除,仅做姑息手术(如胃造瘘术、胃—空肠吻合术),以保证消化道通畅和改善营养。

(二)内镜治疗

以往认为手术是胃癌根治的唯一手段,随着内镜技术的迅速发展,在内镜下对早期胃癌进行根治已成为现实。

1.内镜下黏膜切除术(EMR)

根据2001年日本胃癌协会制定的胃癌治疗原则,EMR的绝对适应证为隆起型病变直径<2cm;平坦型或凹陷型病变直径<1cm;无溃疡或溃疡瘢痕;局限于黏膜内直径<3cm的肠型腺癌,无淋巴结转移。随着内镜技术的不断成熟,目前早期胃癌无淋巴结转移者内镜治疗后5年生存率可达95%,有1～3组淋巴结转移者5年生存率<90%,有3组以上淋巴结转移者5年生存率则<80%,与手术切除效果相似。

2.内镜下黏膜切割术(ESD)

内镜下黏膜切割术是在EMR基础上发展的新技术,这使得直径>2cm的早期胃癌在内镜下一次性完整切除成为可能。

3.腹腔镜下楔形切除(LWR)

腹腔镜下楔形切除是治疗早期胃癌的另一种方法。对胃镜下行EMR或ESD困难的病例,如病变位于胃体小弯和体后壁处,或者应用EMR或ESD无法完整切除者可以选择在腹腔镜下完成。LWR不仅可以进行全腹探查,而且操作灵便,切除充分,病理组织检查全面,同时可对胃前哨淋巴结进行切除或活检,基本上可以保证手术的根治性。

(三)化学治疗

胃癌确诊时大部分病例已属进展期,单纯手术治疗疗效较差。作为综合治疗的重要组成,化疗是当今胃癌治疗的重要手段之一,其在胃癌综合治疗中的应用受到越来越多的重视。2007年,美国国家综合癌症网络(NCCN)《胃癌治疗指南》建议,接受根治性手术病理分期为T_1N_0的胃癌患者应定期随访,无须辅助治疗;T_2N_0中无不良预后因素者(肿瘤细胞分化差、病理分级高、血管神经有侵犯、年龄<50岁)需接受辅助治疗;$T_{3\sim4}$或任意T,淋巴结阳性的患者均需接受术后辅助治疗;对临床分期>T_2或淋巴结阳性的患者接受术前辅助治疗,术后根据病理分期继续辅助治疗。对无远处转移、不能手术的进展期患者,可以接受局部放疗并同期接受氟尿嘧啶、亚叶酸钙(5-FU/LV)治疗,以后继续应用全身化疗。而一般状况不佳或已有远处转移的晚期胃癌者应予以挽救治疗。挽救治疗包括:①最佳支持治疗;②挽救化疗,以5-FU、顺铂(DDP)、奥沙利铂、紫杉类(PCTIDCT)或伊立替康(CPT-11)为基础的联合化疗;③鼓励参加临床试验。

1.姑息性化疗

姑息性化疗的目的是控制原发或转移病灶,缓解症状,提高生活质量,延长生存期。晚期胃癌是不能治愈的,但对于有症状的,体能状况评分(PS)0～2分,化疗有改善症状的姑息治疗作用。有4项随机研究比较了联合化疗与单纯支持治疗的疗效,结果显示接受化疗的患者生存时间延长,中位生存期7.5～12个月,而单纯支持治疗组仅3～5个月。其中,3项研究的中位生存期差别有统计学意义,2项研究评估了生存质量,化疗组的生存质量也较单纯支持治疗组有改善。

2.辅助化疗

辅助化疗是胃癌综合治疗的一部分，其目的是防止根治性手术后残余肿瘤的复发转移，或减少肿瘤的负荷，提高手术切除率，延长生存时间。

(1)术前化疗：也称新辅助化疗，主要适用于ⅢB和Ⅳ期胃癌患者。有研究显示，术前化疗能起到降低肿瘤分期，提高根治性切除率，延长生存期的目的。

(2)术后辅助化疗：胃癌的预后很大程度上取决于疾病的分期。早期胃癌(T_{is}、$T_1N_0M_0$、$T_2N_0M_0$)预后好，单纯手术治疗治愈率达70%～80%。但局部晚期无淋巴结转移($T_3N_0M_0$)即使施行根治性手术后，5年生存率仅为50%。淋巴结有转移及淋巴管、血管有侵犯的患者预后更差，Ⅲ期患者5年生存率仅为8%～20%。对于局部晚期的胃癌患者，术后辅助化疗可以降低复发率和病死率，已被多个临床研究所证实。

(四)放射治疗

胃癌根治术后局部复发、区域淋巴结转移是导致治疗失败的常见原因之一。局部复发或区域淋巴结转移多见于肿瘤床、吻合口和淋巴引流区。作为手术的局部补充治疗，术中或术后的局部放疗有可能控制或消除术中残留的癌灶，降低局部复发率，并有可能改善患者的预后。对于局部晚期估计难以切除的胃癌，术前放疗可以使部分肿瘤降期，提高手术切除率，减少瘤床部位的复发。此外，放疗亦可作为胃癌的姑息治疗手段，用于不可切除或姑息性切除的胃癌患者，以控制局部病变、缓解疼痛等临床症状。

放疗的并发症：胃癌的放疗常与化疗同步进行，放、化疗的并发症常混杂在一起，难以区分，且化疗可以加重放疗的不良反应和提高并发症的发生率。常见的并发症包括放射性胃肠炎、造血功能抑制、肝肾功能损害和一过性胰腺炎等。并发症较轻时可在停止放化疗后数周内自愈，严重时可导致消化道出血、穿孔、吻合口瘘和重要脏器功能衰竭。

(五)免疫治疗

免疫治疗是指通过调整机体对肿瘤的免疫反应而产生抗肿瘤效果的治疗方法。目前，用于胃癌临床的免疫治疗主要有非特异性生物反应调节治疗和过继免疫治疗两大类。

1.非特异性生物反应调节治疗

非特异性生物反应调节治疗的药物也称为免疫增强剂，是一类通过调动机体内在的防御机制，提高体内免疫活性分子的浓度和(或)增强免疫活性细胞的功能，从而增加对肿瘤的非特异免疫能力的物质。免疫增强剂多与放、化疗联合应用，在胃癌治疗中疗效较为肯定的有OK-432、香菇多糖、PS-K、卡介苗、IL-2、干扰素、胸腺素、肿瘤坏死因子等。

2.过继免疫治疗

过继免疫治疗包括淋巴因子激活的杀伤细胞(LAK)、肿瘤浸润淋巴细胞(TIL)和细胞毒性T细胞(CTL)。LAK细胞具有广谱杀伤肿瘤活性，在IL-2诱导下能显著杀伤人体多种肿瘤细胞。TIL细胞是从肿瘤组织中分离的淋巴细胞，具有较强的肿瘤特异性和肿瘤部位靶向性，其抗肿瘤效应是LAK细胞的50～100倍。CTL细胞是由淋巴细胞与肿瘤细胞混合培养产生，能自动寻找并特异性杀伤自身肿瘤细胞，因而具有更强的抗肿瘤活性。

(六)中医治疗

中医治疗的主要作用是扶正补虚、活血化瘀、清热解毒、疏肝理气等,在延长患者的生存期、改善生活质量方面有很大的优势,在综合治疗中占有一定的地位。

(七)支持治疗

肠内外营养支持治疗对于改善胃癌患者营养状况,提高手术耐受力,降低术后并发症的发生,提高生存质量,均起到重要作用。

四、护理指导

(一)基础护理

1.休息

保持安静、整洁和舒适的环境,有利于睡眠和休息。早期胃癌患者经过治疗后可从事一些轻工作和锻炼,应注意劳逸结合。中晚期胃癌患者需卧床休息,以减少体力消耗。恶病质患者做好皮肤护理,定时翻身并按摩受压部位。做好生活护理和基础护理,使患者能心情舒畅地休息治疗。

2.饮食

饮食以合乎患者口味,又能达到身体基本热量的需求为主要目标。给予高热量、高蛋白、丰富维生素与易消化的食物,宜少量多餐。化疗患者往往食欲减退,应多鼓励进食。如有并发症需禁食或进行胃肠减压者,予以静脉输液以维持营养需要。恶心、呕吐的患者,进行口腔护理。

3.心理护理

患者情绪上常表现出否认、悲伤、退缩和愤怒,甚至拒绝接受治疗,而家属也常出现焦虑、无助,有的甚至挑剔医护活动。护理人员应给予患者及家属心理上的支持。根据患者的性格、人生观及心理承受能力来决定是否告知事实真相。耐心做好解释工作,了解患者各方面的要求并予以满足,调动患者的主观能动性,使之能积极配合治疗。对晚期患者,应予以临终关怀,使患者能愉快地度过最后时光。

(二)疾病护理

1.疼痛护理

疼痛是晚期胃癌患者的主要痛苦,可采用转移注意力或松弛疗法,如听音乐、洗澡等,以减轻患者对疼痛的敏感性,增强其对疼痛的耐受力。疼痛剧烈时,可按医嘱予以止痛药,观察患者反应,防止药物成瘾。如果患者要求止痛药的次数过于频繁,除了要考虑止痛药的剂量不足外,也要注意患者的情绪状态,多给他一些倾诉的时间。在治疗性会谈的同时,可给予背部按摩或与医师商量酌情给予安慰药,以满足患者心理上的需要。

2.化疗的护理

化疗中严密观察药物引起的局部及全身反应,如恶心、呕吐、白细胞降低及肝、肾功能异常等,及时与医师联系,及早采取处理措施。化疗期间保护好血管,避免药液外漏引起的血管及局部皮肤损害。一旦发生静脉炎,立即予以2%利多卡因局部封闭或50%硫酸镁湿敷，局部还可行热敷、理疗等。如有脱发，可让患者戴帽或用假发，以满足其对自我形象的要求。

3.加强病情观察，预防并发症发生

观察患者生命体征的变化，观察腹痛、腹胀及呕血、黑便的情况，观察化疗前后症状及体征改善情况。晚期胃癌患者免疫力下降，身体各部分易发生感染，应加强护理与观察，保持口腔、皮肤的清洁。长期卧床患者，要定期翻身、按摩，指导并协助进行肢体活动，以预防压疮及血栓性静脉炎的发生。

（三）健康指导

（1）指导患者注意饮食卫生，多食富含维生素 C 的新鲜蔬菜、水果。食物加工要得当，粮食和食物贮存要适当，少食腌制品、熏制食物、油煎及含盐高的食物，不食霉变食物。避免刺激性食物，防止暴饮暴食。

（2）告知患者及家属与发生胃癌有关的因素。患有与胃癌相关的疾病者（如胃息肉、萎缩性胃炎、胃溃疡等）应积极治疗原发病。

（3）嘱患者定期随访进行胃镜及 X 线检查，以及时发现癌变。

第四节　肝硬化

肝硬化是一种以肝组织弥漫性纤维化、假小叶和再生结节形成为特征的慢性肝病。临床上常以肝功能损害和门静脉高压为主要表现，晚期常出现消化道出血、肝性脑病等严重并发症。本病是我国常见疾病和主要死亡病因之一。发病高峰年龄在 35～48 岁，男女比例为（3.6～8）∶1。

一、病因与发病机制

肝硬化由多种病因引起，我国以病毒性肝炎为主要原因，国外以酒精中毒多见。

1.病毒性肝炎

通常由慢性病毒性肝炎逐渐发展而来，主要见于乙型、丙型和丁型肝炎病毒重叠感染。而甲型、戊型病毒性肝炎不演变为肝硬化。

2.酒精中毒

长期大量酗酒，乙醇、乙醛（酒精中间代谢产物）的毒性作用引起酒精性肝炎，可逐渐发展为酒精性肝硬化。

3.血吸虫病

长期或反复感染血吸虫，虫卵沉积在汇管区，引起纤维组织增生，导致肝纤维化和门静脉高压症。

4.胆汁淤积

肝外胆管阻塞或肝内胆汁淤积持续存在时，可引起原发性或继发性胆汁性肝硬化。

5.循环障碍

慢性充血性心力衰竭、缩窄性心包炎等可致肝脏长期瘀血，肝细胞缺氧、坏死和纤维组织增生，逐渐发展为肝硬化。

6.其他

患慢性炎症性肠病、长期营养不良可引起肝细胞脂肪变性和坏死；某些代谢障碍疾病可引起代谢产物沉积在肝脏，也损害肝细胞，久之可发展为肝硬化。长期反复接触化学毒物如四氯化碳、磷、砷等，可引起中毒性肝炎，最终演变为肝硬化。

二、临床表现

本病一般起病隐匿，病程发展缓慢，潜伏可达 3～5 年或更长。临床上将肝硬化分为肝功能代偿期和失代偿期，但两期界限常不清。

（一）代偿期

症状轻且无特异性，常以疲乏无力、食欲减退为主要表现，可伴腹胀、恶心、轻微腹泻等。多因劳累或发生其他疾病时症状明显，休息或治疗后可缓解。肝轻度肿大，质变硬，脾轻度肿大。

（二）失代偿期

主要表现为肝功能减退和门静脉高压症。

1.肝功能减退的表现

（1）全身症状：营养状况较差，消瘦乏力，可有低热，皮肤干枯，面色灰暗无光泽（肝病面容）。

（2）消化道症状：食欲明显减退，可有厌食，进食后常感上腹饱胀不适、恶心、呕吐；稍进油腻肉食易引起腹泻。

（3）出血倾向和贫血：有皮肤紫癜、鼻出血、牙龈出血或胃肠出血等倾向，这与肝合成凝血因子减少、脾功能亢进和毛细血管脆性增加等有关；患者常贫血，与营养不良、肠道吸收障碍、脾功能亢进以及胃肠道失血等因素有关。

（4）内分泌紊乱：由于肝功能减退，肝脏对雌激素灭活能力减退，雌激素在体内蓄积，抑制垂体的分泌功能，使雄激素分泌减少。雌激素增多、雄激素减少时，男性患者可有性欲减退、睾丸萎缩、乳房发育等；女性有月经失调、闭经等。患者面颈、上胸、上肢部位可见蜘蛛痣；在手掌大小鱼际及指端腹侧有红斑，称为肝掌，这些均与雌激素增多有关。

由于肝功能减退，醛固酮和抗利尿激素灭活作用减弱，可致继发性醛固酮和抗利尿激素增多，使水钠潴留，对腹水形成起重要促进作用。

2.门静脉高压症的表现

脾大、侧支循环的建立和开放、腹水是门静脉高压的三大表现，其中侧支循环开放对诊断门静脉高压有重要意义。

（1）脾大：多为轻、中度肿大，由于脾瘀血所致。晚期脾大常伴白细胞、血小板和红细胞计数减少，称为脾功能亢进。

（2）侧支循环的建立和开放：临床上有三支重要的侧支开放。①食管和胃底静脉曲张，是由于门静脉系的胃冠状静脉和腔静脉系的食管静脉等开放沟通。当门静脉压力明显增高、粗糙坚硬食品机械损伤或剧烈咳嗽、呕吐致腹内压突然增高时，可引起曲张静脉破裂导致出血。②腹壁和脐周静脉曲张，是由于门静脉高压时脐静脉重新开放，表现为脐周与腹壁纡曲的静脉。③痔静脉扩张，是门静脉系的直肠上静脉与下腔静脉的直肠中、下静脉沟通，可扩张形成痔核，破裂时引起便血。

(3)腹腔积液：是肝硬化最突出的临床表现。患者常有明显腹胀感，大量腹腔积液时可出现呼吸困难、脐疝及双下肢水肿，腹部膨隆呈蛙腹状，腹壁皮肤绷紧发亮，叩诊有移动性浊音，部分患者还可出现胸腔积液。

3.肝触诊

早期肝脏表面尚光滑，质地变硬；晚期可触及结节或颗粒状，一般无压痛，伴有肝细胞坏死或炎症时可有轻压痛。

(三)并发症

包括上消化道出血、肝性脑病、感染、功能性肾衰竭、原发性肝癌、水电解质酸碱平衡紊乱及肝肺综合征。

三、辅助检查

1.血常规

代偿期多正常，失代偿期可有贫血，脾功能亢进时白细胞和血小板计数减少。

2.尿常规

黄疸时尿胆红素阳性，有时可有管型尿、血尿、尿蛋白阳性。

3.肝功能检查

代偿期各项指标可正常或轻度异常。失代偿期丙氨酸氨基转移酶(ALT)增高、白蛋白降低、球蛋白增高，凝血酶原时间延长。重症者血胆红素可增高。

4.免疫学检查

免疫球蛋白G(IgG)增高最为显著，半数以上患者T淋巴细胞低于正常，部分患者体内出现自身抗体如抗核抗体。

5.腹水检查

呈漏出液，若合并原发性腹膜炎时，可呈渗出液。

6.其他检查

食管吞钡X线检查可见食管或胃底静脉曲张。肝穿刺活组织检查可确诊为肝硬化，腹腔镜检查可见肝脏表面呈结节状改变，取活体组织可协助确诊。内镜检查可见静脉曲张部位及其程度，并可进行止血和预防止血治疗。超声波检查可示肝脾大小及外形、门静脉有无高压等。

四、治疗

本病关键在于早期诊断，针对病因和症状进行治疗，以缓解和延长代偿期，对失代偿期患者主要是对症治疗、改善肝功能及并发症治疗。

(一)支持治疗

失代偿期患者进食不佳,应静脉输入高渗葡萄糖,并加维生素 C、胰岛素、氯化钾等,必要时可应用复方氨基酸、白蛋白或输新鲜血。

(二)药物治疗

目前尚无特效药物,平日可用多种维生素(包括维生素 K)及消化酶,也可采用中西药联合治疗。

(三)腹水的治疗

1.限制钠、水的摄入

进水量限制在 1000mL/d 左右,盐的摄入限制在 1.2～2g/d,部分患者可产生利尿、腹腔积液消退作用。

2.增加钠、水的排泄

目前主张螺内酯和呋塞米联合应用,螺内酯为保钾利尿药,呋塞米为排钾利尿药,两者联用可起协同作用,并减少电解质紊乱。利尿不宜过猛,以每日体重减轻不超过 0.5kg 为宜,以避免诱发肝性脑病、肝肾综合征。

3.放腹腔积液并输注白蛋白

腹腔积液量大引起腹胀、呼吸困难、行走困难时,为减轻症状可做穿刺放腹腔积液。单纯放腹水只能临时改善症状,因放腹腔积液会丢失蛋白质,短期内腹腔积液又迅速复原,故同时静脉输注白蛋白,可提高疗效。

4.提高血浆胶体渗透压

每周定期输注新鲜血或白蛋白、血浆,对恢复肝功能和消退腹腔积液有帮助。

5.腹水浓缩回输

放出腹水,通过浓缩处理后再静脉回输,不但可消除水钠潴留,还能提高血浆白蛋白浓度及有效血容量,并能改善肾血液循环,对顽固性腹水的治疗提供一种较好的方法。不良反应有发热、感染、电解质紊乱等,但有感染的腹水不可回输。

(四)手术治疗

各种分流术和脾切除术;经颈静脉肝内门体分流术(TIPS)等。

(五)肝移植手术

肝移植手术是晚期肝硬化的最佳治疗方法,可提高患者存活率。

五、观察要点

观察腹水和下肢水肿的消长,准确记录出入量,测量腹围、体重,并教会患者正确的测量和记录方法。进食量不足、呕吐、腹泻者或遵医嘱应用利尿药、放腹腔积液后更应密切观察。监测血清电解质和酸碱度的变化,以及时发现并纠正水、电解质、酸碱平衡紊乱,防止肝性脑病、功能性肾功能衰竭的发生。

六、护理要点

1.常规护理

1)休息与体位

失代偿期应卧床休息,减少机体消耗和肝脏损害;病室环境要安静、舒适,有明显腹腔积液时应取半卧位或坐位,以改善患者呼吸状况;卧床时尽量取平卧位,以增加肝、肾血流量,改善肝细胞的营养,提高肾小球滤过率。可抬高下肢,以减轻水肿。阴囊水肿者可用托带托起阴囊,以利水肿消退。

2)饮食护理

既保证饮食营养又遵守必要的饮食限制是改善肝功能、延缓病情进展的基本措施。应向患者及家属说明导致营养状况下降的有关因素、饮食治疗的意义及原则,与患者共同制订既符合治疗需要又为其接受的饮食计划。饮食治疗原则为高热量、高蛋白质、高维生素、易消化饮食,并根据病情变化及时调整。

(1)蛋白质:是肝细胞修复和维持血浆白蛋白正常水平的重要物质基础,应保证其摄入量。蛋白质来源以豆制品、鸡蛋、牛奶、鱼、鸡肉、瘦猪肉为主。血氨升高时应限制或禁食蛋白质,待病情好转后再逐渐增加摄入量,并应选择植物蛋白,如豆制品,因其含蛋氨酸、芳香氨基酸和产氨基酸较少。

(2)维生素:新鲜蔬菜和水果含有丰富的维生素,例如番茄、柑橘等富含维生素C,日常食用以保证维生素的摄取。

(3)限制水、钠摄入:有腹腔积液者应低盐或无盐饮食,钠限制在每日500～800mg(氯化钠1.2～2g),进水量限制在每日1000mL左右。应向患者介绍各种食物成分,如高钠食物有咸肉、酱菜、罐头食品、含钠味精等,应尽量少食用;含钠较少的食物有粮谷类、瓜茄类、水果等。评估患者有无不恰当的饮食习惯而加重水钠潴留,切实控制水和钠的摄入量。限钠饮食常使患者感到淡而无味,可适量添加柠檬汁、食醋等,改善食品的调味,以增进食欲。

(4)避免损伤曲张静脉:食管、胃底静脉曲张者应食菜泥、肉末、软食,进餐时细嚼慢咽,咽下的食团宜小且表面光滑,切勿混入糠皮、硬屑、鱼刺、甲壳等,以防损伤曲张的静脉导致出血。

3)皮肤、口腔护理

(1)肝硬化患者机体免疫力减退,容易合并各种感染而加重病情,皮肤与口腔是多种感染发生的门户。

(2)严重腹腔积液时,腹壁皮肤绷紧、变薄,发生脐突或脐疝,嘱患者内衣应宽松、柔软、清洁、舒适,要经常修剪指甲,避免抓破皮肤。

(3)臀部、阴囊、下肢水肿者要特别保持床褥干燥、平整,可用棉垫或水垫垫于受压部位,以防局部压疮,并给予热敷或按摩。协助翻身,动作要轻柔,以免擦伤皮肤。

(4)皮肤瘙痒用手轻拍皮肤,避免搔抓,每日温水擦洗皮肤1～2次,勿用刺激性的肥皂和沐浴液,沐浴后可用性质柔和的润肤品。对所有输液、注射穿刺处,严格执行无菌操作,注意预防穿刺部位引发的感染。

4)心理护理

肝硬化是慢性病,症状很难控制,预后不良,患者和家属容易产生悲观情绪,护士要同情和关心患者,及时解答患者提出的疑问,安慰、理解患者,使患者及家属树立战胜疾病的信心。

2.专科护理

1)体液过多护理

(1)体位:平卧位有利于增加肝、肾血流量,改善肝细胞的营养,提高肾小球滤过率,故应多卧床休息。可抬高下肢,以减轻水肿。阴囊水肿者可用托带托起阴囊,以利水肿消退。大量腹腔积液者卧床时可取半卧位,以使膈肌下降,有利于呼吸运动,减轻呼吸困难和心悸。

(2)避免腹压骤增:大量腹腔积液时,应避免腹压突然剧增的因素,如剧烈咳嗽、打喷嚏、用力排便等。

(3)限制水和钠的摄入。

(4)用药护理:使用利尿药时应特别注意维持水、电解质和酸碱平衡。利尿速度不宜过快,每日体重减轻一般<0.5kg,有下肢水肿者每日体重减轻<1kg。

(5)腹腔穿刺术的护理:大量顽固性腹腔积液应用利尿药效果较差,一般给予腹腔穿刺排放腹腔积液。①术前准备:按病情需要备齐用物及药物。耐心详细地向患者解释穿刺的目的及治疗意义,解除患者紧张、恐惧心理。嘱患者排尿以免损伤膀胱。②术中配合:一次抽腹腔积液应<5000mL,以免诱发肝性脑病。穿刺过程中应注意观察患者有无恶心、头晕、心悸、面色苍白、出冷汗等现象,观察腹腔积液颜色,并留取标本,及时送检。③术后护理:术后用无菌干棉签按压,用无菌纱布固定,防溢液不止,引起继发感染。24h 观察穿刺部位有无渗血、渗液,并严格交接班,详细记录。

2)利尿药应用后的护理

(1)肝硬化腹腔积液患者多使用较大剂量的利尿药,护理人员要了解利尿药的作用机制,口服药要看服到口,静脉用药要严格掌握剂量。

(2)密切观察利尿药物的不良反应,如长期使用氢氯噻嗪、呋塞米可引起低钾、低钠反应。长期使用螺内酯、氨苯蝶啶可引起高钾血症。

(3)利尿速度不宜过快,以免诱发肝性脑病。

(4)观察患者有无意识改变、腹胀、乏力、疲倦、扑翼样震颤等肝性脑病先兆症状。

(5)准确记录 24h 尿量,测腹围(晨起排尿、排便后,平卧位皮尺过脐 1 周)、测体重(五定:同一时间、同一秤、空腹、排空尿便、相同的衣服和鞋)。

(6)及时检查生化,注意血钠、血钾、血氯等的浓度变化,防止电解质紊乱。

3)用药护理

(1)应用谷氨酸钾和谷氨酸钠时,钠比例应根据血清钾钠浓度和病情而定,患者尿少时少用钾剂,明显腹腔积液和水肿时慎用钠剂,谷氨酸盐是碱性,使用前可先注射维生素 C 3~5g。

(2)应用精氨酸时,滴注速度不宜过快,否则可出现流涎、呕吐、面色潮红等反应,精氨酸不宜与碱性溶液配伍使用。

(3)乳果糖在肠内产气较多,可引起腹胀、腹绞痛、恶心、呕吐及电解质紊乱等,应用时应从小剂量开始。

（4）长期使用新霉素的患者少数可出现听力或肾功能损害，故使用新霉素应＜1个月，用药期间应监测听力和肾功能。

（5）大量输注葡萄糖时，必须警惕低钾血症、心力衰竭和脑水肿。

4）食管-胃底静脉出血的护理

患者有呕血、便血等出血病史，出现面色苍白、表情淡漠、出冷汗、脉搏细数、肠鸣音亢进，应首先考虑有出血情况。

（1）患者出现呕血，立即去枕平卧，头偏向一侧，绝对卧床，禁食，及时准备吸引器。

（2）立即通知值班医师或主管医师。迅速建立静脉通路（大号针头），同时抽血、验血型、备血样、配血，加快输液患者的输液速度，如已有备血立即取血。

（3）测血压、脉搏、体温，每隔15～30min监测1次，并做好记录。

（4）给予吸氧，保持呼吸道通畅，同时注意保暖。

（5）密切观察病情变化，注意呕吐物及粪便的颜色、性质、量，做好记录。

（6）食管静脉曲张破裂出血，备好三腔二囊管，配合医师插三腔管进行止血。

（7）按医嘱给予止血药及扩容药。

（8）及时准确记录24min出入量，必要时留置导尿，做好重症护理记录书写。

（9）做好心理指导，消除紧张、焦虑情绪。

（10）出血量的估计：每日出血量＞5mL便潜血试验阳性；每日出血量＞60mL出现黑便；胃内储血量＞250mL出现呕血；出血量＜400mL，一般不引起全身症状。当出血量达500～800mL时患者可有循环血容量减少的表现。出血量达1000～1500mL时，临床上可出现失血性休克的改变。总之，出血量的估计应根据临床表现，特别是对血压和脉搏的动态观察，以及患者的红细胞计数、血红蛋白、血细胞比容和中心静脉压测定等综合考虑、全面估计。

（11）如经内科治疗出血不止，应考虑手术治疗，做好术前准备。

5）肝性脑病的护理：注意有无性格及行为的异常表现，是否有扑翼样震颤，呼吸是否有烂苹果味，及早发现肝性脑病的征兆。

（1）病情观察：密切注意肝性脑病的早期征象，如患者有无冷漠或欣快、理解力和近期记忆力减退、行为异常以及扑翼样震颤等。

（2）监测并记录患者血压、脉搏、呼吸、体重及瞳孔的变化。

（3）定期复查血氨，肝、肾功能，电解质变化，有情况及时协助医师进行处理。

（4）消除诱因，避免诱发和加重肝性脑病：常见诱因有上消化道出血、高蛋白饮食、大量排钾利尿和放腹腔积液、催眠镇静药和麻醉药、便秘、感染、尿毒症、低血糖、外科手术等。

（5）清除肠内积血，保持肠道清洁，维护正常的肠道环境是防止血氨升高的有效措施。清洁肠道：给予温生理盐水1000mL灌肠或弱酸200mL（食醋加温水）保留灌肠（忌用肥皂水）；抑制肠内细菌生长：口服新霉素，抑制肠道菌群，减少代谢产物生成；抑制蛋白质分解：口服乳果糖，乳果糖口服后完整到达结肠，被肠内糖分解菌分解，通过酸化肠腔、渗透性缓泻而抑制蛋白质分解菌和致病菌生长，从而减少氨和内毒素的产生和吸收。

（6）纠正氨基酸代谢紊乱：对于使用利尿药者，应定期测定血电解质及血气分析，并及时给予补充纠正。注意输入库存血也可增加血氨。准确记录出入量，每日入液量＜2500mL，尿少时入液量相对减少，以免血液稀释，血钠过低。

6）自发性细菌性腹膜炎的护理

合并自发性细菌性腹膜炎常迅速加重肝损害、诱发肝性脑病等严重并发症，确诊后尽早给予抗生素治疗（以头孢噻肟等第三代头孢菌素为首选），同时需采取以下护理指导。

（1）住单间病室，加强室间消毒。

（2）严密观察病情，对肝硬化、重症肝炎腹腔积液患者，凡有不明原因的发热、腹痛、腹腔积液量进行性增多，利尿药反应差，病情加重应高度警惕自发性腹膜炎，及时做腹腔积液检查。

（3）勤查血常规、咽拭子、痰液、血液等培养。

（4）发现感染及早应用有效抗生素。

（5）严格无菌操作，加强病房管理，减少陪护探视，避免交叉感染。

3.健康指导

（1）疾病知识指导：肝硬化是慢性过程，护士应帮助患者和家属掌握其相关知识、自我护理方法、并发症的预防，及早期发现、分析和消除各种不利因素，把治疗计划落实到日常生活中。①心理调适：患者应十分注意情绪的调节和稳定，在安排好治疗、身体调理的同时，勿过多考虑病情，遇事豁达开朗，树立治病信心，保持愉快心情。②饮食调理：切实遵循饮食治疗原则和计划，禁酒。③预防感染：注意保暖和个人卫生。

（2）活动与休息指导：肝硬化代偿期患者精神不佳、体力减退，可参加轻体力工作，避免过度疲劳；失代偿期患者以卧床休息为主，但过多的躺卧易引起消化不良、情绪不佳，故应视病情适量活动，活动量以不加重疲劳感和其他症状为度。患者的精神、体力状况随病情进展而减退，疲倦乏力、精神不振逐渐加重，严重时衰弱而卧床不起。指导患者保证充足的睡眠和生活起居有规律。

（3）皮肤护理：患者因皮肤干燥、水肿、黄疸出现皮肤瘙痒、长期卧床等因素易发生皮肤破损和继发感染，故沐浴时应注意避免水温过高，避免或使用有刺激性的皂类和沐浴液，沐浴后可使用性质柔和的润肤品；皮肤瘙痒者给予止痒处理，嘱患者勿抓搔，以免皮肤破损。

（4）用药指导与病情监测：按医师处方用药，加用药物需征得医师同意，以免服药不当加重肝脏负担和肝功能损害。护士应向患者详细介绍所用药物的名称、剂量、给药时间和方法，教会其观察药物疗效和不良反应。例如对服用利尿药者，应记录尿量，如出现软弱无力、心悸等症状提示低钠血症、低钾血症，应及时就医。定期门诊随访。

（5）照顾者指导：指导家属理解和关心患者，给予精神支持和生活照顾。细心观察、及早识别病情变化，例如患者出现性格、行为改变，可能是肝性脑病的前驱症状，或消化道出血等其他并发症，应及时就诊。

第五节　原发性肝癌

原发性肝癌为原发于肝脏的恶性上皮细胞肿瘤，主要包括肝细胞癌（HCC）、肝内胆管癌以及肝细胞和肝内胆管混合癌，在我国90%以上为HCC，其他两型各占不到5%。原发性肝癌是病死亡率很高的常见癌症，可发生于任何年龄段，以40～49岁为最多见，男性多于女性，男女之比为2∶1～5∶1。

一、病因与发病机制

1.病因

HCC是原发性肝癌的主要组成部分，其病因尚未完全清晰，可能与多种因素的综合作用有关。

(1)病毒性肝炎：原发性肝癌患者中约有1/3有慢性肝炎史，主要为乙型和丙型肝炎。乙型肝炎病毒(HBV)和丙型肝炎病毒(HCV)是造成肝硬化和HCC的最重要的病因。在我国以HBV感染为主，西方则以HCV感染为主。HCV与HBV合并感染者，肝癌相对危险性产生叠加作用。HBV感染与肝内胆管癌关系不大。

(2)黄曲霉毒素：世界卫生组织国际癌症研究所(ISRC)认为黄曲霉毒素B1(AFB1)是人类致癌剂。AFB1主要存在于霉变的玉米或花生，其摄入量与肝癌发病率成正比。

(3)饮水污染：我国肝癌高发的农村地区与饮水污染有密切关系。污染严重的塘水或宅沟水中含水藻毒素，如微囊藻毒素，是一种强的促癌因素；AFB1与微囊藻毒素联合作用为肝癌的重要病因之一。但饮水污染可能还包括诸多其他致癌、促发物质。

(4)烟酒：吸烟、饮酒与HBsAg阴性肝癌有关，且有协同作用。

(5)其他因素：肝癌的发生还与遗传、口服避孕药、有机氯类农药、亚硝胺类、糖尿病及华支睾吸虫感染等有关。

2.发病机制

肝癌的发病机制尚不明确。正常肝细胞在各种致癌因素的长期作用下，加上遗传易感性，可导致肝细胞遗传特异性的改变，这种改变的积累导致癌前病变，并发展为早期癌，进一步发展为侵袭性癌。

二、病理

1.分型

原发性肝癌按大体形态分为块状型(包括单块状、融合块状、多块状)、结节型(包括单结节、融合结节、多结节)、弥漫型和小癌型。根据癌肿生长方式可分为膨胀型、浸润型、混合型、弥漫型和特殊型。

2.转移

包括血行转移、淋巴转移、种植转移三种，其中以血型转移多见，如侵犯肝内门静脉导致肝内播散，肝内血行转移发生最早、也最常见；侵犯肝静脉可播散至肺及全身，其次为骨、肾上腺、主动脉旁淋巴结等。淋巴转移最早见于肝门淋巴结。肝癌结节破裂可出现腹膜种植。

三、临床表现

1.症状

原发性肝癌患者起病较隐匿，早期多无任何临床症状和体征，通常5cm以下的小肝癌无症状,为亚临床肝癌,一般通过体检发现。一旦出现症状而就诊者病程多已进入中晚期,患者主要表现如下。

(1)肝区疼痛:多呈持续性胀痛或钝痛。当肝表面的癌结节破裂时,可突然出现剧痛和急腹症的表现,如出血量大,还会引起晕厥或休克。

(2)全身症状:进行性消瘦、乏力、营养不良等,重者出现恶病质。发热,一般为低热,偶达39℃以上,呈持续性,或午后低热,或弛张型高热。

(3)胃肠道症状:可有食欲减退,恶心、呕吐及腹泻等。

(4)转移灶症状:胸腔转移时可出现咳嗽、咯血、气短;颅内转移可有头痛、呕吐和神经定位体征等。

2.体征

(1)肝大:呈进行性发展,质地坚硬,表面可扪及大小不等的结节或巨块,常有压痛。

(2)黄疸:为晚期表现,多因肿瘤压迫肝胆管、肝功能损害或胆管癌栓引起。

(3)肝硬化征象:脾肿大、腹腔积液、静脉侧支循环建立、肝掌、蜘蛛痣等。

3.并发症

(1)肝性脑病:为肝癌终末期的严重并发症,占病死原因的34.9%,消化道出血、大量利尿或高蛋白饮食等是常见的诱因。

(2)消化道出血:占病死原因的15.1%,合并肝硬化或门静脉、肝静脉癌栓者,可因门静脉高压而引起食管、胃底静脉曲张破裂,发生呕血和(或)黑便。晚期还可因胃肠道黏膜糜烂、凝血功能障碍而导致广泛出血。

(3)肝癌结节破裂出血:发病率9%~14%。肝癌组织坏死、液化可致自发破裂或因外力而破裂。若局限于肝包膜下,可有急骤疼痛;若破入腹腔可引起急性腹痛及腹膜刺激征。严重者可致出血性休克或死亡。

(4)继发感染:因癌肿长期消耗、机体免疫力下降,尤其是放射治疗、化学治疗导致白细胞减少,患者易并发肺炎、肠道感染、自发性腹膜炎、真菌感染等。

四、辅助检查

1.肿瘤标志物的检测

肿瘤标志物是癌细胞产生释放的某种物质,常以抗原、酶、激素、代谢产物的形式存在于肿瘤细胞内或患者体液中,根据其生化或免疫特性可以识别或诊断肿瘤。

(1)甲胎蛋白(AFP):是肝癌特异性最强的标志物,通常正常值20μg/L,我国肝癌患者60%~70%高于正常值。AFP仅次于病理学诊断,是早期诊断的重要方法之一,也是反映病情变化和治疗效果的敏感指标,并有助于检出临床期复发与转移。

(2)异常凝血酶原(APT):肝癌的另一个特征性标志物,以≥250μg/L为诊断标准。采用改良酶免疫法测定,肝癌患者检测阳性率达81%,直径<2cm肝癌患者阳性率为62%。

(3)γ-谷氨酰转肽酶同工酶Ⅱ(γGT-Ⅱ):在原发性和转移性肝癌的阳性率可提高到90%,特异性达97%,在小肝癌中阳性率为79%。

(4)血清岩藻糖苷酶(AFU):诊断原发性肝癌阳性率为70%~80%,但肝硬化、慢性肝炎的假阳性率较高。

2.其他实验室检查

(1)肝功能:包括胆红素、白球比、丙氨酸氨基转移酶(ALT)、γ-谷氨酰转肽酶同工酶(γGT)、凝血酶原时间等。

(2)病毒标志物与免疫学检查。

3.超声显像

超声显像是肝癌最常用的非侵入性影像学检查方法,可明确肝癌的位置、数目、卫星结节、肝内血管癌栓、与肝内血管关系以及肝硬化情况,并可用于引导穿刺活检或瘤内无水乙醇注射。彩色多普勒超声和超声造影有助于了解血供情况。

4.CT

CT是目前常规性的检查手段,有助于提供较全面的信息,如肿瘤大小、部位、数目、瘤内出血与坏死。

5.MRI

①平扫:SET_1、T_2和质子加权图等常规序列。②增强扫描:常规增强扫描为SET,加权图+Gd-DTPA增强;动态增强扫描为梯度回波快速序列扫描+Gd-DTPA增强。后者效果更好。

6.其他

如超声显像引导下的肝穿活检可获得病理诊断。

五、诊断要点

肝癌的早期诊断主要依赖于AFP和超声显像的检查,特别是对肝癌高危人群的定期筛查。临床诊断应根据临床症状、体征,包括肝癌的临床表现与肝外转移灶并排除转移性肝癌;结合AFP、APT等肿瘤标志物的检测结果及影像学资料等进行诊断,病理活检结果有助于明确诊断。

六、治疗原则

早期发现和早期治疗是改善肝癌预后的最主要措施,早期肝癌应尽量采取手术切除。对不能切除者可采取多种综合治疗措施。

(一)手术治疗

目前肝癌的治疗仍以手术切除为首选,早期切除是提高生存率的关键,肿瘤越小,5年生存率越高。由于手术切除仍有很高的复发率,术后宜加强综合治疗与随访。

(二)非手术治疗

1.局部消融治疗

应用影像引导定位,用物理或化学方法直接杀灭肿瘤。其主要包括射频、微波、冷冻、高功率超声聚焦消融及无水乙醇注射治疗。影像引导技术包括EUS、CT和MRI。治疗途径有经皮、经腹腔镜和经开腹手术。单发肿瘤，最大直径≤5cm；或肿瘤≥3个，且最大直径≤3cm。无血管、胆管和邻近器官侵犯以及远处转移，肝功能 Child-Pugh A 级或 B 级，或经治疗达此标准。

2.肝动脉栓塞化疗

系肝癌非手术治疗方法中最常选用的方案之一。按治疗操作的不同，常分为肝动脉灌注化疗（TAI）、肝动脉栓塞（TAE）和肝动脉栓塞化学治疗（TACE）。TACE 是经皮穿刺股静脉，在 X 线透视下将导管插至固有动脉或其分支注射抗肿瘤药物和栓塞剂。化疗药物主要用蒽环类、铂类，栓塞剂常用碘化油和明胶海绵碎片。术后 5～7 周复查影像学及相关肿瘤标志物、肝肾功能及血常规，是否需要再次介入治疗依随访结果而定。介入治疗间隔时间从患者介入术后恢复算起，至少 3 周。

3.系统治疗（全身治疗）

(1)分子靶向治疗：索拉非尼是口服的多靶点、多激酶抑制剂，与肝动脉介入或系统化学治疗联合应用，可使患者获益更多。

(2)系统化学治疗：不推荐传统化学治疗，我国多中心研究表明，亚砷酸注射液治疗中晚期肝细胞癌有一定的姑息作用。

(3)中医中药治疗：多采用辨证施治、攻补兼施的方法，治则为扶正、活血化瘀、软坚散结，常用的中药有丹参、莪术、赤芍、三棱、全蝎、土鳖虫、半边莲、蟾蜍皮等。传统成药如逍遥丸、杞菊地黄丸、人参鳖甲丸，可单独使用或辨证论治。采用中药治疗可改善症状，延长生存期，或为配合其他化疗而用。

(4)其他治疗：生物治疗可改善生活质量。

七、护理指导

1.常规护理

1)心理护理

(1)建立良好的护患关系，深入了解患者内心活动，维护患者的尊严，了解患者对治疗、护理的需求，尽可能满足患者。

(2)给家属以心理支持和具体指导，使家属保持镇静，并配合诊疗；根据患者情况，必要时采取保护性医疗措施。

(3)鼓励患者，使患者树立信心，延长其存活期，提高生命质量。

2)饮食护理

安排良好的进食环境，注意口腔护理，促进患者食欲。疼痛剧烈时应暂停进食，待疼痛减轻再进食。有恶心、呕吐时，于服用止吐药后进少量食物，增加餐次，尽量增加摄入量。予以高蛋白、适当热量、高维生素饮食。选择患者喜好的食物种类、烹调方式，以促进食欲。保持环境的温馨、舒适。

3)参与诊断、治疗

密切观察病情发展，注意有无潜在意识障碍、上消化道出血、继发感染。

4)病房管理

病房应定时紫外线消毒,减少探视人员,保持室内空气新鲜。

5)无菌护理

严格遵循无菌原则进行各项操作,防止交叉感染。

2.专科护理

1)疼痛的护理

(1)转移注意力,避免患者专注于疼痛。

(2)安排舒适环境,减少引起患者压迫感的因素。

(3)适当予以止痛药或镇静药,但必须让患者了解药物不是唯一控制疼痛的方法,鼓励患者自我控制。

(4)预防其他感染引起的疼痛。

2)用药护理

(1)遵医嘱应用抗肿瘤的化学药物,注意观察药物的疗效,及时发现和处理不良反应,如胃肠道反应、骨髓抑制等。

(2)鼓励患者保持积极的心态,配合并坚持完成化疗。

(3)做好肝动脉栓塞化疗患者的术前及术后护理。术前向患者解释有关治疗的方法、步骤及效果,使患者做到心中有数,减少患者对手术的疑虑,配合手术。术后因肝动脉供血量突然减少,可产生栓塞后综合征,即腹痛、发热、恶心、呕吐、血清白蛋白降低、肝功能异常等改变,故应做好相应护理。①术后禁食 2～3d,逐渐过渡到流质饮食,注意少量多餐,以减少恶心、呕吐,同时避免因食物的消化吸收过程消耗门静脉含氧量。②密切观察患者病情变化,注意局部有无出血,如发现肝性脑病前驱症状等,应配合医师及时处理。③术后应观察体温变化,高热患者应及时采取降温措施,避免机体消耗增加。④鼓励患者深呼吸和及时排痰,预防肺部感染,必要时吸氧,以提高血氧分压,利于肝细胞的代谢。⑤栓塞术 1 周后,因肝脏缺血,影响肝糖原储存和蛋白质的合成,应根据医嘱静脉输入白蛋白,适量补充葡萄糖溶液。准确记录出入量,如出汗、尿量和尿比重,为补液提供依据。

3)癌肿破裂出血的护理:癌肿破裂出血是原发性肝癌常见的并发症,少数出血可自行停止,多数患者需要手术止血。对不能手术的晚期患者,应告诫他们尽量避免肿瘤破裂的诱因,如剧烈咳嗽、用力排便等使腹压骤升的动作;加强腹部体征的观察,若原发性肝癌突然主诉腹痛,且伴腹膜刺激征,应高度怀疑肿瘤破裂出血,及时通知医师,积极配合抢救,并稳定患者情绪,做好急诊手术的各项准备。

4)上消化道出血的护理

上消化道出血是晚期肝癌伴肝硬化患者的常见并发症。

(1)指导患者保持情绪稳定、生活有规律。

(2)以少粗纤维的饮食为主,忌浓茶、咖啡、辛辣等刺激性食物,以免诱发出血。

(3)加强肝功能的监测,及时纠正或控制出血、凝血功能的异常,必要时遵医嘱输注新鲜血液或凝血因子复合物等。

(4)发生上消化道出血,若量少,可采取禁食、休息及应用止血药等方法;出血量多,应在输血、补充血容量的同时使用双气囊三腔管压迫止血,经内镜或手术止血。

5)感染的护理

(1)密切观察患者的体温、脉搏、呼吸,询问有无咽痛、咳嗽、腹泻、排尿异常等不适。

(2)病房应定期用紫外线消毒,减少探视人员,保持室内空气新鲜。

(3)应注意休息,避免劳累。

(4)应进食高蛋白、高维生素、适量热量、易消化饮食,多食蔬菜、水果。

(5)对症护理:指导或协助患者做好皮肤、口腔护理;注意会阴部及肛门部的清洁,减少感染机会;出现呼吸道、肠道、泌尿道等部位感染时应遵医嘱及时用药控制;各项护理工作应严格遵循无菌原则进行操作,防止交叉感染。

6)压疮的护理

(1)协助患者活动:协助不能活动的患者翻身,2h/1 次。稍能活动的患者鼓励其在床上活动,或在家属帮助下进行肢体锻炼。

(2)指导患者正确的翻身方法,勿拖动,以免摩擦导致皮肤破损。

(3)久卧或久坐时,应在骨突处置小垫,可用纱布垫架空足跟,以防局部受压。

(4)保持皮肤清洁,每日用温水拭净皮肤,及时更换被排泄物和汗液污染的衣服。

(5)皮肤干燥者可用滋润霜涂擦。

(6)保证充足的营养,给予高蛋白、高热量饮食,不能进食者可鼻饲或静脉补充营养。

7)肝区疼痛的护理

(1)注意观察疼痛发作的时间、部位、性质、程度,疼痛伴随的症状,如恶心、呕吐及有无发热等。

(2)卧床休息,适当活动,但要避免疲劳。

(3)病室环境要整洁、安静、舒适,温、湿度适宜。

(4)应给予高蛋白、高维生素、适当热量、易消化饮食,避免摄入高脂肪食物。

(5)疼痛的护理。①最新的镇痛方式为患者自控镇痛,即应用特制泵,连续性输注镇痛药。患者可以自行控制,采取间歇性投药。给药途径包括静脉、皮下、椎管内。此方式用药灵活,可以克服投药的不及时性,降低患者对镇痛药的要求及总需要量和对专业人员的依赖性,增强患者自我照顾和自主能力以及对疼痛控制的能力。按三级镇痛的方法应用镇痛药。第一阶段,从非阿片类镇痛药开始,如阿司匹林、布桂嗪、奈福泮、吲哚美辛栓等;第二阶段,若第一阶段药物不能缓解,加弱阿片类镇痛药,如可待因、丙氧酚等;第三阶段,若疼痛剧烈,则可用强阿片类镇痛药,如哌替啶、美施康定等。现在有一种新型贴剂多瑞吉,镇痛效果可达到 72h。②指导患者减轻疼痛的方法:疼痛时尽量深呼吸,以胸式呼吸为主,减轻腹部压力刺激。取患侧卧位及半卧位,可减轻腹壁紧张,减轻疼痛。③局部轻轻按摩,不可用力,防止肿块破裂或扩散。④保持排便通畅,减轻腹胀,以免诱发疼痛。⑤鼓励患者享受权利和尊严,保持情绪稳定,因焦虑的情绪易加深疼痛。转移患者注意力,可读小说、看漫画等分散注意力。⑥正确可靠地评估患者的疼痛,其内容包括疼痛的程度、部位、性质、发作情况及并发症状等。评估时,除了解身体因素外,还必须注意心理、社会及经济等诸多因素的影响。

8)肝性脑病的护理

肝性脑病常发生于肝功能失代偿或濒临失代偿的原发性肝癌者。对患者加强生命体征和意识状态的观察，若出现性格行为变化，如欣快感、表情淡漠或扑翼样震颤等前驱症状及时通知医师，给予如下处理。

(1)避免肝性脑病的诱因，如上消化道出血、高蛋白饮食、感染、便秘、应用麻醉镇静催眠药、大量放腹腔积液及手术等。

(2)禁用肥皂水灌肠，可用生理盐水或弱酸性溶液(如食醋 30mL 加入生理盐水 100mL)，使肠道保持酸性。

(3)口服新霉素或卡那霉素，以抑制肠道细菌繁殖，有效减少氨的产生。

(4)使用降血氨药物，如谷氨酸钾或谷氨酸钠静脉滴注。

(5)给予富含支链氨基酸的制剂或溶液，纠正支链/芳香族氨基酸比例失调。

(6)肝性脑病者限制蛋白质摄入，以减少氨的来源。

(7)便秘者可口服乳果糖，促使肠道内氨的排出。

9)介入治疗的护理

(1)向患者解释介入治疗的目的、方法及重要性和优点，帮助患者消除紧张、恐惧的心理，争取主动配合。注意出凝血时间、血常规、肝肾功能、心电图等检查结果，判断有无禁忌证。术前禁食 4h，备好一切所需物品及药品，检查导管的质量，防止术中出现断裂、脱落或漏液等。

(2)预防出血：术后嘱患者平卧位，穿刺处用 1～2kg 沙袋固定压迫止血；尽量减少搬动。嘱患者绝对卧床 24h，患肢制动 8h，术侧下肢禁止屈髋，无出血方可稍活动下肢。要注意观察穿刺部位敷料有无渗血，局部有无血肿或血栓形成。

(3)导管护理：妥善固定和维护导管，严格遵守无菌原则，每次注药前消毒导管，注药后用无菌纱布包扎，防止细菌沿导管发生逆行感染。为防止导管堵塞，注药后用肝素稀释液 2～3mL(25U/mL)冲洗导管。

(4)介入术后综合征的护理：肝动脉栓塞化疗后多数患者可出现发热、肝区疼痛、恶心、呕吐、心悸、白细胞计数减少等，称栓塞后综合征。若体温＞38.5℃，可予物理、药物降温。肝区疼痛可适当给予镇痛药。恶心、呕吐可给予甲氧氯普胺、氯丙嗪等。当白细胞计数＜4×10^9 个/L 时，应暂停化疗，并应用升白细胞药物。

(5)并发症防治：密切观察生命体征和腹部体征，若因胃、胆、胰、脾动脉栓塞而出现上消化道出血及胆囊坏死等并发症应及时通知医师，并协助处理。肝动脉栓塞化疗可造成肝细胞坏死，加重肝功能损害，应注意观察患者的意识状态、黄疸程度，注意补充高糖、高能量营养素，积极给予保肝治疗，防止肝衰竭；介入治疗后嘱患者大量饮水，减轻化疗药物对肾的不良反应，观察排尿情况。

(6)药物过敏：若出现血压下降、脉搏细数、大汗淋漓，应立即给予平卧、保暖，皮下注射肾上腺素 1mg，静脉推注地塞米松 5mg，氧气吸入等。

(7)拔管护理：拔管后局部加压 15min，卧床 24h，防止局部出血。

3.健康指导

(1)注意饮食及饮水卫生，做好粮食保管，防霉去毒，保护水源，防止污染。积极宣传和普及肝癌的预防知识，定期对肝癌高发区人群进行普查，以预防肝癌发生和早期诊治肝癌。

(2)指导患者合理进食,饮食宜少量多餐,多食营养丰富、均衡和富含维生素的食物,避免摄入高脂肪、高热量和刺激性食物,以清淡、易消化为宜。伴有腹腔积液、水肿者,应严格控制水、食盐摄入量。若有肝性脑病倾向,应减少蛋白质的摄入。戒烟、酒,减少对肝脏的损害。

(3)按医嘱服药,忌服对肝脏有损害的药物。戒烟、酒。指导疼痛放松疗法,正确使用镇痛药物。定期放疗和化疗,定期复查血常规,根据病情发展随时调整治疗方案。

(4)指导患者保持乐观情绪,建立积极的生活方式,增加精神支持。保持生活规律,注意劳逸结合,避免情绪剧烈波动和劳累,以减少肝糖原的分解,减少乳酸和血氨的产生。有条件者参加社会性抗癌组织活动,增强精神支持力量,以提高机体抗肿瘤功能。

(5)指导术后恢复功能锻炼并讲解目的、意义。进行有效深呼吸,咳嗽、咳痰、吹纸训练,进行轻度谨慎肺叩击,防止肺部感染。注意置胃管、禁食者的口腔卫生,防止口腔感染。向患者解释放置各种导管的目的、注意事项。

(6)每 3～6 个月复查 1 次,若出现进行性消瘦、贫血、乏力、发热等症状及时就医。

八、健康教育

(一)心理指导

确诊肝癌的患者,心理反应程度各异。老年患者相对较平静,容易接受事实,很快能安心治疗。青壮年往往会产生怨天尤人的思想,表现出抑郁或愤怒。护理人员应加强护患关系,增进感情交流,争取患者信任。根据患者情况介绍疾病知识、治疗方法及其疗效,明确采用正规、适宜的治疗方法,可以延长生存期,提高生活质量。强调保持乐观情绪的重要性,切忌有病乱投医。鼓励有条件者参加社会性抗癌组织活动,增加精神上的支持,使患者的行为向着有利于健康的方向发展。

(二)饮食指导

肝癌患者消耗较大,平衡膳食能有效保证足够的营养摄入。

1.脂肪与蛋白质

肝癌患者食欲差,进食量少,应提高膳食的热量和进食易于消化吸收的脂肪、甜食,如蜂蜜、蜂王浆、蔗糖以及植物油、奶油等,低脂肪饮食可以减轻肝癌患者恶心、呕吐、腹胀等症状。选择富含优质蛋白质的食物,如瘦肉、蛋类、豆类、奶类等,以补充白蛋白。但是在肝癌晚期,肝功能差,应适当控制蛋白质的摄入,以免过多进食蛋白质诱发肝性脑病。

2.维生素

维生素 A、维生素 C、维生素 E、维生素 K 等都有一定的辅助抗肿瘤作用。维生素 A 主要存在于动物肝脏、胡萝卜、菜花、黄花菜、白菜、无花果、大枣等食物中。维生素 C 主要存在于新鲜蔬菜、水果中。维生素 E 主要存在于小麦胚芽、棉籽油、大豆油、芝麻油、玉米油、豌豆、红薯、禽蛋、黄油等食物中。维生素 K 具有促进凝血功能,因此又称为凝血维生素,主要存在于苜蓿、菠菜等绿叶植物中。B 族维生素存在于动物肝脏、瘦肉、禽蛋、牛奶、豆制品、谷物、胡萝卜、鱼、蔬菜等食物中,大部分是人体内的辅酶,缺乏 B 族维生素会造成食欲缺乏、消化不良等,加重患者消化道症状。

3.无机盐

经证实，硒、镁、铜、铁等矿物质具有抗癌作用，含有这些抗癌作用微量元素的食物有大蒜、香菇、芦笋、玉米、海藻、海带、紫菜、蛤、海鱼、蛋黄、糙米、豆类、全麦面、坚果、南瓜、大白菜、大头菜和动物的肝、肾，以及人参、枸杞子、山药、灵芝等。

4.避免刺激

原发性肝癌患者多有食欲缺乏、恶心、腹胀等消化不良的症状，故应进食清淡、易消化食物。避免进食辛辣刺激、多骨、多刺、粗糙坚硬、黏滞不易消化及粗纤维食物。根据患者喜好烹调，进食定时定量、少量多餐，切忌一次进食过饱，加重胃肠道负担而影响食欲。

5.避免致癌物质

避免进食霉变食品，避免进食酸菜、咸菜、咸鱼、熏鱼等含亚硝胺食物。

（三）生活指导

（1）患者应注意休息，要有规律的作息时间以保证睡眠。睡眠障碍者，可根据医嘱晚睡前口服安神助睡眠药物，如枣仁安神胶囊、思诺思等。劳逸结合，避免重体力劳动，根据病情可从事较轻松的工作。

（2）保持情绪稳定，过度兴奋、愤怒都会伤肝，鼓励患者培养和发展各种生活爱好，保持对生活的热爱和积极性。

（3）戒烟、戒酒。

（4）防治便秘：原发性肝癌患者因胃肠功能减退，容易发生便秘，如再合并食管-胃底静脉曲张，需避免粗纤维食物。食物中蜂蜜和酸奶对肠道可以起到很好的润滑作用。药物常用益生菌制剂和乳果糖，可起到满意的防治效果。

（四）药物指导

1.保肝药物

根据医嘱应用 1 或 2 种保肝药物，如甘草酸二胺胶囊、水飞蓟宾、苦参素、秋水仙碱等。各种药物应根据医嘱，不可随意增减或擅自服用加重肝损害的药物。

2.利尿药

一般排钾和保钾利尿药联合使用。服用利尿药者，应每日观察尿量，若尿量变化较大，如尿量＞3500mL 或尿量＜400mL 时应及时就医。

（五）定期随诊，复查

根据不同的治疗方案，定期复查血常规、肝肾功能、甲胎蛋白等，以及 B 超、CT、MRI 等影像学检查，及时评估病情发展情况及治疗后效果。

第六节　急性胰腺炎

一、定义

急性胰腺炎（AP）是胰腺的急性炎症，轻症急性胰腺炎为自限性，无明显的器官功能障碍，对液体治疗反应良好，一般数日可完全恢复；重症急性胰腺炎则有胰腺坏死、出血，炎症可波及胰周组织，甚至累及远处器官，可出现局部并发症，如胰腺坏死、胰腺假性囊肿、胰腺脓肿等，亦可并发多器官功能衰竭，病死率为10%～20%。急性胰腺炎最常见的病因为胆囊炎、胆石症，其次为大量饮酒和暴饮暴食。

二、病因与发病机制

1.病因

(1)机械性：胆管梗阻、胰管梗阻、十二指肠反流、手术等。胆石症是急性胰腺炎发病的主因之一，在我国，一半以上的急性胰腺炎患者的诱因为胆石症。有胆石症并发急性胰腺炎患者如不解决胆石症的问题，其急性胰腺炎可能反复发作。

(2)代谢性：酒精中毒、甲状旁腺功能亢进等。酒精中毒在急性胰腺炎的发病中也占重要地位，在整个急性胰腺炎患者中，以酒精中毒和胆石症为病因者可达80%。

(3)感染性：感染病毒如腮腺炎病毒、柯萨奇病毒B、埃可病毒等。

(4)血管性：低血容量性休克、结节性多动脉炎等。

(5)药物性：许多药物均与急性胰腺炎的发病有关，其中以糖皮质激素和口服避孕药最主要。

(6)其他病因：包括胰腺癌、壶腹部癌和部分转移性癌，高脂蛋白血症等。

2.发病机制

(1)胰管梗阻：结石(如甲状旁腺功能亢进、恶性肿瘤骨转移)、虫卵、肿瘤、胰液蛋白沉积(可由酗酒引起)，使胰管出现完全或不完全堵塞，一旦有胰腺分泌过量的情况出现(如暴饮暴食)，过量的分泌物不能通过胰管及时排泄，则会使胰管内压力增高而胀破胰管，胰液流入胰实质，引起胰腺破坏。

(2)十二指肠液反流：十二指肠腔内压力异常增高(呕吐、肠系膜上动脉压迫综合征)或感染等因素引起肝胰壶腹部括约肌松弛，其诱发急性胰腺炎的机制与上述过程相似。

(3)酒精中毒：酒精性胰腺炎的发病机制仍不很清楚，实验发现，单纯使用酒精并不能引起酒精性胰腺炎。胰酶的分泌受胆碱能途径和促胰液素途径的调节。长期饮酒可明显增强胰腺对胆碱能与促胰酶素的反应而引起富含酶的胰液的分泌增加，另外，长期饮酒者的胰腺溶酶体的脆性增加，溶酶体酶可激活胰蛋白酶。

三、临床表现

1.症状

(1)腹痛：90%的急性胰腺炎患者有腹痛，呈突然发作，常于饱餐和饮酒后发生，轻重不一。轻症者，由于炎症刺激，牵拉胰腺包膜上的神经末梢，患者感上腹钝痛，多能忍受，腹痛3～5d即可缓解；重者呈绞痛、钻顶痛或刀割痛，呈持续性伴阵发性加剧。少数年老体弱患者有时腹痛症状可不典型。由于胰腺炎常引起麻痹性肠梗阻，可加重疼痛症状。

(2)恶心、呕吐：多数患者有恶心、呕吐，常在进食后发生，呕吐物常为胃内容物。呕吐是机体对腹痛或胰腺炎症刺激的一种防御性反射，也可由于肠道胀气、麻痹性肠梗阻引起。

(3)发热：多为中度以上发热，少数为高热，一般持续 3～5d。如发热持续不退或逐日升高，提示合并感染或并发胰腺脓肿。发热系胰腺炎症或坏死产物进入血液循环，作用于中枢神经系统体温调节中枢。

(4)黄疸：黄疸的发生主要由于肿大的胰头部压迫胆总管或胆总管结石堵塞所致。起病后第 2 周出现黄疸，一般是由于胰腺炎并发胰腺脓肿或囊肿压迫胆总管所致。少数患者后期可因并发肝细胞损害引起肝细胞性黄疸。

(5)低血压及休克：仅见于重症胰腺炎，在病初数小时突然出现，提示胰腺有大片坏死。也可逐渐出现，或在有并发症时发生。休克发生的原因：由于胰腺坏死，血液和血浆大量渗出，引起血容量不足，血压下降；剧烈的呕吐引起体液与电解质丢失；胰血管舒缓素原被激活，血中缓激肽生成过多，引起血管扩张、血管通透性增加、血压下降；坏死的胰腺释放心肌抑制因子(MDF)使心肌收缩不良；并发感染或胃肠道出血。

(6)水、电解质及酸碱平衡紊乱：呕吐频繁者可出现代谢性碱中毒。重症胰腺炎可有明显脱水与代谢性酸中毒，血钾、血镁降低。血钙降低可引起手足抽搐，常为重症，或提示预后不良。

2.体征

MAP 仅有腹部压痛；中度重症以上 AP 可有腹膜刺激征，肠鸣音减弱或消失，并出现胰源性腹水征。少数患者后腹膜出血沿组织间隙延及腰部皮肤出现灰紫色斑称为 Grey-Turner 征；脐周围皮肤青紫瘀斑称为 Cullen 征；腹股沟区瘀斑称为 Fox 征。腹部因液体积聚和假性囊肿形成可触及肿块。部分患者可见巩膜或皮肤黄染。

四、实验室及其他检查

1.实验室检查

(1)血常规：多数白细胞计数增高($>10\times10^9/L$)，重症者可$>20\times10^9/L$，血红蛋白下降，如有大量脱水，则血细胞比容可增高。

(2)淀粉酶：血淀粉酶常在起病后 6～12h 升高，48h 开始下降，持续 3～5d。血淀粉酶活性增高≥正常值上限的 3 倍以上则有较大诊断价值。

(3)血清脂肪酶：血清脂肪酶常在病后 24～72h 开始升高，持续 7～10d，对发病后就诊较晚的急性胰腺炎患者诊断具有重要临床价值，尤其是血清淀粉酶活性已经下降至正常，或其他原因引起的血清淀粉酶活性增高，注意血脂肪酶活性变化与病情严重性并不呈相关性。

(4)血清标志物：C 反应蛋白(CRP)对判断急性胰腺炎病情很有帮助，发病后 72h CRP>150mg/L 则提示胰腺组织坏死可能。动态测定血清白介素-6(IL-6)水平增高的，提示预后不良。

(5)血液生化：血糖可升高，部分患者血甘油三酯升高；部分患者血钾下降，重症者血钙下降，如低于 1.75mmol/L，则提示预后不良。如有肾功能不全，则血钾升高。如为胆源性引起本病，则血清胆红素、碱性磷酸酶、转氨酶等升高。

2.特殊检查

(1)X线检查:可排除其他原因的急腹症和提供支持急性胰腺炎的间接证据。邻近胰腺的小肠节段性扩张、横结肠痉挛,邻近的结肠胀气扩张为胰腺炎的间接征象。部分患者X线胸片可见一侧或双侧横膈抬高或胸腔积液,以及肺部感染的征象。

(2)腹部B超:可确定是否并发胆系结石。重症急性胰腺炎时,示胰腺呈普遍性增大,界限模糊,胰腺呈低回声;重症急性胰腺炎往往呈混合型回声,但受急性胰腺炎时胃肠道积气的影响,对急性胰腺炎常不能作出准确判断。

(3)CT:动态增强CT是诊断急性胰腺炎的标准诊断方法,对本病诊断与预后判断尤为重要,可列为常规检查方法。

(4)心电图:部分患者有ST段改变。

五、治疗

急性胰腺炎的治疗原则是减少及抑制胰腺分泌,抑制胰酶活性,纠正水、电解质紊乱,维持有效血容量及防治并发症。

(一)内科综合治疗

1.禁食、胃肠减压

轻症者禁食2～3d,重者视病情发展而定。禁食是减少胰腺分泌的重要措施,可有效缓解胃潴留和肠麻痹,减轻恶心、呕吐、腹痛症状,也可使胰腺处于休息状态。

2.补充血容量

每日补液2000～3000mL。由于禁食和胃肠减压,以及重症急性胰腺炎腹腔内大量液体渗出,可使血容量明显减少,必要时给予血浆、白蛋白,提高胶体渗透压,维持循环的稳定。

3.纠正水、电解质紊乱和酸碱平衡失调

由于重症急性胰腺炎患者体液和电解质大量丢失,在补液过程中应密切监测电解质变化和酸碱平衡失调情况。注意微量元素和维生素的补充,积极做好电解质紊乱的预防和对症处理。

4.防治感染

急性胰腺炎本属无菌性炎症,但可在胆道疾病或疾病发展过程中继发感染,这也是重症急性胰腺炎患者死亡的重要原因。因此,应使用抗生素控制胆道感染、预防继发感染。发生感染后应针对培养出的菌种和药物敏感试验结果选用有效的抗生素。用药过程中要注意考虑到二重感染的发生。

5.抑制胰酶分泌

胰腺腺泡内胰蛋白酶的活化是AP的始动环节,生长抑素及其类似物(奥曲肽)可以通过直接抑制胰腺外分泌而发挥作用。质子泵抑制剂(PPI)或H_2受体拮抗药可通过抑制胃酸分泌而间接抑制胰腺分泌,还可以预防应激性溃疡,如泮托拉唑、兰索拉唑等。

6.抑制胰酶活性

胰蛋白酶活化后将激活各种蛋白水解酶,造成胰腺实质和周围器官的损伤。蛋白酶抑制剂(乌司他丁、加贝酯)能够广泛抑制与AP进展有关胰蛋白酶、弹性蛋白酶等的释放与活性,还可稳定溶酶体膜,改善胰腺微循环,减少AP并发症,主张早期足量应用。

7.营养支持

MSAP患者建议尽早启动肠内营养支持。营养治疗的原则:减少胰液分泌,防止炎症和坏死继续发展;禁食条件下提供有效的营养物质,尽可能降低分解代谢,预防和减轻营养不良;通过特殊营养治疗及合理的肠内营养,降低炎症反应,改善肠黏膜屏障功能,预防肠源性感染和多器官功能障碍综合征的发生。肠内营养的途径建议通过内镜引导或X线引导下放置鼻腔肠管。

8.解痉镇痛

疼痛剧烈时考虑镇痛治疗。在密切病情观察下,可注射盐酸哌替啶(杜冷丁)。不建议使用吗啡或抗胆碱药,如阿托品、山莨菪碱等,因前者会使Oddi括约肌收缩,后者则会加重肠麻痹、肠梗阻症状。

9.中药治疗

大黄胃管注入或灌肠对胰腺细胞有保护作用,并可加强肠蠕动,解除肠麻痹,清除肠内有毒物质。腹部外敷芒硝,有利于减少腹腔内炎性渗出,促进炎症消散。

10.早期血滤治疗

对于重症急性胰腺炎,发病特别迅猛,发病24h内就出现多器官功能障碍,临床上称之为暴发性胰腺炎,可考虑血液净化。通过早期血液持续性滤过可以清除和调整全身循环内炎症介质而改善多器官功能障碍和阻断胰腺进一步坏死。

11.内镜治疗

内镜治疗是胆源性胰腺炎治疗的重大突破。通过取石、碎石,使胰胆管内压力迅速下降,腹痛缓解,减轻胰腺炎症状。但一定要严格把握适应证和禁忌证,操作中要谨慎,以免加重疾病发展。

(二)外科手术治疗

重症急性胰腺炎内科治疗效果不佳的情况下可行手术治疗,其主要目的:一是除去病因,如胆道结石等;二是处理胰腺病变,如清除和引流腹腔渗液,去除胰腺坏死、感染的组织等。

六、观察要点

(1)注意观察及详细了解患者疼痛的规律和特点,以及疼痛的部位、性质、发作规律、呕吐物及粪便颜色、性质和数量。对呕吐者应同时准确记录出入液量,并注意监测酸碱代谢和电解质变化。

(2)重症胰腺炎患者腹痛主要表现为腹正中或偏左突发疼痛、持续性刀割样剧痛,一般镇痛药不能缓解,可伴频繁的反射性恶心、呕吐,具有“症征分离”特点。

(3)严密监测患者的体温、脉搏、呼吸、血压、血氧饱和度及血气分析,如患者体温不升,血压及心率迅速升高、增快,尿量减少,提示循环功能衰竭,有休克的危险。立即通知医师给予血管活性药物,每4h监测体温1次,如果体温>39℃则提示有感染,立即给予物理降温、抗感染等治疗。

(4)一般患者早期有低氧血症,故早期应给予中或低流量持续氧气吸入,必要时面罩给氧,如出现血氧饱和度继续下降,呼吸增快,意识改变,则应及早报告医师,给予呼吸机辅助呼吸,必要时行气管切开术,同时保持呼吸道通畅,及时吸痰。

七、护理指导

1.常规护理

1)休息与体位

(1)胰腺炎患者应卧床休息,保证睡眠及环境的安静,以降低代谢及胰腺分泌,增加脏器的血流量,促进组织修复和体力恢复,改善病情。

(2)协助患者选择舒适的卧位,鼓励其翻身;防止因剧痛在床上辗转不宁而坠床,必要时加床档,周围不要有危险物,保证安全。

2)疼痛护理

(1)禁食,必要时胃肠减压,以减少对胰腺的刺激。

(2)评估疼痛的部位、性质、程度,疼痛>5min 或难以忍受,联系医师给予镇痛解痉药物,30min 后观察镇痛效果。禁用吗啡,因吗啡可引起 Oddis 括约肌收缩,增加胆管内压力。

(3)协助变换体位,取半卧位,使膝弯曲、靠近胸部以缓解疼痛。按摩背部,增加舒适感。

3)饮食护理

急性期应禁食,防止食物及酸性胃液进入十二指肠刺激胰腺分泌消化酶,加重胰腺炎;禁食时每日应补液 2000～3000mL,以补充血容量,重症者每天补液 5000～10 000mL;胃肠减压时补液量应适当增加,注意补充电解质,维持电解质及酸碱平衡;腹痛和呕吐症状控制后(淀粉酶正常)可逐步给予进食,饮食要循序渐进,开始时可给患者饮水,无腹痛时可给予对胰腺刺激较小的碳水化合物类饮食,应从流质逐渐过渡到软食,症状缓解后可选用少量优质蛋白质(25g/d),有利于胰腺的恢复,忌油脂饮食。

4)心理护理

与患者建立互相信赖的护患关系,做好患者和家属的解释和安慰工作,稳定患者情绪,允许家属陪护以给予亲情支持。收集患者的相关信息,观察患者的情绪反应,了解患者对急性胰腺炎的恐惧程度,给予患者同情、理解和关心,积极地影响患者的心理活动。向患者和家属讲解有关急性胰腺炎的理论知识、手术和药物治疗大致过程,使其了解急性胰腺炎的预后,稳定情绪,主动配合治疗和护理。

2.专科护理

1)管道护理

(1)胃管的护理:妥善固定,保持负压吸引;观察胃管的引流量、颜色、性质;保持胃管的通畅,常规每班 2 次检查胃管的通畅性,若发现胃管不通畅,可试冲胃管。

(2)腹腔引流管/胰周引流管的护理:妥善固定,定时挤压,保持引流通畅。观察引流液的量、色、性质,必要时配合医师做引流管的冲洗。

(3)肠内营养的护理:进行肠内营养阶段,做好肠内营养的护理,营养液滴注前后应用生理盐水或温开水冲洗,持续滴注时每 4h 冲洗 1 次,保持滴注通畅。滴注完成后冲管并用封口塞封住营养管末端,没有封口塞时则将营养管末端反折并用无菌纱布包扎,妥善固定于腹部皮肤上。

(4)导尿管的护理:妥善固定,保持引流通畅,每日 2 次会阴护理;记录尿量;置管后次日起做好导尿管的夹管锻炼,以了解患者膀胱感觉的恢复情况及保持膀胱功能;根据患者的病情需要、体质和膀胱功能恢复情况选择拔除导尿管的时间。

2)用药护理

(1)遵医嘱给予镇痛药。

(2)观察镇痛药的效果,使用阿托品或山莨菪碱效果不佳时应及时通知医生,可加用哌替啶,必要时可重复给予解痉镇痛药,若疼痛持续存在,应考虑是否并发胰腺脓肿和假性囊肿形成,如疼痛剧烈,腹肌紧张、压痛、反跳痛明显,提示并发腹膜炎,应报告医生及时处理。

(3)遵医嘱正确输入广谱、脂溶性好、易透过胰腺的抗生素。

3)发热护理

(1)监测患者体温的变化,注意热型及体温升高的程度。

(2)高热时可采取头部冷敷、酒精擦浴等物理降温方法,并观察降温效果。

(3)遵医嘱使用抗生素,严格执行无菌操作。

(4)病房注意定期进行空气消毒,减少探视人数。协助患者做好个人卫生。

4)口腔护理

胰腺炎患者在禁食期间一般不能饮水,口渴者可含漱或湿润口唇,为了减轻因胃肠减压、安置鼻导管引起的不适及口腔干燥,每日可用消毒液状石蜡于胃肠减压管周围涂抹,定时清洗口腔,口唇干燥者可用液状石蜡润唇。

3.健康指导

(1)鼓励患者每日进行可耐受的活动,活动强度以不出现心悸、气短、乏力等症状为宜。

(2)积极治疗胆管结石,消除诱发胰腺炎的因素。告知患者饮酒与胰腺炎的关系,强调戒酒的重要性。

(3)宣教低脂饮食,高热量、高蛋白、富含维生素、易消化饮食的重要性,少量多餐。

(4)指导患者遵医嘱服药及服药须知,如药名、作用、剂量、途径、不良反应及注意事项。

(5)指导疼痛评估法,放松疗法及正确使用镇痛药物。放置各种导管的目的、注意事项和引起的不适。

(6)指导并发症糖尿病患者进行饮食控制,耐心讲解糖尿病饮食和相关注意事项。

(7)保持良好的精神状态,避免情绪激动。

(8)帮助患者及家属正确认识胰腺炎易复发的特性,强调预防复发的重要性。注意腹部体征,若出现左上腹剧烈疼痛应及时就诊。

第七节 上消化道出血

上消化道出血是指屈氏韧带以上的消化道，包括食管、胃、十二指肠等病变引起的出血。上消化道大量出血是指在数小时内失血量超过1000mL或占循环血容量的20%，主要表现为呕血、黑便，并伴有急性周围循环衰竭的表现。上消化道急性大量出血是临床常见的急症，如不及时抢救，可危及患者生命。

一、病因与发病机制

上消化道大量出血临床最常见的病因为消化性溃疡、食管胃底静脉曲张破裂、急性胃黏膜损害及胃癌。

1.上消化道疾病

(1)胃、十二指肠疾病：消化性溃疡为最常见，其次胃癌、急性胃炎、十二指肠炎等。

(2)食管疾病：可见食管炎、食管癌、食管损伤等。

2.门静脉高压引起食管、胃底静脉曲张破裂

肝硬化最常见。

3.上消化道邻近器官或组织疾病

如胆管或胆囊结石、癌瘤，胆道蛔虫病等，胰腺疾病累及十二指肠(如胰腺癌等)。

4.全身性疾病

①血液病：可见于过敏性紫癜、白血病等。②应激相关胃黏膜损伤：指各种严重疾病引起的应激状态下产生的急性糜烂出血性胃炎乃至溃疡。见于脑血管意外、败血症、大手术后、烧伤、休克等患者。③其他：尿毒症、流行性出血热等。

二、临床表现

上消化道大量出血的临床表现主要取决于出血量及出血速度。

1.呕血与黑便

呕血与黑便是上消化道出血的特征性表现。出血部位在幽门以下者多只表现为黑便，若出血量大且速度快，血液反流入胃，也可有呕血。出血部位在幽门以上者常兼有呕血和黑便，但是在出血量小、出血速度慢者也常仅见黑便。呕血多呈咖啡色，这与血液经胃酸作用形成正铁血红素有关。未经胃酸充分混合而呕出血液可为鲜红色或兼有血块。黑便呈柏油样，是血红蛋白含的铁经肠内硫化物作用形成硫化铁所致。若出血量大，血液在肠内推进较快，粪便可呈暗红或鲜红色。

2.失血性周围循环衰竭

出血量较大，且速度快者，循环血容量可迅速减少，可出现一系列表现，如头晕、心悸、脉细数、血压下降(收缩压<80mmHg)，皮肤湿冷，烦躁或意识不清，少尿或无尿者应警惕并发急性肾衰。

3.氮质血症

上消化道大量出血后,大量血液蛋白在肠道被消化吸收,血尿素氮可暂时增高,称为肠源性氮质血症。一般在大出血后数小时血尿素氮开始上升,24～48h 可达高峰,3～4d 后方降至正常。若超过 3～4d,血尿素氮持续升高者,应注意可能上消化道继续出血或发生肾衰竭。

4.发热

在上消化道大量出血后,多数患者在 24h 内出现低热,一般不超过 38.5℃,可持续 3～5d。

5.血常规变化

急性失血早期,血红蛋白常无变化,出血后体内组织液逐渐渗入血管内,使血液稀释,一般需 3～4h 以上才出现血红蛋白降低。出血后骨髓有明显代偿性增生,表现在出血 24h 内网织红细胞可增高,随着出血停止,网织细胞逐降至正常,若出血未止,网织红细胞可持续升高。白细胞计数也可暂时增高,止血后 2～3d 即恢复正常。

三、辅助检查

1.胃镜检查

为上消化道出血病因诊断首选检查方法。一般在上消化道出血后 24～48h 急诊行内镜检查,不仅可明确病因,同时可做紧急止血治疗。

2.血、便检查

测血红蛋白、白细胞及血小板计数、网织红细胞、肝功能、肾功能、血尿素氮、大便隐血试验等,有助于确定病因、了解出血程度及出血是否停止。

3.X 线钡剂造影

目前主张 X 线钡剂检查应在出血已停止及病情基本稳定数日后进行,不宜作为首选病因诊断检查方法。

4.选择性动脉造影

适用于内镜检查无阳性发现或病情严重不宜做内镜检查者。

四、治疗要点

上消化道大量出血病情严重者可危及生命,应进行紧急抢救,抗休克、补充血容量是首位治疗措施。

(一)一般抢救措施

卧床休息,保持呼吸道通畅,避免呕血时误吸血液引起窒息。活动性出血期间应禁食。

(二)积极补充血容量

立即开放静脉、取血配血,迅速补充血容量,输液开始宜快,可用生理盐水、林格液、右旋糖酐、6%羟乙基淀粉,必要时及早输入全血,以恢复有效血容量,保持血红蛋白在 90～100g/L 为佳。输液量可依据中心静脉压进行调节,尤其对原有心脏病、病情严重的患者或老年患者。肝硬化患者需输新鲜血,存血含氨多易诱发肝性脑病。

(三)止血措施

1.消化性溃疡及其他病因所致上消化道大量出血的止血措施

(1)抑制胃酸分泌药物:常用药物包括西咪替丁(甲氰咪胍)、雷尼替丁、法莫替丁等 H_2 受体阻断药和奥美拉唑(洛赛克)等质子泵抑制药。减少胃酸分泌,使 pH>6,以使血液凝血系统有效发挥作用。

(2)内镜治疗:包括激光、热探头、高频电灼、微波及注射疗法。

(3)手术治疗:由于不同病因可采用相应手术。

(4)介入治疗:对不能进行内镜治疗及不能耐受手术者,可选择肠系膜动脉造影找到出血灶同时行血管栓塞治疗。

2.食管胃底静脉曲张破裂大出血的止血措施

(1)药物止血:垂体后叶素(即血管升压素)为常用药物,临床一般使用剂量为 10U 加入 5%葡萄糖液 200mL 中,在 20min 内缓慢静脉滴注,以每日不超过 3 次为宜。对冠心病者禁用。生长抑素近年来临床多用于食管胃底静脉曲张破裂出血,其具有减少内脏血流量、降低门静脉压力、减少侧支循环的作用,不伴全身血流动力学改变,不良反应少,但价格较高。

(2)三腔气囊管压迫止血:适用于食管胃底静脉曲张破裂出血,此方法患者很痛苦,且易出现窒息、食管黏膜坏死等并发症,故不作为首选止血措施。

(3)内镜治疗:内镜直视下注射硬化剂达曲张静脉部位,如无水乙醇、鱼肝油酸钠、高渗盐水等,或用皮圈套扎曲张静脉,目前将内镜治疗作为食管胃底静脉曲张破裂出血的治疗的重要手段。

(4)手术治疗:上述治疗方法无效时可做急诊外科手术。

五、观察要点

(1)密切观察病情变化,服用升压药时要注意观察患者的意识、面色、出血量、血压,一般 15~30min 测量生命体征 1 次,根据血压情况调节补液及升压药的速度。必要时进行心电监护、吸氧。出血时脉搏先加快,血压再下降,注意测量坐卧位血压和脉搏。

(2)注意观察患者休克状态有无改善,如患者面色逐渐转为红润,皮肤温暖,出汗停止,血压上升,则提示好转。

(3)注意观察尿量,出现少尿或无尿,高度提示周围循环不足或并发急性肾衰竭,故要准确记录 24h 出入量,有休克时留置尿管,测量每小时,应保持尿量>30mL/h。

(4)定期复查红细胞计数、血细胞比容、血红蛋白、网织红细胞计数、粪便潜血试验,以了解贫血情况,判断出血是否停止。

(5)应结合患者原发病进行全面病情观察,如因胃黏膜病变引起上消化道出血者,并观察是否伴有腹痛、有无胃穿孔等。

(6)注意观察呕吐物、粪便的性质、颜色、量等,做好记录,严格床边、书面交接班。

六、护理要点

1.常规护理

(1)出血期绝对卧床休息,休克患者取休克卧位,床档拉起,经常更换体位,避免局部长期受压。保持床单平整、清洁、干燥。出血停止后以卧床休息为主,适当活动,避免头晕跌倒。床边悬挂防跌倒牌。

(2)呕血时,随时做好口腔护理,保持口腔清洁。出血期禁食,出血停止后,按顺序给予温凉流质、半流质及易消化的软食。

(3)安慰、体贴患者,消除患者紧张、恐惧心理。及时清理一切血迹和胃肠引流物,避免患者恶心刺激。

(4)密切观察血压、脉搏、心率、血氧饱和度变化。呕血与黑便的量、次数、性状。皮肤颜色及肢端温度变化。记录24h出入量,如出现尿少,常提示血容量不足。观察有无再出血征兆,如头晕、心悸、出汗、恶心、腹胀、肠鸣音活跃等。

(5)症状护理:呕血时取侧卧位或半卧位,意识不清者头偏向一侧,必要时准备负压吸引器;便血后应及时擦净,保持肛周清洁、干燥。便后应缓慢站立;发热时遵医嘱给予输液及抗感染药物,密切观察体温变化。

(6)输血的指征:血红蛋白＜70g/L;收缩压＜90mmHg,如收缩压＜50mmHg,则须加压输血,待血压恢复至80mmHg,可调整输液速度90～150mL/h;脉搏＞120次/min;大量呕血或便血。

(7)心理护理:观察患者有无紧张、恐惧、悲观、沮丧等心理反应,特别是慢性病或全身性疾病致反复出血的患者,有无对治疗失去信心、不合作。保持室内环境安静。抢救工作应迅速、准确,以减轻患者的紧张情绪。大出血时陪伴患者,使其有安全感。呕血或排黑便后应及时清除血迹、污物,以减少对患者的不良刺激。解释各项检查、治疗措施的必要性,耐心听取并解答患者或家属的提问,以减轻其疑虑、紧张及恐惧心理。

2.专科护理

1)呕血的护理

(1)协助患者取侧卧位或半卧位,意识不清者头偏向一侧,必要时准备负压吸引器。

(2)遵医嘱给予输血、输液、止血,保持静脉通畅。

(3)胃、十二指肠溃疡大出血时采取的止血措施是胃内灌注经稀释的去甲肾上腺素加冷生理盐水,采用灌注和吸出同时进行的方法,不仅能协助止血,还能观察出血是否停止。

(4)内镜治疗包括溃疡内注入肾上腺素、硬化剂、酒精等,或热探针烧烙术、单电极电烙术,或激光。

(5)肝硬化门脉高压致食管静脉破裂引起出血时患者除应用止血药治疗外,必要时应用三腔二囊管压迫止血,观察并记录出血情况。

(6)应用质子泵抑制药和生长抑素。

2)三腔二囊管的护理

(1)定时抽吸胃内容物,观察出血是否停止,记录抽吸液性状、颜色、量,有鲜红血液提示仍有出血,抽吸不畅提示管腔堵塞,必须及时处理。

(2)每日清洁口、鼻。做好口腔护理,向鼻腔滴液状石蜡。

(3)嘱患者勿咽唾液。及时吸出食管囊上液体。

(4)每12～24h气囊应放松牵引,放气15～30min,避免食管-胃底黏膜受压过久糜烂、坏死。

(5)避免窒息,若患者突然呼吸困难,可能是食管囊上移,应立即放气,必要时剪断三腔二囊管,放气、拔管。

(6)拔管指征:三腔二囊管压迫2～3d后若无继续出血,可放气、观察,24h无出血,口服液状石蜡20～30mL,10min后拔管。

(7)拔管后禁食24h,逐渐过渡到流质饮食。

3)硬化剂注射或套扎后的护理

(1)疼痛的观察:胸骨后轻微的疼痛和不适属正常现象。

(2)出血的观察:观察有无呕血、黑便等。

(3)感染的观察:观察有无肺部感染、结核、腹腔感染等表现。

4)用药护理

备齐急救用品、药物。立即建立静脉通道,配合医生迅速、准确地实施输血、输液及各种止血、药物治疗等抢救措施,并观察治疗效果及不良反应。输液开始宜快,可加压输入,必要时监测中心静脉压作为调整输液量及速度的依据。避免输液和输血过多、过快引起急性肺水肿,对老年患者和心肺功能不全患者尤应注意。肝硬化患者禁用吗啡、巴比妥类药物。血管升压素可引起腹痛、心律失常、心肌缺血、血压升高,甚至发生心肌梗死,故有冠心病、原发性高血压、肺心病、心功能不全者及孕妇禁用。在输注时速度应缓慢、准确,并密切观察不良反应。

5)安全护理

轻症患者可在床上适当活动。注意有活动性出血的患者常在排便或便后起立时晕厥。指导患者坐起、站立时动作缓慢;出现头晕、心悸、出冷汗时立即卧床休息并告知医护人员;必要时由护理人员陪同如厕或暂时改为在床上排便。用床档保护,并加强巡视。

6)大出血的急救及护理

(1)有呕血、便血史者出现面色苍白、表情淡漠、出冷汗、脉搏细数、肠鸣音亢进等,应首先考虑有出血的可能。

(2)患者出现呕血,立即去枕平卧,头偏向一侧,绝对卧床,禁食,及时备吸引器。

(3)立即通知值班医师,迅速建立静脉通路(大号针头),同时抽血、验血,备血样,交叉配血,加快已输液患者的输液速度,如已有备血立即取血。

(4)严密监测患者生命体征,如心率、血压、呼吸、尿量及意识变化;观察呕血与黑便情况;定期复查血红蛋白浓度:红细胞计数、血细胞比容与血尿素氮。积极补充血容量。注意避免输液、输血过快、过多引起的肺水肿。

(5)给予吸氧,保持呼吸道通畅,同时注意保暖。

(6)注意观察有无头晕、心悸、四肢厥冷、出冷汗、晕厥等失血性周围循环衰竭症状。严密观察患者意识、皮肤和甲床的色泽,尤其是颈静脉充盈情况。

(7)食管静脉曲张破裂出血,备好三腔二囊管,配合医师插三腔管进行止血;按医嘱给予止血药及扩容药。

(8)如经内科治疗出血不止,应考虑手术治疗,做好术前准备。

7)窒息的护理

(1)指导患者呕血时取侧卧位或仰卧位头偏向一侧,不要屏气,使呕吐物易于呕出,防止窒息。

(2)患者大量呕血时,应及时通知医师。床边准备抢救器械,如负压吸引、气管切开包等。

(3)有窒息征兆时,迅速抬高患者床尾呈头低足高位。开放气道是抢救的关键,立即清除口腔、鼻腔内血凝块,用吸引器吸出呼吸道内的血液及分泌物。也可以直接刺激咽喉,咯出血块,或用手指裹上纱布,清除口、咽、喉、鼻部血块。

(4)如患者意识清醒,鼓励用力咳嗽,并用手轻拍背部帮助支气管内瘀血排出。如患者意识不清则应迅速将患者上半身垂于床边并一手托扶,另一手轻拍患侧背部,或行气管插管或在气管镜直视下吸取血块。清除患者口、鼻腔内瘀血。用压舌板刺激其咽喉部,引起呕吐反射,使其能咯出阻塞咽喉部的血块,必要时立即行气管插管或气管镜直视下吸取血块。

(5)气道通畅后,若患者自主呼吸未恢复,应行人工呼吸,给高流量吸氧或按医嘱应用呼吸中枢兴奋药。

8)休克的护理

(1)一般急救措施:根据病情及临床表现(烦躁不安、面色苍白、出冷汗、四肢湿冷、呼吸急促、脉搏软弱、血压下降、反应迟钝、表情淡漠或昏迷、尿量减少等)迅速判断,取平卧位,报告医师,并记录休克时间;保持呼吸道通畅,避免呕血时血液吸入引起窒息。

(2)快速建立两条以上静脉通道,尽快恢复有效血容量。

(3)密切观察病情变化:观察患者休克状态有无改善,如患者面色逐渐转为红润,皮肤温暖,出汗停止,血压上升,则提示好转。

(4)注意观察并记录尿量,尿量<25mL/h,说明血容量不足;尿量≥30mL/h 表示肾血流量已有好转;出现少尿或无尿则高度提示周围循环不足或并发急性肾衰竭。有休克时留置尿管,测量每小时尿量,应保持尿量>30mL/h。

(5)定期复查红细胞计数、血细胞比容、血红蛋白、网织红细胞计数、粪便潜血试验,以了解贫血情况,判断出血是否停止。

3.健康指导

1)疾病预防指导

(1)注意饮食卫生和饮食的规律;进营养丰富、易消化的食物;避免过饥或暴饮暴食;避免粗糙、刺激性食物,或过冷、过热、产气多的食物、饮料;应戒烟、戒酒。

(2)生活起居有规律,劳逸结合,保持乐观情绪,保证身心休息。避免长期精神紧张,过度劳累。

(3)在医生指导下用药,保证用药正确。

2)疾病知识指导

引起上消化道出血的病因很多,应根据各原发病进行健康指导。应帮助患者和家属掌握自我护理的有关知识,减少再度出血的危险。

3)出院指导

(1)宣教休息的重要性,避免重体力劳动。指导患者劳逸结合,体力允许者可适量活动。

(2)强调正确饮食的重要性:近期避免进食粗糙、多纤维、坚硬、油炸、过酸、过辣、过烫、过冷等刺激性食物,少量多餐,避免过饱。戒烟、酒。

(3)养成便后观察粪便的习惯。

(4)宣教正确服用药物的目的、方法、药物的作用及不良反应。避免使用损伤胃黏膜药物。

(5)患者及家属应学会早期识别出血征象及应急措施,如出现头晕、心悸、呕血、黑便时应立即卧床休息,保持安静,减少活动,呕吐时取侧卧位以免误吸。

(6)给予心理、社会支持,定期门诊随访。

第四章　肾内科护理

第一节　概述

一、肾的解剖和组织结构

人体有左右两个肾，每个重120～150g。从横断面看，肾可分为皮质和髓质，皮质位于髓质表层，包括肾小球、近曲小管和远曲小管及集合管的近端；髓质位于皮质深部髓襻及集合管远端。二者均有间质及少量结缔组织，内有血管、淋巴管及神经穿行。

肾单位是肾结构和功能的基本单位。每个肾约有100万个肾单位，每一个肾单位是由肾小体和肾小管所组成。肾小体由肾小球和肾小囊组成。肾小球是由入球小动脉及其分支组成的毛细血管网盘曲而成，随后汇成一条出球小动脉；包在肾小球外面的一个漏斗形的囊即肾小囊。肾小球的主要作用是滤过，当血液流经肾小球时，血浆中的葡萄糖、无机盐、氨基酸、尿酸等小分子物质滤到肾小球囊腔里。肾小管和肾小球囊相连，蜿蜒曲折通过皮质进入髓质中。各段肾小管的名称和形状不一样，紧接肾小球囊的一段叫近曲小管，下行到髓质又折回皮质的部分叫髓襻降支和升支，由髓襻到集合管的一段叫远曲小管，远曲小管进入较大较直的管叫集合管。一个集合管可汇集许多肾小管，许多集合管又汇成乳头管与肾小盏相通，尿液由肾乳头分泌入肾小盏至肾大盏，再到肾盂，最后经输尿管注入膀胱，经尿道排出体外。

二、肾的功能

1.生成尿液维持水的平衡

血液流经肾小球时，血浆里的水分和溶解于其中的晶体物质，在正常的滤过压力下滤入肾小管各段时，肾小管上皮细胞不时地向管腔分泌出人体不浓缩的尿液。

2.排出人体的代谢产物

人体进行新陈代谢的同时，会产生一些人体不需要甚至对人体有害的物质，如尿素、尿酸、肌酐等。肾能把这些废物排出体外，从而维持正常的生理活动。

3.维持人体的酸碱平衡

肾能够把代谢过程中产生的酸性物质、通过尿液排出体外，同时重吸收碳酸氢盐，并控制酸性和碱性物质排出量的比例，维持酸碱平衡。

4.分泌或合成一些物质，调节人体的生理功能

如分泌与调节血压有关的肾素、前列腺素；分泌红细胞生成素，如减少可引起贫血；还分泌

与骨骼的松脆与强韧有关的1,25-二羟胆骨化醇等,调节并保持体内水的平衡。

三、泌尿系统疾病

1.肾小球病

肾小球病是指一组有相似的临床表现(如血尿、蛋白尿、高血压等),但病因、发病机制、病理改变、病程和预后不尽相同,病变主要累及双肾肾小球的疾病,可分为原发性、继发性和遗传性。原发性肾小球病常常病因不明;继发性肾小球病指全身疾病中的肾小球损害;遗传性肾小球病为基因变异所致的肾小球病。

2.感染

包括细菌性感染,如肾盂肾炎、肾结核和败血病引起的肾病变。出血热和钩端螺旋体病引起的肾病变及疟原虫引起的肾病综合征,以及慢性肝炎病毒和血吸虫病引起的肾病变。

3.肾血管病变

肾动脉硬化症、肾硬化症、肾血管性高血压和较少见的肾静脉血栓形成所致的肾病综合征。

4.代谢异常及先天性疾病

如肾结石、糖尿病性肾病、淀粉样变、肾小管酸中毒、遗传性肾炎、多囊肾、范科尼综合征。

5.药物、毒素等引起的损害

如各种原因引起的急性肾衰竭、止痛药性肾病、中毒性肾病等。

6.原因未明的肾病

如脂质性肾病。

四、治疗护理进展

(一)肾脏活组织检查

肾脏活组织检查是获取肾脏病理标本的重要手段。目前临床上最常用的方法为经皮肾穿刺活检,简称肾穿刺。肾穿刺是在B超定位下,用肾穿刺针经背部皮肤刺入肾下极取材,可以确定肾脏病的病理类型、受损程度并指导治疗和估计疗效。

1.肾穿刺前准备

(1)停用抗凝、活血药物如肝素、双嘧达莫等,抽血化验出凝血时间、血小板计数及凝血酶原时间,了解有无出血倾向。急性肾损伤患者穿刺前24h应停止透析。

(2)向患者解释肾穿刺操作,让其练习俯卧、平静吸气末屏气(肾穿刺过程中需短时间屏气)及卧床排尿(肾穿刺后需卧床休息24h)。

(3)查肌酐清除率、血肌酐及尿素氮以了解肾功能,做肾脏B超以了解肾脏大小、位置及皮髓质情况等。

(4)准备操作用物:穿刺针、穿刺活检枪、注射器、腹带、利多卡因局部麻醉药、消毒液等。

2.术后护理

(1)穿刺拔针后按压穿刺部位2~3min后再覆盖敷料。术后应卧床休息24h,术后4~6h

无特殊情况后可床上左右翻身，以缓解腰部酸痛。

(2)密切观察患者的生命体征，尤其是脉搏、血压情况。

(3)密切观察尿色、尿量，并留取术后前3次尿常规送检。嘱患者多饮水以起到冲洗尿路的作用，避免血块堵塞尿路。

(4)遵医嘱使用止血药物以预防出血。

(5)观察伤口情况，询问患者有无腰酸腰痛的主诉并加以关注。若患者有剧烈腹痛，应警惕是否出现肾周血肿。若超声检查出现肾周血肿，应延长卧床时间，密切观察患者的主诉和超声检查血肿的大小变化情况，同时静脉使用止血药。

3.并发症护理

(1)血尿：镜下血尿发生率几乎为100%，部分患者出现肉眼血尿。出现肉眼血尿时，可遵医嘱予以酚磺乙胺加入生理盐水中静脉滴注或静脉注射止血药物，鼓励患者多饮水，延长卧床时间。护士应密切观察患者血压、脉搏、呼吸及尿液的颜色和量的变化。

(2)肾周血肿：患者感觉明显的腰酸腰痛，甚至出现恶心、呕吐等。护士应立即通知医师，采取给予止血、延长卧床时间等措施，必要时给予镇痛药物。护士应密切观察患者的血压、脉搏及血红蛋白的变化。

(3)尿潴留：由于排尿方式及体位的变化，患者术后发生排尿困难。护士应给予患者心理疏导，指导患者热敷、按摩、听流水声等诱导排尿，必要时给予导尿。

(二)慢性肾衰竭的非透析治疗和护理进展

非透析治疗是指在肾功能损害的早期、中期，应用一些积极合理的措施，防止肾功能恶化，减轻其症状，提高患者的生活质量。

1.建立慢性肾脏病(CKD)管理团队

近年来，全世界CKD的总体发病率呈逐年升高趋势，2012年CKD总体患病率为10.8%，但是人群对CKD的知晓率极低。当今对CKD治疗的重点已由疾病的诊断及治疗向重视疾病早期发现、及时干预疾病的进展、有效地预防并发症的方向发展。对CKD的治疗更强调对疾病有一个合理、有效的整体计划，包括患者教育、疾病的早期诊断、积极有效地治疗原发病、预防并发症的发生等，需要建立一个由肾病医师、护士、营养师、患者及家属等组成的团队，为CKD患者提供专业服务，其主要工作包括建立CKD患者随访档案及数据库、定期随访、健康教育等，随访内容主要包括血压血糖的控制、营养的评估与饮食指导、CKD并发症的预防与管理、心理疏导、进入透析前的准备等工作；随访频次及周期根据患者的肾功能及近期随访的现况从1周到6个月不等。我国CKD患者随访体系处于刚起步阶段，各地尚未建立完善的管理系统。

2.营养治疗

在慢性肾脏病的治疗和护理中，应做好低蛋白饮食工作。

(1)低蛋白饮食(LPD)：CKD 1～2期推荐蛋白摄入量0.8g/(kg·d)；CKD 3期推荐蛋白摄入量0.6g/(kg·d)，并可补充α-酮酸制剂0.12g/(kg·d)；CKD 4～5期推荐蛋白摄入量减至0.4g/(kg·d)，并可补充α-酮酸制剂0.2g/(kg·d)；透析患者推荐蛋白质摄入量1.2～1.3g/(kg·d)。其中，优质蛋白质应占50%以上。

(2)保证足够的热量摄入,达 30～35kcal/(kg·d),其中,1kcal≈4.186kJ。

(3)营养状态的评估:自 CKD3 期起,易发生营养不良,应从此开始监测患者的营养状态,治疗初或存在营养不良时推荐每月监测 1 次,以后每 2～3 个月监测 1 次,应根据人体测量数据(体重指数、肱三头肌皮褶厚度、上臂围等)、生化指标(血清蛋白、转铁蛋白、前白蛋白等)、主观综合营养评估等多种方法,对患者营养状态进行客观评估。

3.高血压、蛋白尿治疗与血管紧张素转化酶抑制药的应用

肾脏病患者,伴有高血压、蛋白尿量随血压的高低而波动时,当高血压不能控制、持续时间长久,则导致肾小球硬化,使肾功能恶化的速度加快。持续蛋白尿的程度、延续时间的长短都和肾功能进行性恶化有关。目前认为血管紧张素转化酶抑制药(ACEI)为首选药物,效果表现为血压下降、尿蛋白减少。当血压下降不明显时,可加用钙通道阻滞药、利尿药或其他药物。CKD 1～4 期建议血压目标值为 130/80mmHg,CKD 5 期目标值为 140/90mmHg。蛋白尿控制在 0.5g/d。

4.纠正贫血,改善生活质量

无论透析还是未透析的慢性肾脏病患者,若间隔 2 周或者以上连续 2 次 Hb 检测值均低于 110g/L,并除外铁缺乏等其他贫血病因,应开始实施重组人红细胞生成素(rHuEPO)治疗。而缺铁、感染、营养不良是 rHuEPO 疗效不佳的常见原因。缺铁是由于造血的骨髓对铁的需求量增加,当血清铁蛋白下降至 30ng/mL 以下,转铁蛋白饱和度<20%,应予以铁剂补充。应用 rHuEPO 时应注意:由于 rHuEPO 可升高血压,因此须在血压正常的情况下使用,注射后应定期复查血红蛋白情况,以随时调整剂量。

(三)血液净化

血液净化技术包括腹膜透析和血液透析。

五、护理技能与特殊检查配合

(一)尿液检查

(1)通常以留取清晨第一次尿标本最为理想,因晨尿较浓缩、偏酸性、有形成分相对多且比较完整、无饮食因素干扰。尿标本量一般需 20mL,尿脱落细胞检查需 50mL。女性留取尿标本时应避开月经期。

(2)24h 尿标本:用于尿液中各种有形成分的定量检查,需准确收集 24h 尿量,充分混匀后留取其中一部分尿液。

(3)尿液细菌学检查:嘱患者留尿前 6h 勿排尿,留取中段尿,标本必须置于灭菌容器中,标本采集过程中应严格遵守无菌操作,标本应立即送检或接种。若患者已使用抗生素,则需停药 5d 后再检查。一般尿细菌学检查应连续留取中段尿 3d,共 3 次。

(二)肾功能检查

1.肾小球滤过率(GFR)

肾小球滤过率是指单位时间内从双肾滤过血浆的毫升数,一般用清除率来表示肾小球滤过功能,能更好地反映肾脏的排泄功能,临床上常采用肌酐清除率(Ccr)来检验 GFR。

Ccr是指肾单位在单位时间内,将若干毫升血浆中的内生肌酐全部清除出去。测定Ccr应让患者禁肉食3d,避免剧烈运动,于第4d留取24h尿液。同时,采集患者的血标本,测定血、尿肌酐值。

2.肾小管功能测定

(1)近端肾小管功能检测:常以测定尿β_2微球蛋白来反映近端肾小管功能。

(2)远曲小管功能检测:通常通过测定尿量及其比重来判断其功能。昼夜尿比重试验:检查日患者正常进食,但每餐食物中的含水量不宜超过600mL,且除正常进餐外不再摄入液体,正常夜尿<700mL,昼夜尿之比为(3～4):1,尿比重最高>1.018,最高一次与最低一次尿比重之差应>0.009。

尿渗透压测定能更精确地反映肾脏的浓缩与稀释功能,一般让患者晚餐后禁饮8h,次晨一次送尿检查,同时静脉采血送检。尿渗量/血浆渗量的值降低说明尿浓缩功能受损,如比值接近或等于1,说明肾浓缩功能基本消失。

(三)肾病免疫学检查

1.血浆及尿纤维蛋白降解产物(FDP)测定

尿FDP增加说明肾内有凝血、纤维素沉积等改变。

2.血清补体成分测定

如血清总补体、C3,对探讨肾小球疾病的发病机制、指导临床诊断等有一定意义。

3.尿蛋白免疫电泳测定

对尿蛋白组成成分进行测定,判断尿蛋白来源,有利于对早期肾脏损伤的诊断和肾脏病变的部位及程度的评价。

4.血ANCA测定

血ANCA测定是小血管炎的特异性血清诊断工具,ANCA滴度的变化与患者病情密切相关。

(四)肾脏影像学检查

1.肾脏的X线及CT检查

(1)X线检查:肾脏影像学检查最简单易行的是泌尿系统X线平片检查,行X线平片检查前1日患者应服缓泻药,排出肠内粪便及气体。

(2)常规静脉泌尿系统造影:是目前最常用的肾脏检查方法之一。造影前应禁食、水,检查前晚应服缓泻药或当日晨行清洁灌肠。

(3)逆行静脉肾盂造影:患者于造影前晚服用缓泻药或当日晨行清洁灌肠,鼓励多饮水,检查当日早上禁食。此检查主要适用于常规静脉泌尿系统造影观察不满意或疑有问题、需进一步确定者,也为了详细观察肾盂、肾盏、输尿管的解剖形态、有无占位性病变等。

造影术有利于发现尿路结构的异常,在造影前需进行碘过敏试验,在造影时应准备好急救药物,注射造影剂过程中应严密观察患者的情况。

(4)肾脏CT:适用于对肾及肾区肿块的定位定性诊断,也可对肾移植前后做CT检查。

2.放射性核素检查

根据放射性核素或其标志物在脏器中的吸收和排泄等信息,来反映脏器功能。

第二节 肾小球疾病

一、急性肾小球肾炎

急性肾小球肾炎(AGN)简称急性肾炎,急性起病,以血尿、蛋白尿、水肿、高血压为主要表现,可伴有一过性氮质血症,临床上绝大多数属急性链球菌感染后肾小球肾炎(PSGN)。

(一)病因和发病机制

本病是由β溶血性链球菌A组感染诱发的自身免疫反应引起。链球菌的胞壁成分或某些分泌蛋白刺激机体产生抗体,形成循环免疫复合物沉积于肾小球或形成原位免疫复合物种植于肾小球,均发生免疫反应引起的双侧肾脏弥漫的炎症。本病病理类型为毛细血管内增生性肾炎,病变呈弥漫性,以肾小球内皮细胞及系膜细胞增生为主,肾小管病变不明显。

(二)临床表现

本病好发于儿童(5～14岁多见),男性多于女性。前驱病常为链球菌所致的上呼吸道感染,如急性化脓性扁桃体炎、咽炎、淋巴结炎等。潜伏期为1～3周(平均10d)。病情轻重不一,轻者呈亚临床型,仅有尿常规及血清C_3异常;典型者呈急性肾炎综合征表现,重症者可发生急性肾衰竭。本病预后良好,常可在数月内临床自愈。

1.尿异常

几乎全部患者均有肾小球源性血尿,镜下血尿为主,肉眼血尿尿色可呈洗肉水样。通常肉眼血尿1～2周后即转为镜下血尿,少数持续3～4周。

2.水肿

水肿是最常见的症状,轻者仅累及眼睑及颜面,晨起重;重者波及全身,少数可伴胸腔积液、腹腔积液。此为肾炎性水肿,部分老年患者可因水钠潴留诱发心力衰竭,严重者可因急性肺水肿于数小时内死亡。

3.高血压

见于80%的病例,出现一过性轻、中度高血压,系因水钠潴留所致。与水肿发生程度一致,随尿量增加、水肿消退,血压可缓解。

4.肾功能异常

起病早期可因肾小球滤过率下降而尿量减少,少数患者甚至少尿(<400mL/d)。肾功能可能一过性受损,表现为轻度氮质血症。

(三)辅助检查

1.尿液检查

尿中红细胞多为变形红细胞,可见红细胞管型,是急性肾炎的重要特点。尿蛋白多为+～++,20%可有大量蛋白尿。

2.血液检查

红细胞计数及血红蛋白可稍低。白细胞计数可正常或增高。血沉增快,2～3个月内恢复正常。

3.肾功能检查

肾小球滤过率(GFR)呈不同程度下降。临床常见一过性氮质血症,血中尿素氮、肌酐增高。

4.血补体测定

早期血总补体及 C_3 均明显下降,8 周内逐渐恢复正常。C_3 的动态变化是急性链球菌感染后肾小球肾炎的重要确诊指标。

5.血清抗链球菌溶血素“O”(ASO)

滴度可升高,提示近期内曾有过链球菌感染。

(四)诊断要点

对于链球菌感染后 1～3 周发生血尿、蛋白尿、水肿和高血压,甚至少尿及氮质血症等急性肾炎综合征表现,伴血清 C_3 下降,病情于发病 8 周内逐渐减轻到完全恢复正常者,即可临床诊断为急性肾炎。对肾小球滤过率进行性下降或病情于 2 个月尚未见全面好转者,应及时做肾活检,以明确诊断。

(五)治疗要点

以卧床休息和对症治疗为主。急性肾衰竭病例应予透析,待其自然恢复。本病为自限性疾病,不宜用糖皮质激素及细胞毒药物。

1.对症治疗

水肿、高血压及尿量减少均可通过限盐、限水、利尿治疗得以缓解。经休息、使用利尿剂后,对血压控制不满意时可加用其他降压药物,如 ACEI 等。肾功能正常者不需限制蛋白质摄入,但氮质血症时应限制蛋白质摄入,并以优质动物蛋白为主。明显少尿者应限制液体入量。

2.控制感染灶

链球菌感染者肌内注射青霉素 10～14d(过敏者可用大环内酯类抗生素)。反复发作的慢性扁桃体炎者,待病情稳定后可考虑做扁桃体摘除,术前、术后 2 周需注射青霉素。

3.透析治疗

对发生急性肾衰竭且有透析指征者,及时给予透析治疗。

4.中医治疗

中医采用祛风利水、清热解毒、凉血止血等治疗法则。

(六)常见护理问题及相关措施

1.体液过多

(1)相关因素:与肾小球滤过率下降、大剂量激素治疗导致水钠潴留有关。

(2)临床表现:颜面及双下肢水肿。

(3)护理指导:见急性肾损伤。

2.有感染的危险

1)相关因素:与激素、细胞毒药物的应用、血液净化、机体免疫力下降有关。

2)护理指导

(1)定期进行病室空气消毒,并告知患者及其家属减少探视人员人数及次数,以免发生交叉感染。

(2)加强全身皮肤和口腔黏膜的清洁。对于水肿患者,应注意保护好水肿部位的皮肤,保证皮肤完整,加强翻身。注意观察口腔黏膜情况,定时行咽拭子培养,每日用碳酸氢钠漱口数次,预防真菌感染。

(3)对于有颈静脉插管行血浆置换治疗的患者,应加强对颈静脉插管处的护理。保持插管处的干燥清洁,定期更换插管处敷料,同时指导患者保护好管道,勿扭曲和污染。

(4)监测生命体征变化,尤其是体温的变化,体温升高,提示可能存在感染,应早期发现感染灶,及早治疗。

(5)MP 冲击治疗的护理。①做好心理护理:MP 冲击治疗时,多数患者有精神兴奋症状,告知患者,必要时给予地西泮等镇静药物治疗。②密切观察患者肾功能情况:MP 冲击治疗后,血尿素氮、肌酐有一过性升高,应注意观察,同时告知患者,使患者放心。③密切观察血电解质情况:MP 冲击治疗会引起水钠潴留、排钾增加,应指导患者低盐饮食,同时注意观察患者是否有水肿、血压升高及低血钾的症状,若出现乏力、食欲缺乏等症状,应怀疑有低血钾的情况,应指导患者进食香蕉、橘子、菌类等含钾高的食物。④观察尿量情况:MP 冲击治疗后,患者会出现尿量增加,应注意尿量和体重的情况,尿量大于 2500mL/d 时,应注意观察患者有无脱水和低钾血症状发生。⑤MP 治疗时容易造成消化性溃疡,在治疗过程中,应辅以保胃药物如奥美拉唑,减少消化性溃疡的发生。⑥MP 治疗时容易隐藏、诱发并加重原有的感染,因此在治疗的过程中,各项护理操作应注意无菌,告知患者保持个人卫生,尤其是口腔、会阴部的清洁卫生,注意保暖,防止感冒。

3.活动无耐力

1)相关因素

与病情的迅速发展、贫血、水肿、心力衰竭等有关。

2)临床表现

生活不能自理,活动持续时间短,患者主诉乏力。

3)护理指导

(1)休息:尽量卧床休息,不宜进行较重的体力活动。

(2)改善贫血。①减少活动量:贫血可造成机体携氧能力下降,不能满足机体的需要,因此应避免剧烈运动,以减少机体的氧需求量。当血红蛋白较低时,可给予吸氧以改善机体氧供。②纠正贫血:贫血主要与肾脏产生的促红细胞生成素减少和合成红细胞的原料减少有关,因此遵医嘱予以叶酸、铁剂补充红细胞生成的原料,同时皮下注射促红细胞生成素等药物以改善贫血,指导患者进食含铁丰富的食物,如猪肝、大枣等。

③加强患者的生活护理。

4.潜在并发症:心力衰竭、急性肾衰竭、电解质紊乱

1)相关因素

与水钠潴留、肾功能急剧恶化有关。

(2)临床表现

(1)急性左侧心力衰竭:呼吸困难、不能平卧、端坐呼吸、大汗淋漓等。

(2)急性肾衰竭:尿量骤减甚至没有,肌酐进行性升高。

(3)低钾血症:轻度乏力至严重的麻痹性肠梗阻、肌肉麻痹、心电图示T波低平。

(4)高钾血症:乏力及心律失常,心电图示T波高尖、P-R间期延长等。

3)护理指导

(1)准确记录24h出入液量,密切观察患者的生命体征及尿量的变化。尿量迅速减少,往往提示急性肾衰竭的发生。注意监测肾功能的变化,尤其是血肌酐、血尿素氮的情况。

(2)密切观察患者有无水肿及发生水肿的部位、范围、程度。观察患者有无心悸、呼吸困难、腹胀等心力衰竭、腹水、胸腔积液的表现。

(3)监测电解质及pH的变化,特别是血钾情况,避免高血钾可能导致的心律失常甚至心搏骤停。

(4)控制入水量:对于急进性肾炎,不可过度限水,以免加重肾衰竭,亦不可过多摄入水分,以免造成体液过多,发生心力衰竭。因此,每日摄水量为尿量加不显性失水量。

5.焦虑

(1)相关因素:与疾病的快速进展及缺乏对疾病的了解有关。

(2)临床表现:精神萎靡、消沉,易激动,少语。

(3)护理指导:护士应加强沟通,充分理解患者的感受和心理压力,并鼓励家属与其共同努力疏导患者的心理压力。护士尽量多关心、巡视患者,及时解决患者的合理需要,让其体会到关心和温暖。鼓励患者说出对患病的担忧,给予讲解疾病过程、合理饮食和治疗方案,使患者消除顾虑,提高治疗信心。

二、急进型肾小球肾炎

急进性肾小球肾炎(RPGN)是以急性肾炎综合征、肾功能急剧恶化、多在早期出现少尿性急性肾衰竭为临床特征,病理类型为新月体性肾小球肾炎的一组疾病。

(一)病因和发病机制

急进性肾小球肾炎是由多种原因所致的一组疾病(以下简称急进性肾炎)。RPGN患者约半数以上有上呼吸道感染的前驱病史,其中少数为典型的链球菌感染,其他多为病毒感染,但感染与RPGN发病的关系尚未明确。接触某些有机化学溶剂、碳氢化合物如汽油,与RPGNⅠ型发病有较密切的关系。RPGN的诱发因素包括吸烟、吸毒、接触碳氢化合物等。患者可能也具有遗传易感性。

肾脏体积常较正常增大。病理类型为新月体性肾小球肾炎。RPGN根据免疫病理可分为三型,其病因及发病机制各不相同:Ⅰ型又称抗肾小球基底膜型肾小球肾炎,由于抗肾小球基底膜抗体与肾小球基底膜(GBM)抗原相结合,激活补体而致病;Ⅱ型又称免疫复合物型,因肾小球内循环免疫复合物的沉积或原位免疫复合物形成,激活补体而致病;Ⅲ型为少免疫复合物型,肾小球内无或仅微量免疫球蛋白沉积。多数可能为原发性小血管炎肾损害,血清中抗中性粒细胞胞浆抗体(ANCA)阳性。光镜下通常以广泛(50%以上)的肾小球囊腔内有大新月体形成(占肾小球囊腔50%以上)为主要特征。

(二)临床表现

我国以Ⅱ型多见,Ⅰ型好发于青中年,Ⅱ型及Ⅲ型常见于中、老年患者,男性居多。

患者可有前驱呼吸道感染,起病多较急,病情急骤进展。急性肾炎综合征(起病急、血尿、蛋白尿、尿少、水肿、高血压)多在早期出现少尿或无尿、进行性肾功能恶化并发展成尿毒症,为其临床特征。患者常伴有中度贫血。Ⅱ型患者约半数可伴肾病综合征,Ⅲ型患者常有不明原因的乏力、发热、关节痛、咯血等系统性血管炎的表现。

(三)辅助检查

1.免疫学检查

可见抗 GBM 抗体阳性(Ⅰ型)、ANCA 阳性(Ⅲ型)。此外,Ⅱ型患者的血循环免疫复合物可呈阳性,可伴血清 C_3 降低。

2.B型超声

常显示双肾增大。

(四)诊断要点

凡急性肾炎综合征伴肾功能急剧恶化,无论是否已达到少尿性急性肾衰竭,应疑及本病并及时进行肾活检。若病理证实为新月体性肾小球肾炎,根据临床和实验室检查能除外系统性疾病,诊断可成立。

(五)治疗要点

包括针对急性免疫介导性炎症病变的强化治疗,以及针对水钠潴留、高血压、尿毒症及感染等的对症治疗两方面。尤其强调尽快进行强化治疗。

1.强化疗法

(1)强化血浆置换疗法:应用血浆置换机分离患者的血浆和血细胞,弃去血浆,以等量正常人的血浆和患者血细胞重新输入体内。通常每日或隔日 1 次,每次置换血浆 2～4L,直到血清抗体(如抗 GBM 抗体、ANCA)或免疫复合物转阴、病情好转,一般需置换 6～10 次。该疗法需配合糖皮质激素及细胞毒药物。适用于各型急进性肾炎,主要适用于Ⅰ型;对Ⅲ型伴有威胁生命的肺出血作用较为肯定、迅速,应首选。

(2)甲泼尼龙冲击伴环磷酰胺治疗:甲泼尼龙 0.5～1g 溶于 5%葡萄糖中静脉点滴,每日或隔日 1 次,3 次为 1 疗程。必要时间隔 3～5d 可进行下 1 疗程,一般不超过 3 个疗程。甲泼尼龙冲击疗法也需辅以泼尼松及环磷酰胺常规口服治疗,方法同前。该疗法主要适用Ⅱ、Ⅲ型,对Ⅰ型疗效较差。

2.替代治疗

对凡急性肾衰竭已达透析指征者,应及时透析。对强化治疗无效的晚期病例或肾功能已无法逆转者,则有赖于长期维持透析。Ⅰ型、Ⅲ型患者肾移植应在血中抗 GBM 抗体、ANCA 转阴后进行。

(六)常用护理诊断/问题

(1)潜在并发症:急性肾衰竭。

(2)体液过多:与肾小球滤过率下降、大剂量激素治疗导致水钠潴留有关。

(3)知识缺乏:缺乏自我照顾的有关知识。

（七）护理指导

1.密切观察病情

观察患者尿量、血压、水肿、血电解质、肾功能的变化，警惕心力衰竭、尿毒症、高血压急症、电解质紊乱的发生。

2.观察用药不良反应

尤其是强化治疗时激素及环磷酰胺的不良反应。

3.发生急性肾衰竭

具体护理指导参见本章“急性肾损伤”一节。

（八）健康指导

1.休息

患者应注意休息，避免劳累。急性期绝对卧床休息，时间较急性肾小球肾炎者更长。指导患者注意生活规律，避免过劳，防止受凉，注意个人卫生，预防感染，以免导致肾功能恶化。

2.按医嘱坚持用药

不得自行停药或减量，避免应用对肾脏有损害的药物，如链霉素、庆大霉素、卡那霉素等。

3.自我病情监测与预防的指导

向患者解释如何监测病情变化以及病情好转后仍需较长时间的随访，以防止疾病复发及恶化。

4.预后指导

患者若能得到及时明确诊断和早期强化治疗，预后可得到显著改善。但本病缓解后以逐渐转为慢性肾衰竭较为常见，患者应特别注意保护残存肾功能，延缓疾病进展和慢性肾衰竭的发生。

三、慢性肾小球肾炎

慢性肾小球肾炎（CGN）简称慢性肾炎，是一组以血尿、蛋白尿、高血压和水肿为临床表现的肾小球疾病。起病隐匿，程度轻重不一，病程冗长，病情迁延，可有不同程度的肾功能减退，最终将发展为慢性肾衰竭的肾小球疾病。

（一）病因和发病机制

绝大多数慢性肾炎患者的病因尚不清楚，仅有少数慢性肾炎是由急性肾炎发展所致（直接迁延或临床痊愈若干年后再现）。慢性肾炎多为免疫介导炎症。导致病程慢性化的机制除免疫因素外，非免疫非炎症因素起重要作用。病理变化一般分为：①增生性，系膜增生性肾小球肾炎（包括 IgA 和非 IgA 系膜增生性肾小球肾炎）、系膜毛细血管性肾小球肾炎、膜性肾病及局灶节段性肾小球硬化；②硬化性，包括局灶性或弥散性肾小球硬化。病变进展至后期，所有上述不同类型病理变化均可转化为程度不等的肾小球硬化，相应肾单位的肾小管萎缩、肾间质纤维化。疾病晚期肾脏体积缩小、肾皮质变薄，病理类型均可转化为硬化性肾小球肾炎。

（二）临床表现

大多数病例隐匿起病，病程冗长，病情多缓慢进展。由于不同病理类型，临床表现不一致，多数病例以水肿为首现症状，轻重不一。轻者仅面部及下肢微肿，重者可出现肾病综合征。有的病例则以高血压为首发症状而发展为慢性肾小球肾炎。亦可表现为无症状蛋白尿及血尿，或仅出现多尿及夜尿。或在整个病程无明显体力减退，直至出现严重贫血或尿毒症为首发症状。一般根据临床表现不同，分为以下五个亚型。

1.普通型

较为常见，病程迁延，病情相对稳定，多表现为轻度至中度的水肿、高血压和肾功能损害。尿蛋白(＋～＋＋＋)，离心尿红细胞＞10 个/HP 和管型尿等。病理改变以系膜增殖局灶节段系膜增殖性和膜增殖、肾小球肾炎为多见。

2.肾病型

除具有普通型的表现外，主要表现为肾病综合征、24h 尿蛋白定量＞3.5g、血清白蛋白低于 30g/L、水肿一般较重和伴有或不伴有高脂血症。病理分型以微小病变、膜性、膜增殖、局灶性肾小球硬化等为多见。

3.高血压型

除上述普通型表现外，以持续性中等度血压增高为主要表现，特别是舒张压持续增高，常伴有眼底视网膜动脉细窄、纡曲和动、静脉交叉压迫现象，少数可有絮状渗出物和(或)出血。病理以局灶节段肾小球硬化和弥漫性增殖为多见，或晚期不能定型或多有肾小球硬化表现。

4.混合型

临床上既有肾病型表现又有高血压型表现，同时多伴有不同程度肾功能减退征象。病理改变可为局灶节段肾小球硬化和晚期弥漫性增殖性肾小球肾炎等。

5.急性发作型

在病情相对稳定或持续进展过程中，由于细菌或病毒等感染或过劳等因素，经较短的潜伏期(多为 1～5d)，而出现类似急性肾炎的临床表现，经治疗和休息后可恢复至原先稳定水平或病情恶化，逐渐发生尿毒症；或是反复发作多次后，肾功能急剧减退出现尿毒症一系列临床表现。病理改变以弥漫性增殖、肾小球硬化基础上出现新月体和(或)明显间质性肾炎。

(三)辅助检查

1.尿液检查

早期可表现为程度不等的蛋白尿和(或)血尿，可有红细胞管型、部分患者出现大量蛋白尿。

2.血液检查

早期血常规检查多正常或轻度贫血，晚期红细胞计数和血红蛋白明显下降。血尿素氮(BUN)、血肌酐增高。

3.肾功能检查

晚期血肌酐和血尿素氮增高，内生肌酐清除率明显下降。

4.超声检查

早期肾大小正常，晚期可出现对称性缩小，结构紊乱、皮质变薄。

(四)治疗

1.一般治疗

防止呼吸道感染，切忌劳累，勿使用对肾有毒性作用的药物。有明显高血压、水肿者或短期内有肾功能减退者，应卧床休息，并限制食盐的摄入量为 2～3g。对尿中丢失蛋白质较多、肾功能尚可者，宜补充生物效价高的动物蛋白，如鸡蛋、牛奶、鱼类和瘦肉等，已有肾功能减退者(内生肌酐清除率在30mL/min左右),应适量限制蛋白质在30g左右,必要时加口服适量必需氨基酸。

2.激素、免疫抑制药治疗

一般不主张积极应用,但患者肾功能正常或仅轻度受损、肾体积正常、病理类型较轻(如轻度系膜增生性肾炎、早期膜性肾病等)、尿蛋白较多、如无禁忌证可试用,无效者逐步撤去。

3.控制高血压

慢性肾炎氮质血症和肾实质性高血压常提示预后不良,持续或重度肾性高血压又可加重氮质血症。常用药物为卡托普利每次12.5～25mg,每日2～3次;或贝那普利(洛汀新)每日1～2次,每次10mg;或依那普利10mg;每日1次。或西那普利2.5～5mg,每日1次。贝那普利、西那普利与依那普利为长效ACEI,若未能控制高血压,可加用氨氯地平5～10mg,每日1～2次。

4.对氮质血症处理

(1)短期内出现氮质血症或第1次出现,或在近期有进行性升高者均应卧床休息、限制过多活动。

(2)饮食与营养:对无明显水肿和高血压者不必限制水分和钠盐摄入,适当增加水分以增加尿量十分重要;对轻、中度氮质血症患者不限制蛋白质摄入,以维持体内正氮平衡,特别是每日丢失蛋白质量较多的患者更应重视;对大量蛋白尿伴轻度氮质血症时可增加植物蛋白,如大豆等;重度氮质血症或近期内进行性氮质血症者适当限制蛋白质摄入。

(3)关于尿量与尿渗透浓度:一般慢性肾炎氮质血症患者尿渗透浓度常在400mOsm/L或以下,若每日尿量仅1L,则不足以排出含氮溶质,故应要求尿量在1.5L或以上,适当饮水或喝淡茶可达到此目的,必要时可间断服用利尿药。

5.抗凝治疗

肾功能常有不同程度的改善,对顽固性或难治性肾静脉血栓形成者,经肾动、静脉插管术注射尿激酶20万U治疗肾静脉血栓形成取得良好疗效。

6.高尿酸血症的处理

少数慢性肾炎氮质血症患者合并高尿酸血症。血尿酸增高与内生肌酐清除率降低并不呈比例,说明高尿酸血症不是氮质血症的结果,使用别嘌醇降低血尿酸可改善肾功能,但剂量宜小,用药时间要短,减药要快。不宜用增加尿酸排泄的药物。

(五)护理指导

1.基础护理

(1)休息与活动:指导患者加强休息,强调休息的重要性以取得合作。

(2)饮食护理:给予高维生素、适量蛋白质、低磷、低盐饮食。对于氮质血症的患者,应限制蛋白摄入,一般为0.5～0.8g/(kg·d),高血压患者应限制钠的摄入。水肿时应限制水分的摄入。

(3)心理护理:此病缓慢进展,病程较长,预后差,应指导患者避免长期精神紧张、焦虑、抑郁等。

2.疾病护理

(1)观察病情:记录24h液体出入量,监测尿量变化;定期量患者体重,观察水肿的消长情况;监测患者生命体征,尤其是血压,观察有无左心衰和高血压脑病的表现;密切观察实验室检查结果,包括尿常规、肾小球、滤过率、血尿素氮、血肌酐、血浆蛋白、血清电解质等。

(2)用药护理:观察肾上腺素激素的作用效果和不良反应,观察免疫抑制药用后的不良反应。使用利尿药时,观察药物疗效及不良反应。长期使用利尿药应监测血清电解质和酸碱平衡情况,有无低血钾、低血钠、低氯性碱中毒。长期服用降压药者,嘱患者不可擅自改变药物剂量或停药。

3.健康指导

(1)饮食指导:鼓励患者进食高维生素、优质低蛋白质、低磷、低盐饮食。少尿时限制含钾食物。

(2)日常活动:指导患者生活规律,心情愉悦,避免劳累、受凉、感冒,注意休息。防止呼吸道感染。注意个人卫生,预防泌尿道感染。

(3)用药指导:指导患者避免使用对肾功能有害的药物;介绍各类降压药的疗效、不良反应和使用时注意事项。

(4)自我病情监测、指导:慢性肾炎病程长,需定期随访疾病的进展,包括肾功能、血压、水肿等的变化。

(5)定期门诊随访。

四、肾病综合征

肾病综合征(NS)是临床常见的一组肾脏疾病综合征,以大量蛋白尿(≥3.5g/d)、低白蛋白血症(人血白蛋白≤30g/L)以及不同程度的水肿、高脂血症为主要特征。

(一)病因及发病机制

对于肾病综合征的分类首先根据病因分为原发性和继发性,前者是指原发于肾脏本身的肾小球疾病,其发病机制为免疫介导性炎症所致的肾损害,后者是指继发于全身性或其他系统疾病的肾损害。原发性和继发性肾病综合征的病理类型有多种,其中常见的类型见表4-2-1。

表4-2-1 肾病综合征的分类及常见病理类型

原发性肾病综合征	继发性肾病综合征
微小病变性肾脏病	系统性红斑狼疮肾炎
局灶节段性肾小球硬化	糖尿病肾病
非IgA型系膜增生性肾小球肾炎	乙型肝炎病毒相关性肾炎
IgA肾病	过敏性紫癜
膜性肾病	肾淀粉样变性病
膜增生性肾小球肾炎	骨髓瘤性肾脏病

续表

原发性肾病综合征	继发性肾病综合征
	淋巴瘤或实体肿瘤性肾脏病
	药物或感染引起的肾病综合征

(二)临床表现

NS最典型表现常被称为“三高一低”,其中,“三高”为高度水肿、高脂血症及大量蛋白尿,“一低”为低蛋白血症。

1.大量蛋白尿

肾小球滤过膜电荷屏障和分子屏障功能受损,对血浆中蛋白的通透性增加,当原尿中蛋白含量超过肾小管重吸收能力时,蛋白从尿中丢失,形成大量蛋白尿。

2.血浆白蛋白浓度的改变

(1)低白蛋白血症:尿液中丢失大量血浆白蛋白,同时蛋白分解代谢增强,导致低蛋白血症。患者消化道黏膜水肿导致食欲缺乏,蛋白摄入不足,可进一步加重低蛋白血症。

(2)其他血浆蛋白成分的变化:除血浆白蛋白浓度下降外,还有其他血浆蛋白成分的变化,这些血浆蛋白质成分的改变可以造成机体功能紊乱。例如:激素结合蛋白随尿液的丢失会导致体内一系列内分泌和代谢紊乱;免疫球蛋白和补体成分的丢失则会导致NS患者免疫力降低,易致感染;凝血及纤溶有关的蛋白质变化,易导致NS患者的血栓形成,结合蛋白的变化则与贫血有关。

3.水肿

低白蛋白血症引起血浆胶体渗透压下降,水分从血管腔进入组织间隙,是NS水肿的重要原因。当组织间液的水容量增长超过5kg,即可出现临床可察觉的可凹性水肿。水肿程度一般与低蛋白血症的程度相一致,严重时可有胸腔积液、腹腔积液心包积液等。因肺间质中压力较低,当左心室充盈压力稍上升时,即可呈现明显的肺水肿表现。NS患者的水肿情况可以提示病情变化,如出现一侧下肢与体位无关的固定性水肿时应怀疑下肢深静脉血栓形成;下肢水肿较轻而有顽固、严重腹腔积液时应怀疑肝静脉血栓形成等。

4.高脂血症

高脂血症发生的主要原因是肝脏脂蛋白合成增加和外周组织利用及分解减少。患者表现为高胆固醇血症和(或)高甘油三酯血症,伴低密度脂蛋白(LDL)及极低密度脂蛋白(VLDL)浓度的增加,高密度脂蛋白(HDL)正常或稍下降。高脂血症是NS患者动脉硬化高发的原因,并与血栓的形成及进行性肾小球硬化有关。

(三)辅助检查

1.实验室检查

(1)尿液检查:尿蛋白定性一般为++～++++,24h尿蛋白定量≥3.5g,尿中可见红细胞、颗粒管型等。

(2)血液检查:血浆白蛋白低于30g/L,血中胆固醇、甘油三酯、LDL及VLDL均可升高。

(3)肾功能检查:内生肌酐清除率正常或降低,血肌酐、尿素氮可正常或升高。

2.肾脏活体组织检查

可明确肾小球病变的病理类型,帮助指导治疗及判断预后。

3.肾脏B超检查

双侧肾脏正常或缩小。

(四)诊断

肾病综合征的诊断标准为大量蛋白尿(尿蛋白≥3.5g/d)、低白蛋白血症(血浆白蛋白≤30g/L)、水肿、高脂血症。前两项是诊断肾病综合征的必备条件。临床上只要满足该两项必备条件,肾病综合征的诊断即可成立。

(五)治疗要点

1.一般治疗

(1)水肿的患者适当休息,以增加肾血流量、利尿、缓解水钠潴留,并适当限制水和钠盐的摄入。

(2)病情稳定的患者应保持适度的床上或床旁活动,以防止静脉血栓的形成。

(3)根据患者的实际情况,肾功能良好的患者给予正常量的优质蛋白,肾功能减退者则给予优质低蛋白饮食。

2.利尿消肿

大部分患者在使用激素并限制水、钠摄入后可以达到利尿消肿的目的。经上述处理仍不能消肿者可以适当选用利尿剂。根据利尿剂作用机制和部位的不同可以分为:①渗透性利尿剂,如羟乙基淀粉、白蛋白或血浆等;②噻嗪类利尿剂,如氢氯噻嗪;③袢利尿剂,如呋塞米;④保钾利尿剂,如螺内酯。

3.免疫抑制治疗

免疫抑制治疗是肾病综合征的主要治疗方法,主要应用糖皮质激素、环磷酰胺及环孢素等。

4.降脂治疗

高脂血症可加速肾小球疾病的进展,增加患者心、脑血管病的发生率,因此在治疗过程中必须重视。大多数患者除低脂饮食外还需要给予降脂药物,常用他汀类(如辛伐他汀、普伐他汀等)。

5.抗凝治疗

由于凝血因子的改变及激素的使用等原因,患者血液常处于高凝状态,易发生血栓、栓塞,尤其是在患者血浆白蛋白<20g/L时,更易合并静脉血栓的形成。因此,根据病情给予合适的抗凝治疗十分必要。

6.其他

最近有研究报道除了以往所知的T细胞以外,B细胞也参与了原发性肾病综合征的发病机制。因而近年来已有不少报道应用抗CD20单克隆抗体(如美罗华)治疗肾病综合征。其作用是抑制CD20介导的B细胞增殖和分化,从而清除B细胞,达到治疗原发性肾病综合征的目的。

（六）护理评估

1.尿液评估

询问患者尿液的量、颜色、性状及透明度的变化。

2.水肿评估

详细询问患者水肿的发生时间、部位、程度、特点、消长情况，以及有无胸闷、气促、腹胀等胸腔、腹腔、心包积液的表现，皮肤有无破损、压疮。

3.血栓栓塞及出血风险评估

观察患者双下肢是否对称，有无胸闷、憋气等栓塞表现，使用抗凝剂的患者评估其皮肤黏膜有无出血、尿色有无变化等。

（七）护理指导

1.病情观察

（1）尿量变化：如发现患者血压突然下降，尿量突然减少甚至无尿，应及时通知医生，警惕循环衰竭或急性肾损伤。

（2）深静脉、肾静脉血栓的观察：每日测量双下肢腿围，询问患者有无一侧肢体突然肿胀，有无浅表静脉曲张，皮肤有无由暖变冷，甚至苍白等深静脉血栓的表现；有无腰痛、肾绞痛、肉眼血尿；有无胸痛、胸闷、呼吸困难，有无口渴、烦躁等情况，警惕肺栓塞的发生。

（3）监测体重变化：指导患者每日正确测量体重，并由护士进行记录。

（4）监测水肿变化：每日观察患者皮肤有无凹陷性水肿以及水肿有无进行性加重，尤其是颜面、下肢、阴囊等处的水肿情况；伴有腹腔积液的患者每日测量腹围；观察患者水肿部位随体位改变而移动的情况有无改变或加重。

（5）观察患者的皮肤有无破溃、感染，有无压疮形成。

2.饮食护理

一般给予正常量的优质蛋白，但当肾功能受损时，应根据肾小球滤过率调整蛋白质的摄入量，供给足够的热量；少食富含饱和脂肪酸的动物脂肪，并增加富含可溶性纤维的食物，以控制高脂血症；注意维生素及铁、钙等的补充；对严重水肿患者给予低盐饮食。

3.用药护理

（1）利尿剂：治疗原则是不宜过快过猛。使用利尿剂要预防水电解质紊乱，特别是低钾血症、低钠血症，应当定时监测患者的生化检查中的各项指标变化。严格记录患者出入量及体重，密切观察尿量及血压变化，避免因过度利尿导致血容量不足，加重血液高凝状态。

（2）糖皮质激素：使用原则为起始剂量要足、疗程要长、减药要慢和小剂量维持治疗。长期应用者可出现感染、胃溃疡、骨质疏松、血压和血糖紊乱等并发症，少数患者甚至还可发生股骨头无菌性缺血性坏死。因此，服药期间询问患者有无骨痛、抽搐等症状，遵医嘱及时补充钙剂和活性维生素 D，以防骨质疏松；观察患者有无腹痛及黑便等消化道出血症状；观察患者有无感染征象，监测患者生命体征变化，做好皮肤、口腔护理，预防感染；观察患者血压、血糖、尿糖的变化；嘱患者不得自行增减药量或停药；口服激素的患者应饭后服用，以减少对胃黏膜的刺激；因为长期口服激素的患者常会有“满月脸，水牛背”的改变，护士应耐心向患者讲解药物的不良反应，做好心理辅导。

(3)环磷酰胺:使用该药物的患者易发生胃肠道反应、出血性膀胱炎等,所以应密切观察患者尿液颜色,并鼓励患者多饮水,以促进药物从尿中排出,减少出血性膀胱炎的发生;观察患者有无恶心、呕吐、畏食等消化道不适症状,以及脱发、皮疹、腹痛等表现;定期监测患者血常规。

(4)抗凝药物:定期检查患者凝血时间、凝血酶原及血小板计数,注意观察有无出血倾向;观察患者有无皮肤瘀斑的表现,有无黑便、尿液颜色加深等出血的表现;备用鱼精蛋白等拮抗剂,以对抗因肝素引起的出血。

(5)利妥昔单克隆抗体的应用:该类药物的不良反应主要出现在注射后前几小时,尤其在第 1 次静脉注射时明显,且与静脉注射速度有关,主要表现为过敏反应(荨麻疹、气管痉挛、呼吸困难、喉头水肿等)、发热、寒战、恶心等,对心血管系统可致高血压或直立性低血压,毒副作用大多为轻到中度,减慢输注速度,使用前给予盐酸异丙嗪、地塞米松及苯海拉明等能有效减少毒副作用的发生。

4.并发症的预防及护理

1)感染

(1)自我检测:指导患者注意自身体温变化,告知患者出现发热、咽痛、咳嗽、胸痛、尿痛等症状大多提示有感染存在。

(2)指导患者养成良好的卫生习惯:加强口腔护理,进餐后、睡前、晨起用生理盐水或氯己定溶液、碳酸氢钠溶液交替漱口,口腔黏膜有溃疡时,可增加漱口次数或遵医嘱用药;保持皮肤清洁,尽量穿柔软宽松的清洁衣裤,勤剪指甲,蚊虫蜇咬时应正确处理,避免抓伤皮肤;预防泌尿系感染,注意个人卫生,勤换内衣裤等。

(3)预防外源性的感染:保持病室的整洁、空气清新,开窗通风;每日用紫外线照射;每日用消毒液擦拭家具、地面;叮嘱患者注意保暖,防止受凉;限制探视人数,避免到人群聚集的地方或与有感染迹象的患者接触;护士严格无菌操作,对白细胞或粒细胞严重低下的患者实行保护性隔离,向患者及家属解释其必要性,使其自觉配合。

2)血栓和栓塞

血栓和栓塞是肾病综合征严重的、致死的并发症之一,常见的是肾静脉血栓及其脱落后形成的肺栓塞。

(1)病情观察:观察患者是否有一侧肢体突然肿胀,触摸肢体相关动脉搏动情况,有无深静脉、肾静脉血栓及肺栓塞的表现。

(2)护理指导:①每日测量双侧下肢肢体的腿围情况(测量髌骨下缘以下 10cm 处,双侧下肢周径差>1cm 有临床意义)。②密切追踪患者血、尿各项检查结果,如尿蛋白突然升高,也应怀疑肾静脉血栓形成的可能。③指导患者做床上足踝运动,如屈曲、背屈、旋转,教会患者后指导其主动运动,增加下肢血液循环。患者肢体水肿症状减轻时,在医生准许的情况下可鼓励患者适当下床活动,促进静脉回流,防止血栓形成。④根据病情进行双下肢血液循环驱动泵的治疗,以促进血液循环,已存在下肢血栓的患者禁用。

3)急性肾损伤

监测患者肾功能的变化,如患者无明显诱因出现少尿、无尿,扩容利尿无效,及时通知医生。

5.水肿的护理

(1)水肿较重的患者应注意衣着柔软、宽松。

(2)长期卧床的患者应协助其经常变换体位,防止发生压疮;胸腔积液者应半卧位,下肢水肿患者应抬高双下肢30°～40°。

(3)保持皮肤清洁干燥,保持床单位平整、无渣屑,嘱患者勿搔抓皮肤。

(4)注意水肿患者的各项穿刺,如肌内注射时,应先将水肿皮肤推向一侧后进针,拔针后用无菌干棉签按压穿刺部位,以防进针口渗液而发生感染。

(5)阴囊水肿患者应两腿自然分开,保持阴囊清洁干燥,必要时用三角巾托起阴囊,避免局部水肿加重及摩擦导致皮肤破损。

(6)指导家属及患者使用芒硝外敷减轻水肿。

(八)健康教育

1.疾病知识

肾病综合征较易复发,因此应向患者及家属讲解本病特点及如何预防并发症,如避免受凉,注意个人卫生、预防感染,并适当活动,以免发生肢体血栓等。

2.用药指导

向患者讲解药物作用、注意事项及不良反应,叮嘱其不可擅自增减量或停用药物。

3.自我管理

告知患者根据病情合理安排饮食,指导患者控制血压,监测水肿、尿蛋白和肾功能的变化。定期随访。

第三节　急性肾损伤

急性肾损伤(AKI)是影响肾脏结构和功能的疾病状态之一,特征为肾功能的急性减退,涵盖急性肾衰竭(ARF)。AKI是临床综合征,由多种不同病因引起,包括急性肾小管坏死、急性间质性肾炎、急性肾小球和血管性肾脏病、肾前性氮质血症和急性肾后性梗阻性疾病。AKI综合征涵盖了直接导致肾结构损伤以及急性肾功能损伤的疾病。

2012年美国K/DOQI专家组提出对AKI的分期方法,将AKI分为3期(表4-3-1)。

表4-3-1　AKI分期诊断标准

分期	血肌酐	尿量
1	升高达基础值的1.5～1.9倍;或升高达≥26.5μmol/L(≥0.3mg/dL)	＜0.5mL/(kg·h),持续6～12h
2	升高达基础值的2～2.9倍	＜0.5mL/(kg·h),连续≥12h
3	升高达基础值的3倍以上;或升高达≥353.6μmol/L(≥4mg/dL);或开始肾脏替代治疗;或年龄＜18岁,GFR下降＜35mL/(min·1.73m^2)	持续24h＜0.3m/(kg·h);或无尿≥12h

一、病因及发病机制

AKI是由多种病因引起的急性肾脏损伤性病变，根据病因作用于肾脏部位的不同，可分为肾前性、肾性及肾后性三类。

1.肾前性

血容量不足与心脏泵功能明显降低导致的肾脏灌注不足有关。血容量不足常见于：①消化道失液，如呕吐、腹泻等。②各种原因引起的大出血，大量出血致低血容量甚至休克。③皮肤大量失液，见于中暑及大量出汗。④过度利尿等，心排血量严重不足常见于充血性心力衰竭、急性心肌梗死、心脏压塞、肾动脉栓塞或血栓形成、大面积肺栓塞、严重心律失常。

2.肾性

直接损害肾实质发生的急性病变，如急性肾小管损伤或坏死、急性肾小球及肾小血管疾病、急性肾间质性疾病、肾血管性疾病。

3.肾后性

尿路梗阻或排尿功能障碍（如肿瘤、结石、前列腺增生等）所致的AKI。常见病因：①输尿管结石；②尿道梗阻；③膀胱颈梗阻；④前列腺增生肥大或癌；⑤膀胱肿瘤；⑥盆腔肿瘤蔓延、转移或腹膜后纤维化所致的粘连、压迫输尿管、膀胱、尿道等。

二、临床表现

AKI的临床表现和病因与所处AKI分期不同有关，差异性很大。主要临床表现如下。

1.尿量改变

AKI发病时，尿量骤减或逐渐减少，由于致病原因不同，病情轻重不一，少尿持续时间不一致。AKI 1～2期的患者少尿期较短，如果致病因素解除，很快进入多尿期或尿量恢复正常。AKI 3期患者少尿期一般为1～2周，但少数患者少尿可持续1～3个月以上。

2.水、电解质和酸碱平衡紊乱

(1)水过多：见于水分控制不严格，摄入量或补液量过多，再加体内本身的内生水。随少尿期延长，易发生水过多，表现为稀释性低钠血症、软组织水肿、体重增加、高血压、急性心力衰竭、肺水肿和脑水肿等。

(2)高钾血症：正常人90%的钾离子从肾脏排泄。AKI少尿期由于尿液排钾减少，若同时体内存在高分解状态，如挤压伤时肌肉坏死、血肿和感染等；热量摄入不足所致体内蛋白分解、释放出钾离子；酸中毒时细胞内钾转移至细胞外；有时可在几小时内发生严重高钾血症。可表现为：①神经肌肉系统，四肢及口周感觉麻木，极度疲乏、肌肉酸痛、肢体苍白、湿冷；②消化道症状，恶心、呕吐；③心血管系统，室性心动过速、心室扑动和心室纤颤。

(3)代谢性酸中毒：AKI时，由于酸性代谢产物排出减少，肾小管泌酸能力和保存碳酸氢钠能力下降，致使血浆 HCO_3^- 浓度有不同程度下降；在高分解状态时降低得更多、更快，从而导致代谢性酸中毒。

(4)低钙血症、高磷血症：低钙血症多由于高磷血症引起，正常人摄入的磷酸盐60%～

80%经尿液排出。AKI少尿期常有轻度血磷升高,伴有代谢性酸中毒时,高磷血症的表现更为突出,常见临床表现有:①消化道症状,恶心、呕吐、腹痛、腹胀等;②心律失常,心动过速、QT间期延长;③精神症状,可有精神亢奋、胡言乱语等。

(5)低钠血症和低氯血症:两者多同时存在。低钠血症临床上表现疲乏、恶心、呕吐、嗜睡、严重者出现低渗昏迷等。低氯血症可出现腹胀或呼吸表浅、抽搐等代谢性碱中毒表现。

(6)高镁血症:严重高镁血症可引起呼吸抑制和心肌抑制,应予警惕。高镁血症的心电图改变表现为P-R间期延长和QRS波增宽。当高钾血症纠正后,心电图仍出现P-R间期延长及(或)QRS增宽时应怀疑高镁血症的可能。

3.心血管系统表现

(1)高血压:肾缺血时神经体液因素作用促使收缩血管的活性物质分泌增多,或水过多引起容量负荷增加均可导致高血压。

(2)急性肺水肿和心力衰竭:是少尿期常见死因。主要为体液潴留引起,但高血压、严重感染、心律失常和酸中毒等均为影响因素。

(3)心律失常:多由高钾血症引起,如不同程度房室传导阻滞和束支传导阻滞、室性心动过速、心室颤动。

4.消化系统表现

常见症状为食欲显著减退、恶心、呕吐、腹胀、呃逆或腹泻等。

5.神经系统表现

部分患者早期表现为疲倦、精神较差。若早期出现意识淡漠、嗜睡或烦躁不安甚至昏迷,提示病情危重,应及早实施RRT。

6.血液系统表现

贫血是部分患者较早出现的征象,其程度与原发疾病、病程长短、有无出血并发症等密切相关。严重创伤、大手术后失血、溶血性贫血、严重感染等情况,贫血多较为严重;可发生弥散性血管性凝血(DIC),临床表现为出血倾向、血小板减少、消耗性低凝血症及纤维蛋白溶解等征象。

三、辅助检查

1.血液检查

早期可有程度较轻的贫血。常见有血肌酐和尿素氮进行性上升。血钾浓度升高也较常见,血清钠浓度可正常或偏低,血钙可降低,血磷升高。

2.尿常规

尿液外观多浑浊、颜色深。尿蛋白多为+～++,以中、小分子蛋白质为主;尿沉渣镜检可发现肾小管上皮细胞、上皮细胞管型、颗粒管型、红细胞、白细胞和晶体存在;如为肾前性氮质血症,尿比重多在1.02以上,尿钠小于20mmol/L,尿渗透压大于500mOsm/(kg·H_2O),如为急性肾小管坏死,尿比重多在1.012以下,尿钠大于40mmol/L,尿渗透浓度低于350mOsm/(kg·H_2O)。

3.其他检查

泌尿系统B超检查用于排除尿路梗阻。

4.肾活检

是重要的诊断手段。在明确无肾前性及肾后性原因时,对于病因不明确的肾性 AKI,如无禁忌证,应尽早进行肾活检。

四、诊断

根据原发疾病,临床表现和辅助检查可做出诊断。诊断标准按照 K/DOQI 指南提出的 AKI 分期诊断标准(表 4-3-1),或者结合急性透析质量倡议(ADQI)提出的 RIFLE 分层诊断标准(表 4-3-2)来确诊。

表 4-3-2 急性肾损伤 RIFLE 分层诊断标准

分层	肾小球功能指标	尿量
高危阶段	Scr↑×1.5 或 GFRI>25%	<0.5mL/(kg·h)持续 6h
损伤阶段	Scr↑×2.0 或 GFRI>50%	<0.5mL/(kg·h)持续 12h
衰竭阶段	Scr↑×3 或 4mL/dL 或 GFR↓>75%	<0.3mL/(kg·h)或无尿持续 12h
丢失阶段	肾功能丧失持续 4 周以上	
终末期肾脏病(ESRD)	肾功能丧失持续 3 个月以上	

四、治疗

(一)及时纠正可逆性病因,尽早干预治疗

在 AKI 起始期及时干预能最大限度地减轻肾脏损伤,促进肾功能恢复。对于各种严重外伤、严重脓毒血症、心力衰竭、急性失血等都应积极治疗。

(二)营养支持治疗

优先通过胃肠道提供营养,重症 AKI 患者常有明显胃肠道症状,可先从胃肠道补充部分营养让患者胃肠道适应,然后逐渐增加热量。酌情限制水、钠盐及钾盐的摄入。

(三)并发症治疗

1.容量过负荷

少尿期患者应严密观察每日出入量及体重变化。每日补液量应为显性失液量加上非显性失液量减去内生水量。

2.高钾血症

高血钾是 ARF 的重要死亡原因之一。高钾血症患者要禁用库血、限制摄入含钾高的食物、纠正酸中毒。当血钾>6.5mmol/L 时应紧急处理。

(1)10%葡萄糖酸钙 10~20mL 缓慢静脉注射,可拮抗钾对心肌的毒害作用。

(2)5%碳酸氢钠静脉注射。

(3)10%葡萄糖液 500mL 加胰岛素 10U 静脉滴注,可促进糖原合成促使钾进入细胞内。

(4)阳离子交换树脂 15~20g 口服,每日 3~4 次。

(5)血液透析清除钾。

3.代谢性酸中毒

当血浆实际碳酸氢根低于15mmol/L时，应给予5%碳酸氢钠100～250mL静脉滴注，并动态监测动脉血气。

4.急性左侧心力衰竭

通过透析清除水分，治疗容量过负荷所致的心力衰竭最为有效。

5.感染

尽早根据细菌培养和药物敏感试验合理选用对肾脏无毒性作用的抗生素治疗，并注意调整药物剂量。

（四）血液透析或腹膜透析治疗

早期预防性透析治疗可减少急性肾衰竭发生感染、出血和昏迷等威胁生命的并发症。透析指征：①有水钠潴留或急性左侧心力衰竭者；②严重高钾血症，血钾＞6.5mmol/L；③高分解代谢状态；④无高分解代谢状态，但无尿2d或少尿4d以上；⑤血肌酐442μmol/L或血尿素氮为21.4～28.6mmol/L及以上；⑥二氧化碳结合力在13mmol/L以下；⑦少尿2d以上，并伴有体液过多、持续呕吐、烦躁或嗜睡、血钾在6mmol/L以上、心电图疑有高血钾图形等任何一种情况者。

（五）恢复期治疗

恢复期治疗主要根据患者的情况加强营养和增加活动量来治疗，定期随访肾功能，避免使用肾毒性的药物。

五、常见护理问题及相关措施

（一）体液过多

1.相关因素

与肾小球滤过功能受损有关。

2.临床表现

出现水肿、胸腔积液等，甚至出现呼吸困难、端坐呼吸等症状。

3.护理指导

（1）准确记录24h出入量，密切观察生命体征的变化，尤其是血压的情况。每日定时测量体重并记录。

（2）观察有无水肿及水肿的部位、程度、范围，观察有无头晕、乏力、心悸、呼吸困难等心力衰竭表现；观察有无头痛、嗜睡、意识障碍、共济失调等水中毒或稀释性低钠血症的症状。

（3）监测血肌酐、血尿素氮及血电解质的变化，发现异常及时处理。

（4）维持出入液量平衡。①少尿期严格控制水、钠摄入：在纠正原有的体液缺乏后，每日的入液量应为前一天的尿量加上显性失水量（包括大便、呕吐物、渗出液、引流液等的总和）和非显性失水量，约500mL。如果有发热，体温每增加1℃，应增加入液量0.1mL/(kg·h)。钠的摄入应不超过丢失量。少尿期还应注意避免含钾高的食物，如香蕉、橘子、蘑菇、牛瘦肉、海带、豆制品等的摄入，以免加重高钾血症。②多尿期应预防脱水及水电解质紊乱：多尿期一般用半量等渗盐水补充排出的尿量，如果尿素氮<21.4mmol/L，即使体液呈负平衡和体重下降，也不宜补液，但可自由饮水。若尿量持续在 3000～4000mL/d，应注意有无低血钾的表现，如食欲缺乏、恶心、呕吐、乏力等。

在实际应用中，补液量的计算一般以 500mL 为基础补液量，再加前一天的出液量。下列几点可作为观察补液量是否合适的指标：①皮下无水肿或脱水征象；②每日体重不增加，若体重增加超过 0.5kg，提示补液过多；③血清钠浓度正常，若偏低，且无失盐基础，提示体液潴留；④中心静脉压在 6～10cmH_2O，若高于 12cmH_2O，提示体液过多；⑤胸部 X 线片示血管影正常，若显示肺充血征象，提示体液潴留；⑥心率快、血压升高、呼吸加速，若无感染征象，应怀疑体液过多。

(5)若应用利尿药和降压药时，应观察用药疗效，即密切观察患者的尿量和血压变化，根据病情随时调整药物的剂量。少尿时应慎用保钾利尿药和血管紧张素转化酶抑制药，以免诱发高血钾。

(二)营养失调：低于机体需要量

1.相关因素

与摄入营养不足、消耗增加有关。

2.临床表现

出现低蛋白血症、电解质紊乱等症状。

3.护理指导

(1)ARF 患者少尿期的营养非常重要，每日最少摄入糖类 100g，适当限制蛋白质的摄入，为 0.5g/(kg · d)，尽量给予高生物价的动物蛋白，尽量减少钠、钾摄入，进食富含多种维生素和必需氨基酸的食物。

(2)恢复期的患者应适当补充蛋白质，避免食用豆制品。

(3)对恶心、呕吐的患者，遵医嘱予以止吐药，必要时静脉补充营养物质。

(三)有感染的危险

1.相关因素

与机体免疫力下降、透析有关。

2.护理指导

(1)严密观察患者的生命体征，尤其是体温变化，观察有无感染的先驱症状如心动过速、呼吸急促等，及时报告医师予以处理。

(2)注意病室的通风、消毒，限制探视人数和频次，告知患者注意保暖，防止发生交叉感染。

(3)注意口腔、皮肤、会阴部卫生，加强患者的营养支持。卧床患者应注意定时翻身叩背，防止压疮和肺部感染的发生。

六、健康教育

(一)心理指导

AKI 患者治愈后还有一定的心理负担，应做好患者的心理疏导，告知患者治愈后一般无后遗症，在治愈后1～2年避免使用肾毒性药物。

(二)饮食指导

(1)AKI在透析时由于蛋白质的丢失，应进食高优质蛋白饮食，为1.2～1.5g/(kg·d)，恢复期开始给予营养丰富的食物，保证营养的供给。

(2)电解质：少尿期应控制钠盐及含钾高食物的摄入，如腌制食物、罐头、味精含量高的食物、香蕉、橘子等，多尿期则不需多加控制，可根据血电解质的情况适当补充。

(三)用药指导

(1)使用保护肾功能的药物的观察。

(2)禁用对肾脏有毒性的药物，如四环素类、氨基糖苷类、磺胺类及镇痛药等，用药时要认真阅读药物说明书，切莫滥用。

(四)活动与休息指导

AKI少尿期时应以卧床休息为主，恢复期可恢复适量活动，活动量应逐渐增加，以患者自身不感到疲劳为原则，注意劳逸结合。

(五)出院指导

1.出院后应继续监测肾功能恢复情况

一般在出院后3个月、6个月、1年各检查一次，期间若有异常，应及时就医治疗。

2.避免使用肾毒性药物

如非甾体抗炎药、氨基糖苷类药物、四环素类及镇痛药等，对于原发病应积极进行治疗，避免再次诱发AKI。

第四节 慢性肾衰竭

慢性肾衰竭(CRF)又称慢性肾功能不全，是指各种原因造成的慢性进行性肾实质损害，肾单位逐渐硬化，数量减少，肾功能缓慢进行性减退，最终出现代谢产物潴留，水、电解质及酸碱平衡失调，全身各系统受累为主要表现的临床综合征，也称为尿毒症。

一、病因

1.各型原发性肾小球肾炎

膜增殖性肾炎、急进性肾炎、膜性肾炎、局灶性肾小球硬化症等如果得不到积极有效的治疗，最终可导致尿毒症。

2.继发于全身性疾病

如高血压及动脉硬化、系统性红斑狼疮、过敏性紫癜肾炎、糖尿病、痛风等，可引发尿毒症。

3.慢性肾脏感染性疾患

如慢性肾盂肾炎，也可导致尿毒症。

4.慢性尿路梗阻

如肾结石、双侧输尿管结石、尿路狭窄、前列腺肥大、肿瘤等，也是尿毒症的病因之一。

5.先天性肾脏疾患

如多囊肾、遗传性肾炎及各种先天性肾小管功能障碍等,也可引起尿毒症。

6.其他原因

如服用肾毒性药物,以及盲目减肥等均有可能引发尿毒症。

二、发病机制

本病的发病机制未完全明了,主要有以下机制。

1.慢性肾衰竭进行性恶化的发病机制

(1)肾小球高滤过学说:CRF 时残余肾单位肾小球出现高灌注和高滤过状态是导致肾小球硬化和残余肾单位进一步丧失的重要原因之一。高滤过的存在可促进系膜细胞增殖和基质增加,导致微动脉瘤的形成。

(2)肾单位高代谢:CRF 时残余肾单位肾小管高代谢状况,是肾小管萎缩、间质纤维化和肾单位进行性损害的重要原因之一。

(3)肾组织上皮细胞表型转化的作用:在某些生长因子或炎症因子的诱导下,肾小管上皮细胞、肾小球上皮细胞、肾间质成纤细胞均可转变为肌成纤维细胞,在肾间质纤维化、局灶节段性或球性肾小球硬化过程中起重要作用。

(4)某些细胞因子(生长因子)的作用:白细胞介素-1、单个核细胞趋化蛋白-1、血管紧张素Ⅱ、内皮素-1 等均参与肾小球和小管间质的损伤过程,并在促进细胞外基质增多中起重要作用。

(5)其他:在多种慢性肾病动物模型中,均发现肾脏固有细胞凋亡增多与肾小球硬化、小管萎缩、间质纤维化有密切关系,提示细胞凋亡可能在 CRF 进展中起某种作用。此外,近年来发现,过多的醛固酮也参与肾小球硬化和间质纤维化的过程。

2.尿毒症的发生机制

目前一般认为,尿毒症的症状及体内各系统损害的原因,主要与尿毒症毒素的毒性作用有关,同时也与多种体液因子或营养素的缺乏有关。尿毒症毒素是由于绝大部分肾实质破坏.因而不能排泄多种代谢废物和不能降解某些内分泌激素,致使其积蓄在体内起毒性作用,引起某些尿毒症症状。尿毒症分为 3 个阶段:①肾功不全代偿期,GFR>50mL/min,血肌酐<178μmol/L,血尿素氮<9mmol/L;②肾功不全失代偿期,GFR>25mL/min,血肌酐>178μmol/L,血尿素氮>9mmol/L;③肾功衰竭期,GFR<25mL/min,血肌酐>445μmol/L,血尿素氮>20mmol/L。

三、临床表现

1.水、电解质和酸碱平衡失调

(1)水、钠平衡失调:常有水、钠潴留,而发生水肿、高血压和心力衰竭。

(2)钾的平衡失调:大多数患者的血钾正常,一直到尿毒症时才会发生高钾血症。

(3)酸中毒慢肾衰时,代谢产物如磷酸、硫酸等酸性物质因肾的排泄障碍而潴留,肾小管分泌氢离子的功能缺陷和小管制造 NH_3 的能力差，因而造成血阴离子间隙增加，而血 HCO_3^- 浓度下降，这就是尿毒症酸中毒的特征。如二氧化碳结合力<13.5mmol/L，则可有较明显症状，如呼吸深长、食欲缺乏、呕吐、虚弱无力，严重者可昏迷、心力衰竭和(或)血压下降。酸中毒是最常见死因之一。

(4)钙和磷的平衡失调：血钙常降低，很少引起症状。

(5)高镁血症当 GFR<20mL/min 时，常有轻度高镁血症，患者常无任何症状，仍不宜使用含镁的药物。透析是最佳解决方法。

(6)高磷血症：防止血磷升高有利于防止甲状旁腺功能亢进。

2.各系统症状体征

(1)心血管和肺症状：心、肺病变、水钠潴留、肾缺血、肾素分泌增加引起的高血压长期作用于心可引起心力衰竭。血液内尿素过高渗入心包和胸膜可引起纤维素性心包炎和纤维素性胸膜炎，听诊时可听到心包和胸膜摩擦音。心力衰竭可引起肺水肿。血尿素氮从呼吸道排出可引起呼吸道炎症，有时沿肺泡壁可有透明膜形成；肺毛细血管通透性增加，肺泡腔内有大量纤维蛋白及单核细胞渗出，很少中性粒细胞，称为尿毒症性肺炎。

(2)血液系统表现：造血系统主要改变为贫血和出血。贫血原因：①严重肾组织损害时促红细胞生成素产生不足；②体内蓄积的代谢产物，有些如酚及其衍生物可抑制骨髓的造血功能，另一些毒物如胍及其衍生物可缩短红细胞生存期，加速红细胞破坏并可引起溶血；③转铁蛋白从尿中丧失过多，造成体内铁的运输障碍。

尿毒症患者常有出血倾向，表现为牙龈出血、鼻出血、消化道出血等。出血的原因：①毒性物质抑制骨髓，血小板生成减少；②有些患者血小板数量并不减少，却有出血倾向，这可能是由于血液内胍类毒性物质造成血小板功能障碍，使血小板凝聚力减弱和释放血小板第Ⅲ因子的作用降低所致。

(3)神经、肌肉系统症状：疲乏、失眠、注意力不集中是慢性肾衰的早期症状之一，其后会出现性格改变、抑郁、记忆力减退、判断错误，并可有神经肌肉兴奋性增加，尿毒症时常有精神异常、对外界反应淡漠、谵妄、惊厥、幻觉、昏迷等。

(4)胃肠道症状：最早最常见症状。消化系统体内堆积的尿素排入消化道，在肠内经细菌尿素酶的作用形成氨，可刺激胃肠黏膜引起纤维素性炎症，甚至形成溃疡和出血。病变范围广，从口腔、食管直至直肠都可受累。以尿毒性食管炎、胃炎和结肠炎较为常见。患者常有恶心、呕吐、腹痛、腹泻、便血等症状。

(5)皮肤症状：皮肤瘙痒是常见症状，尿毒症患者皮肤常呈灰黄色并有瘙痒，皮肤的颜色与贫血和尿色素在皮肤内积聚有关。体内蓄积的尿素可通过汗腺排出，在皮肤表面形成结晶状粉末称为尿素霜，常见于面部、鼻、颊等处。瘙痒的原因不清楚，可能与尿素对神经末梢的刺激有关。

(6)肾性骨营养不良症：包括纤维性骨炎、肾性骨软化症、骨质疏松症和肾性骨硬化症。

(7)内分泌失调：在感染时，可发生肾上腺功能不全。慢性肾衰竭的血浆肾素可正常或升高，血浆 $1,25\text{-}(OH)_2D_3$ 则降低，血浆红细胞生成素降低。性功能障碍，患儿性成熟延迟。

(8)易于并发感染：尿毒症常见的感染是肺部和尿路感染。

(9)代谢失调及其他：①体温过低基础代谢率常下降，患者体温常低于正常人约1℃；②糖类代谢异常，慢肾衰时原有的糖尿病胰岛素量会减少，因胰岛素降解减少；③高尿酸血症，其升高速度比肌酐和血尿素氮慢；④脂代谢异常。

四、辅助检查

1.血常规检查

可有红细胞计数降低、血红蛋白浓度下降，白细胞计数可升高或降低。

2.肾功能检查

内生肌酐清除率降低，血肌酐和尿素氮进行性上升。

3.血生化检查

血浆蛋白降低，总蛋白为60g/L，血清钾、钠浓度随病情变化。血钙降低，血磷升高。

4.尿液检查

夜尿增多，尿渗透压下降。尿沉渣检查可见红、白细胞、颗粒管型等。

5.影像学检查

影像学检查包括B超、肾区腹部平片、CT，示双肾缩小。

五、预防与治疗

1.治疗基础疾病和使肾衰竭恶化的因素

及时诊断治疗慢性肾衰竭基本疾病，是处理肾衰竭的关键。

2.延缓慢性肾衰竭的发展

(1)饮食治疗。①限制蛋白饮食，减少饮食中蛋白质含量能使血尿素氮(BUN)水平下降，尿毒症症状减轻，还有利于降低血磷和减轻酸中毒，一般根据GFR具体调整蛋白摄入量。②高热量摄入，摄入足量的糖类和脂肪。

(2)必需氨基酸的应用。

(3)控制全身性和(或)肾小球内高压力首选ACE抑制药和血管紧张素Ⅱ受体拮抗药。

(4)其他高脂血症的治疗与一般高血脂者相同，高尿酸血症通常不需治疗。

(5)中医药疗法。

3.水、电解质失调的治疗

(1)水、钠平衡失调，没有水肿的患者不需禁盐有水肿者，应限制盐和水的摄入。如水肿较重，可试用呋塞米，但必须在肾尚能对利尿药发生反应时应用。已透析者，应加强超滤。如水肿伴有稀释性低钠血症，则需严格限制水的摄入，如果水、钠平衡失调而造成严重情况，对常规的治疗方法无效时，应紧急进行透析治疗。

(2)高钾血症判断诱发因素，如血钾仅中度升高，应首先治疗引起高血钾的原因和限制从饮食摄入钾。如果高钾血症＞6.5mmol/L，出现心电图高钾表现，甚至肌无力，必须紧急处理。

(3)代谢性酸中毒，如酸中毒不严重，低钠饮食情况不可口服碳酸氢钠。二氧化碳结合力低于13.5mmol/L，尤其伴有昏迷或深度呼吸时，应静脉补碱。

(4)钙磷平衡失调应于慢性肾衰竭的早期防治高磷血症，积极使用肠道磷结合药，宜经常监测血清磷、钙水平。

4.药物的使用

根据药物代谢与排泄途径，内生肌酐清除率等因素决定药物使用的剂量。

5.追踪随访

定期随访以便对病情发展进行监测，应至少每3个月就诊一次。

6.透析疗法

慢肾衰竭患者当血肌酐高于707μmol/L，且开始出现尿毒症症状时，应透析治疗。

(1)血液透析(简称血透)：先做动静脉内瘘。

(2)腹膜透析(简称腹透)：特别适用于儿童、心血管情况不稳定的老年人、DM患者或做动静脉内瘘有困难者。腹腔感染为最主要并发症。

7.尿毒症的替代治疗

当慢性肾衰竭患者GFR 6～10mL/min并有明显尿毒症临床表现，经治疗不能缓解时，则应进行透析治疗。对糖尿病肾病，可适当提前(GFR 10～15mL/min)安排透析。血液透析和腹膜透析的疗效相近，但各有其优缺点，在临床应用上可互为补充。但透析疗法仅可部分替代。肾的排泄功能(对小分子溶质的清除仅相当于正常肾的10%～15%)，不能代替其内分泌和代谢功能。患者通常应先做一个时期透析，待病情稳定并符合有关条件后，可考虑进行肾移植术。

(1)血液透析：血透前3～4周，应预先给患者做动静脉内瘘(位置一般在前臂)，以形成血流通道，便于穿刺。血透治疗一般每周做3次，每次4～6h。在开始血液透析4～8周，尿毒症症状逐渐好转；如能长期坚持合理的透析，不少患者能存活15～20年以上。但透析治疗间断地清除溶质的方式使血容量、溶质浓度的波动较大，不符合生理状态，甚至产生一些不良反应。

(2)腹膜透析持续性不卧床腹膜透析疗法(CAPD)：设备简单，易于操作，安全有效，可在患者家中自行操作。每日将透析液输入腹腔，并交换4次(每6h做一次)，每次约2L。CAPD是持续地进行透析，对尿毒症毒素持续地被清除，血容量不会出现明显波动，故患者也感觉较舒服。CAPD在保存残存肾功能方面优于血透，费用也较血透低。CAPD的装置和操作近年已有很大的改进，例如使用Y形管道，腹膜炎等并发症已大为减少。CAPD尤其适用于老人、心血管功能不稳定者、糖尿病患者、小儿患者或做动静脉内瘘有困难者。

(3)肾移植：成功的肾移植会恢复正常的肾功能(包括内分泌和代谢功能)，可使患者几乎完全康复。肾移植需长期使用免疫抑制药，以防排斥反应，常用的药物为糖皮质激素、环孢素(或他克莫司)、硫唑嘌呤(或麦考酚吗乙酯)等。由于移植后长期使用免疫抑制药，故并发感染者增加，恶性肿瘤的患病率也有增高。

六、常用护理诊断/问题

(1)体液过多：与肾小球滤过功能降低导致水钠潴留有关。

(2)营养失调：与摄入量减少、肠道吸收障碍有关。

(3)有感染的危险：与营养不良、贫血、机体免疫力下降有关。

(4)活动无耐力：与心脏病变，贫血，水、电解质和酸碱平衡紊乱有关。

七、护理指导

(一)一般护理

1.合理安排活动与休息

慢性肾衰患者以休息为主,根据病情程度不同,活动量的安排不同。病情稳定者,可在护理人员陪伴下活动,活动以不出现疲劳、胸痛、心悸、憋喘、头晕为度;病情较重者,绝对卧床休息,保证安全和舒适。对长期卧床者,进行定时翻身和被动肢体活动,防止压疮、肌肉萎缩和静脉血栓形成。

2.饮食护理

(1)优质低蛋白饮食(LPD):以动物蛋白为主,减少植物蛋白的摄入。根据内生肌酐清除率来调整蛋白质的摄入量。当 Ccr<50mL/min 时,开始限制蛋白质摄入。Ccr 在 20~50mL/min 时,40g[0.7g/(kg·d)];Ccr 10~20mL/min 时,35g[0.6g/(kg·d)];Ccr 5~10mL/min 时,25g[0.4g/(kg·d)];Ccr<5mL/min 时,20g[0.3g/(kg·d)]。米面中的植物蛋白质含量较高(50g 主食约含 5g 蛋白质),应尽量去除,以麦淀粉为主食,亦可用其他淀粉类做主食,提供热量。着患者进行透析,因蛋白质丢失多,需相应增加蛋白质摄入量,血液透析1.1~1.5g/(kg·d);腹膜透析 1.2~1.5g/(kg·d)。

(2)必需氨基酸(EAA)或 α-酮酸(α-KA):对限制蛋白质的患者,为避免负氮平衡,需给予必需氨基酸或 α-酮酸。α-酮酸可与身体中的氨基结合生成相应的必需氨基酸,有助于降低血尿素氮水平,改善营养状况;α-酮酸制剂中含有钙,可有助于纠正钙磷代谢紊乱,减轻继发性甲旁亢。

(3)低磷饮食:患者磷的摄入量应<600~800mg/d。磷在动物蛋白质食物中,在烹煮时可溶于汤中,因此建议患者吃肉弃汤。

(4)水、钠、热量、钾、维生素的摄入:水的摄入应量出为入。具体参考本章各节中相关内容。

3.防治感染

定期对病室清洁消毒,防止交叉感染。进行透析、导尿、置管等操作时,要严格注意无菌。协助患者做好全身皮肤黏膜的清洁卫生。

4.病情观察

观察 CRF 症状、体征的变化,监测肾功能、电解质紊乱、血白蛋白水平、有无感染征象、有无体液过多(如体重迅速增加、血压升高、心率加快、憋喘、肺底湿啰音、颈静脉怒张等)。观察体重、尿量变化,记录液体出入量。

(二)用药护理

(1)静脉输注必需氨基酸时要注意输液速度,不在氨基酸内加入其他药物。

(2)使用红细胞生成素纠正贫血时,注意药物副反应,主要有头痛、血压高、癫痫发作等,定期监测血红蛋白和血细胞比容,调节药量。

(3)使用骨化三醇治疗肾性骨病时,经常监测血钙、血磷浓度。

（4）使用碳酸氢钠纠酸时，要注意观察有无低血钙抽搐，这是因为在酸性状态下，体内游离钙多，纠酸过程中游离钙减少，会发生抽搐。

八、健康指导

（1）积极治疗原发病，监测肾功能变化，避免各种加重肾损害的诱因，如感染、劳累、脱水、高蛋白、高脂饮食、高血压、肾毒性药物等。

（2）指导患者饮食和活动量安排。尤其是饮食，告知患者如何保持出入量平衡，如何进行优质低蛋白饮食，如何合理摄入钾、钠。

（3）定期监测肾功能、血电解质和酸碱平衡。观察水肿、血压、心功能等变化情况。

（4）不自行用药，感染发生时，在医生指导下根据肾小球滤过率调整药量。

第五章　神经外科护理

第一节　颅内压增高

颅内压是指颅腔内容物对颅腔壁所产生的压力，颅腔内容物包括脑组织、脑脊液和血液。颅内压通常以侧卧位腰椎穿刺测得的脑脊液压力来代表，成人正常值为 70～200mmH_2O，儿童正常值为 50～100mmH_2O。当颅内压持续高于 200mmH_2O 时，称为颅内压增高。

一、概述

(一)病因

(1)颅腔内容物体积增加，如脑水肿、脑积水、脑血流量增加等。脑水肿是最常见的原因。

(2)颅内占位性病变，如颅内血肿、脑脓肿、脑肿瘤等。

(3)颅腔容积缩小，如凹陷性骨折、狭颅症等。

(二)病理

当颅内压增高到一定程度时，尤其是占位性病变使颅内各分腔之间压力不均衡，会使一部分脑组织通过生理性间隙从高压区向低压区移位，产生相应的临床症状和体征，称为脑疝。脑疝是颅内压增高引起死亡的主要原因。常见的有小脑幕切迹疝和枕骨大孔疝。

二、护理评估

(一)健康史

患者是否有颅脑外伤、颅内感染、脑肿瘤、高血压、脑动脉硬化、颅脑畸形等病史，初步判断颅内压增高的原因；有无呼吸道梗阻、咳嗽、便秘、癫痫等导致颅内压增高的诱因；询问症状出现的时间和病情进展情况，以及发病以来所做的检查和用药等情况。

(二)身体状况

1)颅内压增高“三主征”

包括头痛、呕吐、视神经乳头水肿。

(1)头痛：是最常见的症状，以早晨和晚间较重，多位于前额和颞部，程度可随颅内压增高而加重，当患者低头、弯腰、咳嗽、用力时加重。

(2)呕吐：呈喷射状，可伴有恶心，与进食无关，呕吐后头痛可有缓解。

(3)视神经乳头水肿：是颅内压增高的重要客观体征。因视神经受压，眼底静脉回流受阻所致。表现为视神经乳头充血水肿、边缘模糊、中央凹陷消失，视网膜静脉怒张，严重时可伴视力减退、视野缩小。长期慢性颅内压增高可引起视神经萎缩而导致失明。

2)意识障碍

慢性颅内压增高的患者表现为神志淡漠、反应迟钝；急性颅内压增高时，常有进行性意识障碍甚至昏迷。

3)生命体征紊乱

血压增高，尤其是收缩压升高，脉压增大，脉搏慢而有力，呼吸深慢（“二慢一高”），称为库欣反应。严重患者可因呼吸循环衰竭而死亡。

4)脑疝

(1)小脑幕切迹疝：为颞叶海马旁回、钩回通过小脑幕切迹向幕下移位所形成，常由一侧颞叶或大脑外侧的占位性病变引起。在颅内压增高的基础上出现进行性意识障碍、患侧瞳孔先缩小后逐渐散大、病变对侧肢体瘫痪、生命体征紊乱，最后因呼吸循环衰竭而死亡。

(2)枕骨大孔疝：是小脑幕下的小脑扁桃体经枕骨大孔向椎管内移位所形成，故又称小脑扁桃体疝。常因幕下占位性病变或做腰椎穿刺放出脑脊液过快、过多引起。病情变化快、头痛剧烈、呕吐频繁、颈项强直，生命体征改变出现较早，而意识障碍和瞳孔改变出现较晚。当延髓的呼吸中枢受压时，患者早期可突发呼吸骤停而死。

（三）心理—社会状况

了解颅内压增高的患者有无因头痛、呕吐等引起烦躁不安、焦虑等心理反应。还应了解患者家属对疾病的认知和适应程度。

（四）辅助检查

1.腰椎穿刺

可以直接测量颅内压，同时取脑脊液做检查，但当颅内压明显增高时应禁忌腰椎穿刺，以避免引发脑疝。

2.影像学检查

头部X线、CT、MRI、DSA等检查有助于明确病因和病变部位。

（五）治疗要点

1.非手术治疗

包括限制液体入量，应用脱水药、糖皮质激素、亚低温冬眠疗法等治疗方法减轻脑水肿，降低颅内压。

2.手术治疗

对于颅内占位性病变，争取手术切除。有脑积水患者，先做侧脑室穿刺外引流术，暂时缓解颅内高压，待病因诊断明确后再手术治疗。一旦脑疝形成，立即应用高渗性脱水药、呋塞米、糖皮质激素等药物降低颅内压，争取时间尽快手术治疗。

三、护理问题

(1)疼痛：与颅内压增高有关。

(2)潜在并发症:脑疝。

四、护理指导

(一)一般护理

1.体位

平卧位,床头抬高 15°～30°,有利于脑静脉回流,减轻脑水肿。

2.吸氧

改善脑缺氧,减轻脑水肿。

3.控制液体摄入量

不能进食者,一般每日遵医嘱输液不超过 2000mL,保持尿量在 600mL 以上;控制输液速度,防止输液过快而加重脑水肿;注意水、电解质、酸碱、营养代谢平衡,防止体液代谢紊乱。

4.其他

加强皮肤护理,防止压疮;保持大小便通畅,患者有尿潴留和便秘时,应导尿或协助排便。

(二)病情观察

观察患者意识、生命体征、瞳孔和肢体活动的变化。

1.意识

意识反映了大脑皮层和脑干的功能状态。评估意识障碍的程度、持续时间和演变过程,是分析病情变化的重要指标,目前通用的是格拉斯哥昏迷记分法(GCS)。评定睁眼、语言及运动反应,以三者的总分来表示意识障碍轻重,最高 15 分,表示意识清醒;8 分以下为昏迷;最低 3 分(表 5-1-1)。

表 5-1-1 格拉斯哥昏迷记分表

睁眼反应(E)	得分	语言反应(V)	得分	运动反应(M)	得分
正常睁眼	1	回答正确	5	按吩咐动作	6
呼唤睁眼	3	回答错乱	4	刺痛能定位	5
刺痛睁眼	2	语句不清	3	刺痛时躲避	4
无反应	1	只能发声	2	刺痛后屈曲	3
		无反应	1	刺痛后过伸	2
				无反应	1

2.瞳孔

对比双侧是否等大、等圆,是否扩大或缩小,有无对光反应。

3.生命体征

观察脉搏的频率、节律及强度;血压、脉差;呼吸的频率、幅度和类型等。

4.肢体功能

是否存在病变对侧肢体肌力的减弱和麻痹;是否存在双侧肢体自主活动的消失;有无阳性病理征等。

(三)治疗配合

1.脱水疗法护理

遵医嘱应用高渗性脱水剂和利尿剂增加水分的排出,减少脑组织中的水分,达到降低颅内压的目的。常用高渗性脱水剂如20%甘露醇250mL,于15～30min内静脉滴注,每日2～3次;用药后10～20min颅内压开始下降,维持4～6h。同时使用利尿剂如呋塞米(速尿)20～40mg,静脉注射,可重复使用。注意利尿剂可带来电解质紊乱;使用脱水剂要防止颅内压降低,用药期间要注意用药反应和效果,及时记录。

2.应用糖皮质激素护理

遵医嘱常用地塞米松5～10mg,每日1～2次,静脉注射。可改善毛细血管通透性,防治脑水肿和颅内压增高。要注意防止高血糖、应激性溃疡和感染。

3.冬眠低温疗法护理

当患者体温过高,物理降温无效时,采用此疗法。可以降低脑组织代谢率,提高脑细胞对缺氧耐受力,减轻脑水肿,降低颅内压。常用药物为复方氯丙嗪和冬眠合剂一号、二号等,先按医嘱静脉滴注冬眠药物,通过滴数来控制冬眠的深度。给予冬眠药物半小时,机体进入睡眠状态后,方可进行物理降温。降温速度以每小时下降1℃为宜,体温降至肛温32～34℃为理想。密切观察患者意识、瞳孔、生命体征和神经系统征象,若脉搏超过100次/min、收缩压低于100mmHg、呼吸慢而不规则时,通知医生停用药物。冬眠的时间一般为3～5d。停止冬眠疗法时,应先停止物理降温,再停止药物滴入。

4.防止颅内压骤升的护理

①患者要保持安静卧床休息,减少搬动,不要坐起,避免情绪激动;避免剧烈咳嗽和用力排便使胸、腹压上升导致颅内压增高。②保持呼吸道通畅,及时清除分泌物和呕吐物;舌根后坠者要托起下颌和放置口咽通气管;对意识不清或排痰困难者,应配合医生尽早施行气管切开术。③控制癫痫发作,注意观察患者有无症状出现,遵医嘱及时或定期给予抗癫痫药物,防止脑缺氧和脑水肿。

5.对症护理

①对高热患者,给予有效的降温措施,必要时遵医嘱采用冬眠低温疗法。②对头痛患者,可遵医嘱应用止痛剂,但禁用吗啡和哌替啶。③患者躁动时,应寻找原因,必要时遵医嘱予以镇静药物,切忌强制约束。

6.脑疝的急救与护理

保持呼吸道通畅并吸氧,快速静脉输入甘露醇、呋塞米等强脱水剂和利尿剂,密切观察患者呼吸、心跳及瞳孔的变化。做好紧急手术前准备,发生呼吸骤停者立即进行气管插管及辅助呼吸。

7.脑室引流的护理

脑室引流术是经颅骨钻孔或椎孔穿刺侧脑室放置引流管将脑脊液引流至体外从而降低颅内压的一种治疗和急救措施。其护理要点如下:

(1)注意引流管的连接和位置:患者手术返回病房后,应在严格无菌操作下连接引流瓶(袋)并妥善固定。引流管开口要高于侧脑室平面10～15cm,以维持正常的颅内压。搬动患者时应将引流管暂时夹闭,防止脑脊液反流引起逆行感染。

(2)注意引流速度和量:正常脑脊液每日分泌 400～500mL,故每日引流量以不超过500mL 为宜;颅内感染患者因脑脊液分泌增多,引流量可增加。每日引流过多过快可引起脑压骤然下降,导致意外发生。可适当抬高或降低引流瓶(袋)的位置,以控制流量和速度。

(3)保持引流通畅:引流管不可受压、扭曲、成角及折叠;若引流管内不断有脑脊液流出,管内的液面随患者的呼吸脉搏上下波动,表明引流管通畅;反之即为阻塞;要查明原因以纠正之。具体的原因有如下。①放入脑室过深过长,在脑室内折叠成角,处理方法是请医生将引流管向外拔出少许至有脑脊液流出后重新固定。②管口吸附于脑室壁,处理方法是将引流管轻轻旋转,使管口离开至脑脊液流出。③若怀疑引流管被血凝块或组织阻塞,可在严格消毒管口后,用无菌注射器轻轻向外抽吸,但不可向内注入生理盐水冲洗,以免管内阻塞物被冲至脑室狭窄处引起脑脊液循环受阻。如若无效应更换引流管。④颅内压低于 120～150mmH_2O,引流管内可能无脑脊液流出,证实的方法是将引流瓶(袋)降低,再观察有无液体流出。

(4)观察并记录脑脊液的颜色、量及形状:正常脑脊液无色透明,手术后 1～2d 可略呈血性,以后变淡并转为橙黄色。若脑脊液中有较多血液或血色逐渐加深,提示脑室内出血,要告知医生采取措施处理。引流时间一般不超过 5～7d,否则有发生颅内感染可能。感染后的脑脊液混浊,可有絮状物,同时患者有全身感染表现。

(5)严格遵守无菌操作原则,每日更换引流瓶(袋),应先夹闭引流管以免脑脊液逆流入脑室内。注意保持整个装置无菌。

(6)拔管:开颅手术后脑室引流管一般放置 3～4d,待脑水肿逐渐消失,颅内压开始降低时,可考虑拔管。此前应试行抬高或夹闭引流管 24h,以了解脑脊液循环是否通畅,有无颅内压再次升高的表现。若患者出现头痛、呕吐等症状时,要及时通知医生并降低引流瓶(袋)或开放夹闭的引流管。拔管后若伤口处有脑脊液流出,应告知医生处理。

(四)心理护理

及时发现患者的行为和心理异常,帮助其消除焦虑和恐惧,改善其心理状态。帮助患者和家属消除因疾病带来的对生活的疑虑和不安,接受疾病带来的改变。

(五)健康指导

(1)介绍疾病有关的知识和治疗方法,指导患者学习和掌握康复的知识和技能。

(2)颅内压增高的患者要防止剧烈咳嗽、便秘、负重等使颅压骤然增高的因素,以免发生脑疝。

(3)颅脑手术后可能遗留神经系统功能的障碍,患者应遵循康复计划,循序渐进地进行多方面的训练,以最大程度恢复其生活能力。

第二节 颅脑损伤

颅脑损伤是一种常见损伤,其发生率占全身损伤的 15%～20%,仅次于四肢损伤,多见于交通、工矿作业等事故,其他为自然灾害、爆炸、火气伤、坠落、跌倒、各种锐器、钝器对头部的伤害。颅脑损伤由外向内可分为头皮损伤、颅骨骨折、脑损伤,三者可单独或者合并存在。

一、头皮损伤

（一）病因及发病机制

头皮血肿多由钝器伤所致，按血肿出现于头皮的层次分为皮下血肿、帽状腱膜下血肿和骨膜下血肿。皮下血肿常见于产伤或碰伤，血肿位于皮肤表层与帽状腱膜之间；帽状腱膜下血肿是由于头部受到斜向暴力，头皮发生剧烈滑动，撕裂该层间的血管所致；骨膜下血肿常由于颅骨骨折引起或产伤所致。

头皮裂伤是常见的开放性头皮损伤，多为锐器或钝器打击所致。

头皮撕脱伤是一种严重的头皮损伤，多因发辫受机械力牵拉，使大块头皮自帽状腱膜下层或连同骨膜一并撕脱。

（二）护理评估

1.头皮血肿

（1）皮下血肿：血肿位于皮下和帽状腱膜下，体积小、张力高、压痛明显，有时周围组织肿胀隆起，中央反而凹陷，稍软，易误认为是凹陷性颅骨骨折。

（2）帽状腱膜下血肿：位于帽状腱膜和骨膜中间，该处组织疏松，出血较易扩散，严重者血肿边界可与帽状腱膜附着缘一致，覆盖整个穹窿部，似戴一顶有波动的帽子；小儿及体弱者，可因此致休克或贫血。

（3）骨膜下血肿：血肿多局限于某一颅骨范围内，以骨缝为界，血肿张力较高。

2.头皮裂伤

头皮血管丰富，出血较多，可引起失血性休克。头皮裂伤较浅时，因断裂血管受头皮纤维隔的牵拉，断端不能收缩，出血量反较帽状腱膜全层裂伤者多。由于出血多，常引起患者紧张，使血压升高，加重出血。

3.头皮撕脱伤

大块头皮自帽状腱膜下层连同骨膜一起被撕脱所致。剧烈疼痛及大量出血可导致失血性或疼痛性休克，易致颈椎骨折和脱位。较少合并颅骨损伤及脑损伤。

（三）辅助检查

头颅 X 线片可了解有无合并存在的颅骨骨折。

（四）处理原则

较小的头皮血肿一般在 1～2 周内可自行吸收，无须特殊处理；若血肿较大，则应在严格皮肤准备和消毒下，分次穿刺抽吸后加压包扎。

头皮裂伤现场急救可局部压迫止血，争取 24h 内清创缝合。常规应用抗生素和破伤风抗毒素。

头皮撕脱伤现场急救可加压包扎止血，防止休克；尽可能在伤后 6～8h 内清创做头皮瓣复位再植或自体皮移植。对于骨膜已撕脱不能再植者，需清洁创面，在颅骨外板上多处钻孔，深达板障，等骨孔内肉芽组织生成后再行植皮。

（五）护理诊断及合作性问题

（1）疼痛：与头皮血肿、头皮裂伤有关。

(2)潜在并发症:感染、出血性休克。

(六)护理指导

(1)病情观察:密切观察患者的生命体征、瞳孔、意识状况,警惕合并颅骨损伤、脑损伤及颅内压增高。

(2)头皮血肿嘱患者勿用力揉搓,以免增加出血,早期冷敷以减少出血和疼痛,24～48h 后改用热敷,以促进血肿吸收。

(3)遵医嘱应用抗生素预防感染、缓解疼痛。做好伤口护理,注意创面有无渗血,保持敷料干燥清洁,保持引流通畅。

(4)头皮撕脱伤在急救过程中应注意保护撕脱的头皮,避免污染,用无菌敷料或干净布包裹、隔水放置于有冰块的容器内,随伤员一同送往医院,争取清创后再植。对出现休克的患者,在送往医院途中应保持平卧。

二、颅骨骨折

(一)病因和病理

颅骨骨折指由暴力因素所致颅骨结构的改变。颅盖骨外板厚,内板较薄,内、外板表面均有骨膜覆盖,在颅骨的穹窿部,内骨膜与颅骨板结合不紧密,颅顶部骨折容易形成硬脑膜外血肿。颅底部的硬脑膜与颅骨贴附紧密,当颅底骨折时易导致硬脑膜撕裂,产生脑脊液漏,形成开放性骨折。

颅骨骨折临床意义不在于骨折本身,而在于因骨折所引起的脑膜、脑、血管和神经损伤,可合并脑脊液漏、颅内血肿及颅内感染等。

(二)分类

(1)按骨折的部位:分颅盖骨折和颅底骨折,发生比例为 4∶1。

(2)按骨折线形态:分线性骨折和凹陷性骨折。

(3)按骨折是否和外界相通:分闭合性骨折和开放性骨折。

(三)临床表现

1.颅盖骨折

(1)线性骨折:发生率最高。骨折线多为单发,若多条骨折线交错则可形成粉碎性骨折。局部有压痛、肿胀,患者多伴发局部骨膜下血肿。当骨折线跨越脑膜中动脉或静脉窦,应警惕形成硬膜外血肿。

(2)凹陷性骨折:多见于额、顶部。多为颅骨全层凹陷,局部可扪及局限性下陷区。少数患者仅出现内板凹陷。成人凹陷性骨折多为粉碎性骨折,婴幼儿多为“乒乓球”样凹陷。可能出现脑组织受压的症状,如失语、偏瘫、癫痫等神经系统定位病征。

2.颅底骨折

多由暴力直接作用于颅底所致,线性骨折多见。颅底骨折可因出现脑脊液漏而确诊。根据骨折的部位不同分颅前窝、颅中窝和颅后窝骨折,临床表现见表 5-2-1。

表 5-2-1　颅底骨折的临床表现比较

骨折部位	瘀斑部位	脑脊液漏	颅神经损伤
颅前窝骨折	眼眶青紫,球结膜下出血,呈熊猫眼征	鼻漏	嗅神经、视神经
颅中窝骨折	突部皮下淤血斑(Battle 征)	鼻漏和耳漏	面神经、听神经
颅后窝骨折	出现 Battle 征或咽后壁、枕部皮下淤血	无	少见

(四)辅助检查

1.X 线检查

颅盖骨骨折的诊断主要依靠的是 X 线检查确诊。凹陷性骨折 X 线可显示骨折碎片凹陷的深度。

2.CT 检查

有助于了解骨折情况及是否合并脑损伤。

(五)治疗原则

1.颅盖骨折

(1)单纯线性骨折:无须特殊处理,患者卧床休息,对症止痛、镇静。关键在于积极处理因骨折引起的脑损伤或颅内出血,特别是硬膜外血肿。

(2)凹陷性骨折:出现下列情况须立即手术取出骨折碎片。①合并脑损伤或骨折面积直径>5cm,骨折片陷入颅腔,导致颅内压升高。②骨折片压迫脑重要部位引起神经功能障碍。③非功能区部位的小面积凹陷骨折,无颅内压增高,但深度超过 1cm 可考虑择期手术。④开放性粉碎性凹陷骨折。

2.颅底骨折

本身无须特殊治疗,重点处理合并的脑损伤、脑脊液漏。出现脑脊液漏时即属开放性损伤,应使用 TAT 及抗菌药物预防感染,患者取头高位休息,避免填塞或冲洗耳道及鼻腔,避免用力咳嗽、打喷嚏或擤鼻涕。大部分脑脊液漏在伤后 1～2 周可自愈。若超过 4 周仍有脑脊液漏,可行手术修补硬脑膜。若骨折片压迫视神经,应尽早手术减压。

三、脑损伤

脑损伤是指由暴力作用使脑膜、脑组织、脑血管以及脑神经的损伤。

(一)病因及发病机制

根据伤后脑组织与外界是否相通,将脑损伤分为开放性和闭合性两类。前者多由锐器和火器直接造成,伴有头皮破裂、颅骨骨折和硬脑膜破裂,有脑脊液漏;后者多由间接暴力或头部接触钝性物体所致,脑膜完整,无脑脊液漏。根据脑损伤机制及病理改变,分为原发性和继发性两类。前者指暴力作用后立即发生的脑损伤,如脑震荡、脑挫裂伤;后者是指受伤一段时间以后出现的脑受损病变,包括脑水肿和脑血肿等。

(二)护理评估

1.健康史

详细了解患者的受伤经过,如暴力的性质、大小、方向及速度;了解其身体状况,有无意识障碍及程度和持续时间，有无头痛、恶心、呕吐、抽搐、大小便失禁和肢体瘫痪等；了解现场急救情况，既往健康状况。

2.身体状况

1)脑震荡

为一过性脑功能障碍，无明显器质性脑组织损害。伤后立即出现短暂的意识障碍，一般不超过 30min。同时伴有面色苍白、冷汗、血压下降、脉搏缓慢、呼吸减弱、肌张力减低、各种生理反射迟钝，清醒后大多对受伤经过不能回忆，称逆行性遗忘。常有头痛、头晕、恶心、呕吐、失眠等症状。神经系统检查无阳性发现，脑脊液无改变，头部 CT 无阳性发现。

2)脑挫裂伤

为脑实质的损伤，包括脑挫伤、脑裂伤，二者常并存。因受伤部位不同临床表现差异较大。

(1)意识障碍：为最突出的临床表现，伤后立即出现，其程度和持续时间与脑挫裂伤的程度、范围有关，多数在 30min 以上。严重者可长期昏迷。

(2)局灶性症状与体征：受伤时立即出现与受伤部位相应的神经功能障碍和体征，如语言中枢受损出现失语、运动中枢受损出现对侧肢体瘫痪等。

(3)生命体征改变：由于脑水肿和颅高压，早期可出现血压升高、脉搏缓慢、呼吸深慢，严重者呼吸、循环功能衰竭。

(4)脑膜刺激征：合并有蛛网膜下腔出血时，患者有剧烈头痛、颈项强直、病理反射阳性，脑脊液检查有红细胞。

3)颅内血肿

为颅脑损伤中最常见、最危险的继发性病变。如不及时处理，其引起的颅内压增高及脑疝往往可危及患者的生命。根据血肿的来源和部位分为硬脑膜外血肿、硬脑膜下血肿和脑内血肿。根据血肿引起颅内压增高及出现症状的时间，分为急性血肿：在 3d 内出现症状；亚急性血肿：在 3d 至 3 周内出现症状；慢性型血肿：在 3 周以上才出现症状。

(1)硬脑膜外血肿：出血积聚于颅骨与硬脑膜之间，与颅骨损伤有密切关系。其典型临床表现是在原发性意识障碍后有一段中间清醒期，然后再度意识障碍，并逐渐加重。两次意识障碍的原因不同，前者是原发性脑损伤引起，后者为继发性血肿及其颅内压增高所致。由于原发损伤程度不同、继发血肿治疗及时与否各异，临床上中间清醒期出现于在部分患者。病变发展可有其他颅内压增高表现以及血肿压迫所致的神经局灶症状和体征，甚至有脑疝表现。

(2)硬脑膜下血肿：出血积聚在硬脑膜下腔，是最常见的颅内血肿。多因脑挫裂伤导致脑实质内血管破裂所致。因多数与脑挫裂伤和脑水肿同时存在，故伤后持续性昏迷且进行性加重。较早出现颅内压增高和脑疝症状。

(3)脑内血肿：发生在脑内，常与硬脑膜下血肿共存。临床表现与脑挫裂伤和急性硬脑膜下血肿类似；常常缺乏定位体征，若血肿累及重要脑功能区，可出现偏瘫、失语、癫痫等症状。

3.社会—心理状况

因脑损伤多有不同程度的意识障碍和肢体功能障碍，故清醒患者在伤后对脑损伤及其功能的恢复有较重的心理负担，常表现为焦虑、悲观、恐惧等，患者意识和智力的障碍使家属有同样表现。此外，家庭对患者的支持程度和经济能力也影响着患者的心理状态。

4.辅助检查

X线片可了解有无颅骨骨折。CT、MRI能清楚显示脑挫裂伤、颅内血肿的部位、范围和程度。

5.治疗要点

脑震荡无须特殊治疗，一般卧床休息1～2周，适当予以镇静、镇痛等对症处理，预后良好。脑挫裂伤的一般处理包括卧床休息，保持呼吸道通畅，给予营养支持及维持水、电解质和酸碱平衡；防止脑水肿，对症处置等。重度脑挫裂伤在颅内压增高明显时应做脑减压术或局部病灶清除术。颅内血肿确诊后根据血肿大小，采取手术或者观察、保守治疗。

（三）护理问题

(1)急性意识障碍：与脑损伤、颅内压增高有关。

(2)清理呼吸道无效：与意识障碍，不能有效排痰有关。

(3)营养失调：低于机体需要量与伤后进食障碍及高代谢状态有关。

(4)潜在并发症：颅内压增高、脑疝、感染、外伤性癫痫、压疮及肌肉萎缩等。

（四）护理指导

1.急救护理

(1)妥善处理伤口：开放性颅脑损伤应剪短伤口周围头发，伤口局部不清洗、不用药，用无菌纱布保护外露的脑组织以避免受压。应遵医嘱尽早应用抗生素和破伤风抗毒素。

(2)防治休克：有休克征象者应积极补充血容量并查明有无其他部位的损伤和出血，如多发性骨折、内脏破裂等，及时做好手术前准备。

(3)做好护理记录：记录受伤经过、异常表现及处理经过；生命体征、意识、瞳孔及肢体活动等。

2.一般护理

(1)体位：抬高床头15°～30°，以利于脑静脉回流，减轻脑水肿。昏迷患者应采取侧卧位或侧俯卧位，以利于口腔内分泌物的排出和防止呕吐物、分泌物误吸。

(2)保持呼吸道通畅：颅脑损伤患者有意识障碍，丧失了正常咳嗽反射和吞咽功能，呼吸道分泌物不能有效排出可引起严重的呼吸道梗阻。因此，必须及时有效地清除口咽部的血块、呕吐物和分泌物；患者取侧卧位，定时吸痰，痰液黏稠时要给予雾化吸入以稀释痰液；必要时置口咽通气管，或行气管切开术和人工辅助呼吸。

(3)营养支持：无法进食的患者应及早采用胃肠外营养，从静脉补充葡萄糖、氨基酸、脂肪乳剂、维生素等。待肠蠕动恢复后，可采用鼻胃管补充营养。要定期评估患者的营养状况，如体重、氮平衡、血浆蛋白、血糖和电解质，以及时调整营养供给量和配方。

(4)做好基础护理：加强皮肤护理，定时翻身，预防压疮；保持四肢关节功能位，每日做四肢活动及肌肉按摩；留置导尿时，要定时消毒尿道口；防止便秘可给予缓泻剂，禁忌高压灌肠，以免诱发颅内压增高。

3.病情观察

观察患者意识、生命体征、瞳孔和肢体活动的变化。病情观察是颅脑损伤患者护理的重要内容，目的是观察病情变化及治疗效果，及时发现和处理继发性病变。

4.治疗配合

(1)遵医嘱应用脱水药、糖皮质激素、亚低温冬眠疗法等措施降低颅内压。

(2)应用抗生素防治颅内感染。

(3)对癫痫患者应掌握其发作先兆,做好预防措施,如采用护栏、床头放枕头、遵医嘱按时给予抗癫痫药物以预防发生;发作时应专人护理,用牙垫防止舌咬伤,及时吸出气管内分泌物,保持呼吸道通畅。

(4)昏迷者按昏迷常规护理,眼睑不能闭合者涂眼膏,预防角膜炎或角膜溃疡。

(5)高热患者,注意降温,常用方法有物理降温,如头部冰帽、大血管处置冰袋等;若物理降温无效,可遵医嘱给予亚低温冬眠疗法。

(6)做好手术患者术前常规准备,术后脑室引流者,注意妥善固定、无菌操作、保持通畅,定时观察记录。

5.心理护理

对于在疾病恢复过程中产生的症状,给予适当的解释和安慰,鼓励患者树立战胜疾病的信心和勇气。

(五)健康教育

脑损伤后遗留的语言、智力或运动功能障碍,通过康复训练在伤后1～2年内有部分恢复的可能。协助制订康复计划,鼓励患者尽早开始康复训练,如语言、运动等方面的功能锻炼;耐心指导,以改善患者生活自理的能力和社会适应能力。

第三节　颅内与椎管内肿瘤

一、颅内肿瘤

颅内肿瘤是指颅内占位性新生物,分原发性和继发性两类。原发性颅内肿瘤是指起源于脑组织、脑血管、脑垂体、松果体、颅神经和脑膜等组织的肿瘤。可发生于任何年龄,以20～50岁多见。成年患者多为神经上皮组织肿瘤,以星形细胞瘤最多见,其次为脑膜瘤和垂体瘤等;发病部位以大脑半球最多,其次为鞍区、脑桥小脑角。儿童颅内肿瘤约占全身肿瘤的7%,发病率仅次于白血病,以后颅窝和中线部位肿瘤为多,如髓母细胞瘤和颅咽管瘤等。继发性颅内肿瘤是指身体其他部位恶性肿瘤转移或侵入颅内的肿瘤。

(一)病因和分类

病因目前尚不清楚,主要有遗传因素、物理和化学因素和生物因素等。颅内肿瘤的分类方法多样。目前国内多使用北京市神经外科研究所的分类:①神经上皮组织肿瘤,包括星形细胞瘤、少突胶质细胞瘤、室管膜肿瘤、脉络丛肿瘤、松果体肿瘤、胶质母细胞瘤、髓母细胞瘤;②脑膜肿瘤,包括各类脑膜瘤、脑膜肉瘤;③神经鞘细胞肿瘤,包括良性、恶性神经鞘瘤,良性、恶性神经纤维瘤;④垂体前叶肿瘤,包括显色性腺瘤、嗜酸性腺瘤、嗜碱性腺瘤、混合性腺瘤;⑤先天性肿瘤,包括颅咽管瘤、上皮样囊肿、畸胎瘤、神经错构瘤等;⑥血管性肿瘤,血管网状细胞瘤、血管网状细胞瘤;⑦转移性肿瘤;⑧邻近组织侵入性肿瘤,如软骨和软骨肉瘤、鼻咽癌、中耳癌、颈静脉球瘤等侵入颅内的肿瘤;⑨未分类肿瘤。

(二)护理评估

1.健康状况

详细询问病史、有无脑肿瘤家族史、有无接触化学、物理和生物致癌因素等其他病史。

2.身体状况

(1)颅内压增高:约90%的患者可出现颅内压增高症状和体征。常呈慢性、进行性发展,包括头痛、呕吐和视神经盘水肿,还可出现视力减退、黑矇、复视、头晕、意识障碍等,严重者可出现脑疝。

(2)局灶症状和体征:是由于肿瘤刺激、压迫或破坏脑组织或脑神经,使其功能受到损害的结果。不同部位的肿瘤所产生的局灶症状和体征是不同的,如中央前回肿瘤出现中枢性瘫痪和癫痫发作,额叶前部肿瘤出现精神障碍,额叶后部肿瘤可有颜面、上下肢的全瘫或轻瘫,顶叶肿瘤主要表现为感觉功能障碍,颞叶肿瘤可出现某些幻觉,枕叶肿瘤可出现视力障碍,语言中枢肿瘤可出现运动性失语或感觉性失语,听神经鞘瘤可产生听力和前庭功能障碍,鞍区肿瘤出现垂体功能低下或亢进,松果体区肿瘤出现性早熟,脑干肿瘤出现交叉性瘫痪,小脑肿瘤可引起一系列共济失调性运动障碍等。首发症状和体征常表明脑组织最先受损的部位,有定位诊断意义。

3.辅助检查

CT或MRI是诊断颅内肿瘤的首选方法,能明确诊断,且能确定肿瘤的位置、大小、肿瘤的周围组织情况。发现垂体腺瘤,还须做内分泌激素的测定。

4.心理—社会状况

评估患者及其家属的心理状况,了解患者有无焦虑、恐惧、悲伤、绝望的心理,有无自杀动机和行为,了解患者及其家属对疾病和手术治疗的认知程度,了解家属对患者的关心程度和支持能力。

5.处理原则

(1)降低颅内压:缓解症状以争取治疗时间,包括脱水治疗、激素治疗、脑脊液外引流等。降低颅内压的根本方法是切除肿瘤。

(2)手术治疗:是最直接、最有效的方法,包括肿瘤切除术、内减压术、外减压术和脑脊液分流术等。

(3)放疗:适用于重要功能区或深部等不宜手术的肿瘤,全身情况差不宜手术者和对放疗较敏感的肿瘤,分为内照射和外照射两种。

(4)化疗:应选择容易通过血-脑屏障,无中枢神经毒性的药物,注意防止颅内压增高、肿瘤坏死出血和骨髓抑制等不良反应的发生。

(5)其他治疗:如免疫治疗、中医药治疗和基因药物治疗等。

(三)护理诊断

(1)自理缺陷:与肿瘤压迫及开颅手术有关。

(2)营养失调:与呕吐、食欲下降、放疗、化疗有关。

(3)焦虑、恐惧和预感性悲哀:与肿瘤诊断和担心疗效有关。

(4)潜在并发症:颅内压增高、脑疝、癫痫、感染等。

(四)护理指导

1.一般护理

(1)体位:采取头高足低位,有利于头面部静脉回流,减轻脑水肿。

(2)营养支持:采取均衡饮食,保证足够的蛋白质和维生素的摄入,无法进食者采用鼻饲或胃肠外营养,维持患者水、电解质和酸碱平衡。

(3)保持呼吸道畅通:及时清理口鼻腔呕吐物和分泌物,必要时行气管切开;定时协助患者翻身、拍背,必要时雾化吸入,防止肺部感染。

(4)癫痫发作的护理:癫痫发作时,易造成损伤,应限制患者活动范围,保护患者安全,及时应用抗癫痫药物。

(5)加强生活护理:给予患者生活上的照顾,保持安静、舒适的环境,保证足够的休息和睡眠;下床活动时注意安全,防止意外伤害发生;加强皮肤护理,防止压疮发生;语言、听力、视力障碍的患者应注意与患者交流,了解患者的意图,满足患者的生理需要。

(6)心理护理:给予患者心理支持,使患者和家属能面对现实,耐心倾听患者诉说,减轻患者的心理压力;告知患者可能采用的治疗计划及应如何配合,帮助家属学会照顾患者的方法。

2.术前护理

除了术前常规准备外,强调:①消除引起颅内压增高的因素,及时施行降低颅内压的措施;②剃去头发并消毒,做好皮肤准备;③术前应用阿托品,以减少呼吸道分泌和抑制迷走神经。

3.术后护理

1)一般护理

(1)体位:全麻未醒患者,取侧卧位;意识清醒、血压平稳者取头高足低位;幕上开颅术后取卧向健侧,幕下开颅术后早期取无枕侧卧或侧俯卧位;体积较大肿瘤切除术后24h内术区应保持高位。

(2)病情观察:观察患者意识、瞳孔、生命体征、肢体活动状况,尤其注意颅内压增高症状的评估。

(3)营养支持和输液:一般颅脑手术后,次日即可进流质,第2～3日给半流饮食,以后逐渐过渡至普通饮食。较大的颅脑手术或全麻术后伴恶心呕吐或消化道功能紊乱者,应禁食1～2d。颅后窝手术或听神经瘤手术后应禁食水,采用鼻饲供给营养,待吞咽功能恢复后逐渐练习进食。昏迷患者经鼻饲供给营养,必要时应用全胃肠外营养。颅脑手术后均有脑水肿反应,应适当控制输液量,每日以1500～2000mL为宜。定期监测电解质、血气分析、记录24h液体出入水量,维持水、电解质和酸碱平衡。

(4)保持呼吸道畅通、吸氧,定时协助患者翻身、拍背,必要时给予雾化吸入。

(5)疼痛护理:了解头痛的原因、性质和程度。切口疼痛多发生于24h内,一般止痛剂可奏效。颅内压增高性头痛,多发生在术后2～4d脑水肿高峰期,应给予脱水剂和激素等降低颅内压。

(6)引流管的护理:观察引流管是否牢固和有效,观察引流液量、颜色和性状,不可随意放低或抬高引流瓶。3～4d后血性脑脊液已转清,拔除引流管。

(7)遵医嘱给予抗癫痫药物和抗生素。

(8)加强生活护理:注意口腔卫生,帮助患者排便、排尿,训练定时排便功能,保持会阴部清洁。注意与患者沟通,了解并满足其生活需要。帮助家属学会对患者的照顾方法和技巧。

2)并发症的预防和护理

(1)颅内出血:是脑手术后最危险的并发症,多发生在术后1～2h,常表现为意识障碍和颅内压增高或脑疝征象,及时报告医师并做好再次手术的准备。

(2)感染:切口感染,常发生于术后3～5d,表现为伤口疼痛、红肿、压痛和皮下积液。肺部感染常发生于术后1周左右,防治措施包括严格无菌操作,加强营养和基础护理以及使用抗生素等。

(3)中枢性高热:下丘脑、脑干部位病变可引起中枢性高热,多出现于术后12～48h内,体温高达40℃以上,一般物理降温效果较差,需要采用冬眠低温疗法。

(4)其他:包括尿崩症、胃出血、顽固性呃逆、癫痫发作等,应注意观察,及时发现和处理。

3)做好化疗、放疗的护理

4)健康指导

向患者指出放疗和化疗可能出现的副反应,让患者做好心理准备,鼓励患者尽快适应社会和自身形象的改变。指导患者功能锻炼,包括肢体训练、语言训练和记忆力恢复训练。教会患者家属对患者的护理方法,尽可能提高患者的生活质量。

二、椎管内肿瘤

椎管内肿瘤又称脊髓肿瘤,指发生于脊髓本身和椎管内与脊髓邻近组织的原发性或转移性肿瘤,可发生于任何年龄,以20～50岁多见,男性多于女性。胸段最多见,其次为颈段和腰段。

根据肿瘤与脊髓、脊膜的关系可分为硬脊膜外肿瘤、硬脊膜下肿瘤和髓内肿瘤三大类。以硬脊膜下肿瘤多见,占65%～70%,主要病理类型是神经鞘瘤和脊膜瘤。硬脊膜外肿瘤约占25%,主要病理类型是神经鞘瘤、脊膜瘤、血管瘤、脂肪瘤和转移瘤等。髓内肿瘤少见,占5%～10%,病理类型有室管膜瘤、星形细胞瘤和胶质母细胞瘤等。

(一)护理评估

1.健康状况

详细询问病史、家族史,有无接触化学、物理和生物致癌因素等病史。

2.身体状况

随着肿瘤增大,肿瘤进行性压迫而损害脊髓和神经根,临床上分为3期。①刺激期:瘤体较小,主要表现为神经根痛,疼痛部位固定且沿神经根分布区域扩散,咳嗽、用力、屏气、排便时加重,部分患者可出现夜间痛和平卧痛,为椎管内肿瘤特征性表现之一。②脊髓部分受压期:

肿瘤增大直接压迫脊髓，出现传导束受压症状，表现为受压平面以下肢体运动和感觉障碍。③脊髓瘫痪期：脊髓功能因肿瘤长期压迫而完全丧失，表现为受压平面以下的运动，感觉和括约肌功能完全丧失，并可出现皮肤营养不良征象。

3.辅助检查

脑脊液检查蛋白含量增高，细胞数正常，称为蛋白细胞分离现象，是重要的诊断依据。MRI是最有价值的检查方法。

4.社会—心理状况

评估患者及其家属的心理状况，了解患者有无焦虑、恐惧、悲伤、绝望的心理，了解家属对患者的关心程度和支持能力。

5.处理原则

手术切除肿瘤是目前唯一有效的治疗手段。良性肿瘤切除后，患者预后良好；恶性肿瘤切除后，做充分减压，辅以放疗，能使病情得到一定程度的缓解。

(二)护理诊断/问题

(1)有受伤危险：与感觉减退和运动功能障碍有关。

(2)潜在并发症：肺部感染、脊髓血肿、脊髓水肿、失用综合征等。

(三)术前护理指导

1.心理护理

(1)评估患者心理问题的来源及程度，鼓励患者正确面对疾病，以取得患者的理解和信任。

(2)以理解和宽容的态度和患者交谈，解释手术的必要性、手术方式、注意事项，增强战胜疾病的信心。

2.术前宣教

(1)以通俗易懂的语言向患者及家属讲解疾病病因、征象，术前有关检查项目及注意事项，麻醉知识，术后并发症的预防等，如神经根痛、感觉障碍、运动障碍、自主神经功能障碍等此类疾病的主要特征。

(2)临床上有的患者疼痛难忍；有的感觉下肢麻木，有蚁走感；还有的感觉下肢冰冷，这些征象都是肿瘤压迫脊神经根所致。

(3)除做好患者生活护理外，还要注意预防意外伤或并发症，如烫伤、冻伤、褥疮等。

3.安全管理

偏瘫、感觉障碍患者，及时行压疮、跌倒/坠床风险评估，常规予以床档保护。

4.有关项目训练(表5-3-1)

表5-3-1 椎管内肿瘤术前训练

训练项目	训练方法
咳嗽训练	·指导患者做深呼吸，吸气时间长于呼气时间，要自然、缓慢，闭声门，然后胸部自下而上，缓缓用力咳嗽，避免用力过猛，使术后切口振动过大引起疼痛 ·有效咳嗽，增加肺通气量，预防术后坠积性肺炎发生

续表

训练项目	训练方法
排尿训练	·让患者放松腹部及会阴部，用温热毛巾敷下腹部或听流水声，用温开水清洗会阴等，反复多次练习，直至能躺在床上自然排尿，避免术后发生尿潴留及排便困难
翻身训练	·教会患者轴线翻身的方法，让患者平卧，一位护士站于患者所需卧位一侧，俯身，一手放于患者颈下，另一手放于患者外侧肩部，让患者双手分别放于护士颈后和一侧腋后，另一位护士站在患者背后，双手分别托着患者臀部及大腿，两人一起缓慢沿脊柱轴线用力，将患者缓缓放于侧卧位，再帮患者按摩受压处

5.术前准备

(1)按神经外科术前护理常规。

(2)皮肤准备：术前 2 日氯己定消毒术区皮肤，范围见表 5-3-2。

表 5-3-2　椎管内肿瘤术前皮肤准备范围

手术类型	备皮范围
高位颈段手术	枕骨粗隆至双肩水平的皮肤
胸腰段脊髓手术	以病变为中心上下 5 个椎体的皮肤
腰骶段手术	病变腰椎以上 5 个锥体至坐骨结节处

(3)术前 8h 开始禁食、禁水，哺乳期婴儿术前 4h 禁食。

(4)术前有留置尿管者，应用艾利克消毒，更换无菌集尿袋。

(5)手术前晚 21 时入睡困难者，遵医嘱给予镇静剂。

(6)术晨遵医嘱带入术中用药，测生命体征，更换清洁患者服，准备好病历、CT、MRI 等带入手术室，准确填写手术前评估单并与手术室人员进行患者、药物核对后进入手术室。

(四)术后护理指导

1.体位护理

(1)术后全麻清醒给予去枕平卧位，以利于压迫止血，搬动患者时要保持脊柱水平位，尤其是高颈段手术应颈部制动、颈托固定，应注意颈部不能过伸过屈，以免加重脊髓损伤。硬脊膜打开修补者取俯卧位。

(2)应 1～2h 翻身 1 次，翻身时注意保持头与身体的水平位，护士以稳妥轻柔的动作按照术前训练方法，协助患者翻身，因疼痛不必过多移动患者，要注意头、颈、躯干及下肢应保持在同一轴线位，不可强拖硬拉。

2.生命体征监测

(1)密切观察患者生命体征。

(2)保持呼吸道通畅，观察呼吸频率、节律及血氧饱和度的变化，观察患者是否有出现呼吸困难、烦躁不安等呼吸道梗阻症状。

3.脊髓神经功能的观察(见表 5-3-3)

表 5-3-3 脊髓神经功能的观察

手术类型	观察要点
颈椎手术	·注意呼吸情况,应特别注意观察伤口周围有无肿胀、胸闷气紧、呼吸困难,以防发生血肿压迫颈部而影响呼吸功能 ·麻醉清醒后严密观察四肢感觉、运动、肌力等,并与术前对比,以便及时发现并发症术后可能会出现颈交感神经节损伤症,患侧瞳孔缩小,眼睑下垂,眼球凹陷,一般无须处理
胸椎手术	·一般上肢不受影响。术后观察下肢活动情况,术后常会出现腹胀者可加用通便润肠药物或肛管排气
腰骶部手术	·观察下肢肌力活动度及肛周皮肤感觉,如发现感觉障碍平面上升或四肢活动度有减退,应考虑脊髓出血或水肿,立即通知医生采取紧急措施

4.伤口及引流管护理

(1)注意观察伤口有无渗血渗液,有无感染征象,保持伤口敷料干燥固定,尤其是骶尾部,及时更换污染衣裤。

(2)伤口感染常在术后 3~7d 出现,表现为局部搏动性疼痛,皮肤潮红、肿胀,压痛明显,并伴有体温升高,及时通知医生,检查伤口情况并及时处理。

(3)引流管护理按神经外科引流管护理常规。

(4)一般引流管在 2~3d 拔除。

5.饮食护理

麻醉清醒前应禁食,清醒 6h 后可进流质饮食,出现呕吐时暂不进食,头偏向一侧。术后第 1 天进食高蛋白、高营养、易消化的食物,以增强机体的免疫力,多食蔬菜和水果,多饮水,保持大便通畅。

6.截瘫患者皮肤护理

截瘫患者皮肤失去感觉,神经调节功能不良,血循环差,容易发生压疮。间歇解除压迫,按摩和温热敷是解除压疮的关键,早期每 2h 翻身叩背 1 次,并帮助患者按摩受压处和被动活动肢体关节,保持关节功能位置。

7.疼痛的护理

评估患者疼痛的程度及是否需要药物辅助止痛。另外可适当变换体位,让患者舒适以便缓解疼痛。咳嗽、打喷嚏、便秘常常可使腹压增加,诱发或加重疼痛,因此,应注意预防感冒及便秘。寒冷常使腰部以下肌肉收缩,加重疼痛,因此,腰部及下肢注意保暖,给予患者足浴和温水擦浴,水温保持 41℃~43℃。

8.预防肺部感染

指导患者进行咳嗽训练。随着切口愈合,疼痛逐渐减轻或消失,鼓励患者用力咳嗽,勤翻身叩背,以利肺的膨胀和引流。必要时做雾化吸入。

9.健康指导(见表 5-3-4)

表 5-3-4 椎管肿瘤术后健康指导

项目	内容
心理支持	·了解患者心理反应,给予鼓励,增强疾病恢复的信心,并说明功能的恢复会有各种可能性,如痊愈、好转、部分好转,也有恶化的可能,使家属思想上有所准备
压疮护理	·预防褥疮,按时翻身,保持皮肤及床单的清洁平整。动态行压疮风险评估,对已产生的褥疮应积极治疗,对症处理
神经功能障碍肢体的护理	·感觉麻木或感觉消失的肢体应当心烫伤 瘫痪肢体要保持功能位,预防关节畸形、足下垂等 ·教会患者使用轮椅,帮助其树立生活的信心,尽早参加社会活动
排便护理	·保持大小便通畅,一般清醒患者术后第 1 日可拔除尿管,拔管后应关注患者自行排尿情况。长期安置尿管的患者定期更换尿袋,定期夹闭尿管帮助患者建立膀胱功能,待小便功能恢复后方能拔除尿管。便秘时可用开塞露纳肛或口服轻泻剂
功能锻炼	·指导患者肢体功能锻炼,做到主动运动与被动运动相结合。用健侧的肢体带动瘫痪肢体做被动活动,或由家属帮助运动,完成关节活动,促进肢体功能恢复,并教育患者自我护理的方法。患者起床前根据手术部位不同先给予颈托、胸托、腰围保护,以免影响脊柱稳定性
饮食指导	·养成良好的生活习惯,加强营养,进高蛋白质(鸡、鱼、蛋、奶等)、高维生素、高热量、高纤维素(韭菜、芹菜等)、易消化的饮食,多食水果、蔬菜 ·忌浓茶、咖啡、辛辣食物等

(五)并发症的观察及护理

并发症的处理见表 5-3-5。

表 5-3-5 椎管内肿瘤术后并发症的护理

并发症	护理
腹胀	·是椎管肿瘤术后常见的并发症 指导患者进含蛋高白质、高维生素、咸或偏酸性食物,少进或不进甜食,还可食一些助消化的山楂片、胃蛋白酶合剂和助胃肠排气的薄荷水 ·必要时肌内注射新斯的明,行胃肠减压、中药灌肠或肛管排气 ·如果是便秘引起的腹胀,可按摩腹部,必要时用缓泻剂及粪便软化剂
呼吸功能障碍	·是颈段椎管内肿瘤术后严重的并发症,主要是颈髓受压引起的肋间肌、膈肌麻痹,导致呼吸幅度减弱,继发缺氧及呼吸道分泌物无力咳出,也可因患者伤口疼痛不敢咳嗽和深呼吸以致排痰不畅或无力咳嗽引起 ·护理中应加强观察呼吸的频率、幅度、血氧饱和度的变化 ·痰液不易排出者,可行雾化吸入 2 次/d,以促进痰液排出,对严重呼吸困难者,可行气管切开术或给予呼吸机辅助呼吸
椎管内血肿	·若患者出现四肢疼痛进行性加重,感觉平面上升,双下肢瘫痪加重,应考虑椎管内血肿形成压迫脊髓,应及时报告医生处理

续表

并发症	护理
泌尿系统感染	·保持会阴部清洁，每日行尿管护理2次 应鼓励患者多饮水，增加尿量，稀释尿液，借助排尿冲洗膀胱尿道，减少细菌滋生，预防泌尿系统感染 ·定时夹放导尿管，使膀胱保持节律性充盈和排空，防止膀胱痉挛和缩小，促进功能恢复。待病情好转，尽早拔除尿管
呼吸系统感染	·保持室内空气清新，定时开窗通风 对于高位截瘫者要按时翻身、拍背。每次拍背时用空掌从患者背部肺底部由下向上、由外向内，拍击到肺尖部，帮助患者咳嗽排痰，增强后背部血液循环 ·指导患者做深呼吸及扩胸运动，有利于肺复张
压疮	·卧床患者避免软组织长期受压，按时翻身、拍背，使用气垫床 ·每日用温水擦浴，保持皮肤清洁 ·保持床单平整、干燥 ·保证全身营养摄入
关节挛缩	·注意卧位姿势，不得压迫患肢 下肢瘫痪者防止关节畸形 ·足下垂者，应穿"丁"字鞋，保持双足功能位
下肢静脉血栓	·协助进行下肢肢体功能锻炼，保持肌肉柔韧性，防止血栓形成 ·必要时适当抬高患肢

第四节 颅内动脉瘤及脑动静脉畸形

一、颅内动脉瘤

颅内动脉瘤是颅内动脉壁的囊性膨出，是造成蛛网膜下腔出血的首位原因，在脑血管意外中，仅次于脑血栓和高血压，居第三位。好发于40～60岁人群，多位于大脑动脉环的前部和邻近的动脉主干上。

（一）病因和病理

发病原因不明，先天性缺陷学说认为动脉壁先天性平滑肌缺乏；后天性退变学说认为，颅内动脉粥样硬化和高血压，使动脉内弹力板破坏，逐渐膨出形成。另外，体内感染病灶脱落的栓子，侵蚀脑动脉壁可形成感染性动脉瘤，头部外伤也可导致动脉瘤的形成。颅内动脉瘤根据位置不同可分为两类：①约90%颈内动脉系统动脉瘤，包括颈内动脉-后交通动脉瘤、前动脉-前交通动脉瘤、中动脉动脉瘤等；②约10%椎基底动脉系统动脉瘤，包括椎动脉瘤、基底动脉瘤和大脑后动脉瘤等。

（二）护理评估

1.健康状况

详细询问病史、家族史，有无动脉粥样硬化、高血压、头部外伤等病史。

2.身体状况

（1）局灶症状：小动脉瘤（直径＜0.5cm）未出血者可无症状，巨大动脉瘤（直径＞2.5cm）可压迫邻近组织出现局灶症状，如动眼神经麻痹、视力障碍等。

（2）动脉瘤破裂出血症状：动脉瘤破裂出血多突然发生，部分患者可有情绪波动、运动、咳嗽等诱因，表现为严重的蛛网膜下腔出血症状，患者可有剧烈头痛、呕吐、意识障碍、定向力下降、脑膜刺激征等，严重者因急性颅内压增高引发脑疝而危及生命。多数动脉瘤破口会被凝血封闭而出血停止，病情趋于稳定。如未及时治疗，随着破口周围血块溶解，动脉瘤可能于2周内再次出血，再出血率为15%～20%。蛛网膜下腔出血可诱发脑动脉痉挛，甚至导致脑梗死。

3.辅助检查

数字减影脑血管造影（DSA）是确诊颅内动脉瘤的必检方法，CT和MRI有助诊断，腰椎穿刺应慎用。

4.社会—心理状况

了解患者及其家属的心理状况，以及对手术治疗和预后有无充分的思想准备。

5.处理原则

主要是防止出血或再次出血。发现病变应及时手术或介入栓塞治疗，开颅夹闭动脉瘤壁是首选方法；介入栓塞治疗适宜于不宜手术者，具有微创、简便、相对安全、恢复快等优点。动脉瘤破裂出血者应绝对卧床休息，保持安静，避免情绪激动，同时处理颅内压增高和脑血管痉挛等。

（三）常见护理诊断/问题

（1）缺乏防止动脉瘤破裂的防治知识。

（2）潜在并发症，如颅内动脉瘤破裂、颅内压增高、脑血管痉挛等。

（四）护理指导

1.预防出血或再次出血

（1）卧床休息：减少不必要的活动，抬高床头15°～30°，有利于静脉回流。尽量减少外界不良因素的刺激，保持情绪稳定，保证充足睡眠，预防再出血。

（2）保持适宜的颅内压：维持颅内压在100mmH_2O，颅内压骤降会加大血管壁内外压力差，诱发动脉瘤的破裂。因此，在应用脱水剂时，控制输注速度，不能加压输入；行脑脊液引流者，引流速度要慢；脑室引流者，引流瓶位置不能过低。同时避免颅内压增高的诱因，如用力排便、咳嗽等。

（3）维持血压稳定：动脉瘤破裂可因血压骤升而诱发，因此要维持血压稳定。一旦出现血压升高，遵医嘱使用降压药物，使血压下降10%即可。用药期间注意血压的变化，避免血压过低造成脑缺血。

2.术前护理

除术前常规准备外，介入治疗者应双侧腹股沟区皮肤做好准备；大脑动脉环前部的颅内动脉瘤患者行封闭治疗，为建立侧支循环，术前进行颈动脉压迫试验和练习。方法是用手指或用特制的颈动脉压迫装置按压患侧颈总动脉直到该侧颞浅动脉搏动消失。开始每次压迫 5min，以后逐渐延长压迫时间，直到持续压迫 20～30min，患者不出现黑曚、头昏、对侧肢体无力和发麻等表现时，方可进行手术治疗。

3.术后护理

(1)神经外科术后护理常规(表 5-4-1)。

表 5-4-1　神经外科术后护理常规

项目	内容
全麻术后护理常规	·了解麻醉和手术方式、术中情况、切口和引流情况 ·持续低流量吸氧 ·持续心电监护 ·床档保护防坠床 ·严密监测生命体征
伤口观察及护理	·观察伤口有无渗血渗液，若有，应及时通知医生并更换敷料
各管道观察及护理	·输液管保持通畅，留置针妥善固定，注意观察穿刺部位皮肤 ·尿管按照尿管护理常规进行，一般术后第 2 日可拔除尿管，拔管后注意观察患者自行排尿情况 ·创腔、硬膜外、硬膜下、皮下、脑室、腰穿持续引流等引流管参照引流管护理相关要求
疼痛护理	·评估患者疼痛情况：伤口、颅内高压 ·遵医嘱给予镇痛药物或降压药物 ·提供安静舒适的环境
基础护理	·做好口腔护理、尿管护理、定时翻身、雾化、患者清洁等工作

(2)神经外科引流管护理(表 5-4-2)。

表 5-4-2　神经外科引流管护理内容

项目	内容
保持通畅	·勿折叠、扭曲、压迫管道
妥善固定	·颅内引流管与外接引流瓶或引流袋接头应连接牢固，外用纱布包裹，胶布分别将纱布两端与引流管固定，避免纱布滑落 ·躁动患者在征得家属同意后适当约束四肢 ·告知患者及家属引流管的重要性，切勿自行拔出 ·根据引流管的种类和安置目的调整放置高度 ·引流管不慎脱出，应检查引流管头端是否完整拔出，并立即通知主管医生处理
观察并记录	·严密观察引流液性状、颜色、量 ·正常情况下手术后 1～2d 引流液为淡血性液，颜色逐渐变淡，若引流出大量新鲜血液或术后血性液逐渐加深，常提示有出血，应通知医生积极处理

续表

项目	内容
	·引流量过少应考虑引流管阻塞的可能，采用自近端向远端轻轻挤压、旋转引流管方向、适当降低引流管高度等方法进行处理
	·采用以上方法处理后引流管仍未通畅时应严密观察患者意识或瞳孔变化，警惕颅内再出血的发生
	·观察患者伤口敷料情况
拔管	·根据引流量的多少、引流液的颜色、颅内压、引流目的等考虑拔管时间

(3)饮食护理：术后清醒后6h可进温开水及流质食物，第2日可进半流质饮食，以后逐渐过渡到普食；昏迷患者则于第2日安置保留胃管，给予管喂流质饮食。饮食以高蛋白质、高维生素、低糖、清淡易消化为宜。

(4)体位与活动：患者清醒后抬高床头30°，能改善颈静脉回流和降低ICP，头部应处于中间位，避免转向两侧。患者术后活动应循序渐进，首先在床上坐，后在床边坐，再在陪护搀扶下下地活动，避免突然改变体位引起脑部供血不足致头晕或昏倒。

(5)健康宣教(表5-4-3)。

表5-4-3 颅内动脉瘤患者的出院宣教

项目	内容
饮食	·清淡易消化饮食
复查	·3个月后复查
功能锻炼	·对肢体瘫痪者，保持肢体功能位，由被动锻炼到主动锻炼
	·对失语者，教患者锻炼发音，由简单的字到词组，再到简单的句子
自我保健	·保持稳定的情绪
	·保持大便通畅
	·保持良好的生活习惯，如活动规律、睡眠充足、劳逸结合等
心理护理	·根据患者不同的心理情况进行不同的心理护理

二、脑动静脉畸形

(一)定义

脑动静脉畸形是胎儿期脑血管形成异常的先天性疾病，家族性动静脉畸形极少见，颅内动静脉畸形与颅内动脉瘤的发病率约为1∶1。脑动静脉畸形是由一团动脉、静脉及动脉化的静脉样血管组成，动脉直接与静脉交通，其间无毛细血管。动静脉畸形的出血与其体积的大小及引流静脉的数目、状态有关。中型、小型(4cm)的容易出血，引流静脉少、狭窄或缺乏正常静脉引流者容易发生出血。

(二)病因及发病机制

一般认为脑动静脉畸形是胚胎期血管生成的调控机制发生障碍所致。链球菌感染后动静脉畸形、动静脉畸形切除后新发的动静脉畸形、颅内外同时发生的动静脉畸形，以及星形细胞瘤、少突胶质细胞瘤、胶质母细胞瘤、血供丰富的恶性脑膜瘤和转移癌伴发动静脉畸形等报道提示，除先天性因素外，后天性的特殊情况如能引发病理性脑血管生成机制，也有可能成为脑动静脉畸形的病因。

动静脉畸形由一团畸形血管（血管巢）组成，内含直接相通的动脉和静脉，二者之间无毛细血管。多见于皮质和白质交界处，呈锥形，基底部面向脑皮质，尖端指向白质深部或直达侧脑室壁。有一支或多支增粗的供血动脉，引流静脉多扩张、扭曲、含鲜红的动脉血；畸形血管团之间杂有变性的脑组织；病理特征，邻近脑实质常有脑萎缩甚至缺血性坏死。

（三）临床表现

动静脉畸形常无症状，除非突然出现癫痫、或顽固性头痛时才被发现。

1.出血

可发生在孕、产期妇女，也可发生在正常活动时，出血常为脑实质、脑室内和蛛网膜下隙出血，出血前常可出现头痛、癫痫和某些局灶体征。

2.癫痫

一般为癫痫大发作和局灶性癫痫。

3.头痛

常为持续性、反复发作性头痛。

4.局灶症状

(1)额叶：常出现癫痫大发作，智力、情感障碍，偏瘫。

(2)颞叶：癫痫、幻视、幻嗅、命名性失语、听觉性失语。

(3)顶叶：局灶性癫痫、感觉障碍、失读、失用、计算力障碍、偏盲、幻视、空间定向障碍。

(4)基底节：震颤、不自主运动、肢体笨拙、运动增多综合征等，出血后也可出现偏瘫等症状。

(5)脑桥及延髓动静脉畸形：颈痛、恶心、呕吐、锥体束征、共济失调、脑神经麻痹。

(6)其他症状：精神症状、眼球突出、血管杂音。

（四）辅助检查

1.脑血管造影

显示异常血管团、血管浓染、迂曲及缠结、管径大致相似，有动静脉短路，供血的动脉明显增粗及迂曲，引流静脉的增粗、迂曲更显著。

2.MRI

显示蜂窝状或葡萄状血管流呈低信号影。

3.CT

显示多数有脑内及脑室内出血，或蛛网膜下隙出血，无血肿者平扫可以看出团状聚集或弥散分布蜿蜒状及点状密度增高影。

4.经颅多普勒超声

供血动脉的血流速度加快。

（五）治疗

(1)手术：供血动脉结扎术；动静脉畸形摘除术。

(2)栓塞术。

(3)立体定位像、放射治疗。

(六)观察要点

(1)常规观察生命体征、意识状态、瞳孔、肢体活动状况等。

(2)观察头痛的性质、部位,给予对症处理。

(3)有癫痫发作的患者,注意观察癫痫发作的先兆、持续时间、类型,发作时应保护患者,防止意外发生,遵医嘱按时服用癫痫药。

(七)护理指导

1.术前护理

(1)给予适当的心理支持,使患者及其家属能面对现实,接受疾病的挑战,根据患者及其家属的具体情况提供正确的指导,告知疾病类型、可能采用的治疗计划及如何配合,帮助家属学会对患者的特殊照顾的方法和技巧。

(2)加强生活护理,防止意外发生;指导患者训练床上大小便。

(3)术前准备。完成一切术前检查,术前 1 日护士抽血配血,交叉备血,行抗生素皮试,备好术中、术后用药;剃去头发,洗澡、剪指甲、更衣,术前晚 12 时以后禁食、水;注意观察患者晚间睡眠情况,睡眠不良的患者遵医嘱给予镇静药。术日晨再次剃头并洗净,留置尿管,监测手术患者的生命体征,对女患者要询问有无月经来潮,若有发热、月经来潮应及时通知医师;如行介入栓塞术则行下腹部及会阴部备皮,术前 6～8h 禁食、水,保持大便通畅,避免术后便秘。

2.术后护理

1)体位

全身麻醉未醒的患者,取平卧位,头偏向一侧;意识清醒、血压平稳后,宜抬高床头 15°～30°;栓塞术后平卧,穿刺侧下肢制动 24h,严密观察足背动脉搏动情况及下肢温度、颜色和末梢血供情况,观察穿刺局部有无渗血及血肿、瘀斑形成。

2)营养和补液

术后 1 日可进流质饮食,第 2、3 日给半流饮食,以后逐渐过渡到普通饮食。术后患者有恶心、呕吐或消化功能紊乱时,可禁食 1～2 日,给予静脉补液,待病情平稳后逐渐恢复饮食。长期昏迷的患者,经鼻饲提供营养。

3)呼吸道护理

及时清除患者呼吸道分泌物并保持通畅。定时协助患者翻身、叩背,必要时雾化吸入。呕吐时头偏向一侧以免误吸,防治肺部感染。

4)镇痛及镇静

术后 3～5 日为水肿高峰期,常出现搏动性头痛,严重时伴呕吐,合理使用脱水药和激素;为防止颅内压增高及颅内再出血,术后必须让患者保持安静,若发现躁动不安,可遵医嘱使用镇静药。

5)术后并发症的预防及护理

(1)出血:多发生在术后 12～24h,术后应严密观察,避免增高颅内压的因素;一旦发现有颅内出血征象,立即通知医师并做好再次手术的准备,若出血量少,行腰椎穿刺置换脑脊液常可达到满意效果；密切观察血压变化并对血压进行有效控制。

(2)脑血管痉挛：术后持续给予尼莫地平微量泵入，严格控制速度，应用尼莫地平后会出现面色潮红、心率加快、血压下降、胃肠疼痛、恶心等症状，用药过程中一定要严格掌握用量及速度，观察患者的临床表现，注意用药中血压与基础血压的比较；术后观察是否有进行性的头痛加重、脑膜刺激征，观察意识状态及瞳孔变化，如果出现意识障碍或程度加重，出现肢体瘫痪、失语等，及时通知医师处理。

(3)感染：常规使用抗生素，严格无菌操作，加强营养及基础护理。

(4)应激性胃溃疡：可给予雷尼替丁、法莫替丁等药物预防，一旦发现胃溃疡出血，应立即放置胃管，抽净胃内容物后用小量冰水洗胃、经胃管应用止血药，必要时输血。

(5)癫痫发作：多发生在术后3～5d脑水肿高峰期。发作时，应立即给予抗癫痫药物，卧床休息，吸氧，保护患者受意外受伤。

3.健康指导

(1)加强功能锻炼，教会患者及家属自我护理方法。

(2)劝告先天性畸形患儿的家长，在关心和疼爱患儿的同时也适当管束和教育，鼓励患儿像正常儿童一样游戏和学习

(3)指导患者学会辨别分流术后分流功能异常或发生感染的征象。

(4)脑血管病变，告知患者避免导致再出血的诱发因素，高血压患者规律服药，一旦出现异常及时就诊，控制不良情绪，保持心态平稳，避免情绪波动。

(5)术后患者有肢体活动障碍，给予功能锻炼。

(6)患者行动不便时要及时满足其生活需要，并且保护患者，防止意外发生。

第五节　脑脓肿

脑脓肿是细菌侵入脑组织引起化脓性炎症，并形成局限性脓肿。

一、病因

1.耳源性脑脓肿

最多见，约占脑脓肿的48%，常继发于慢性化脓性中耳炎或乳突炎。多数位于同侧颞部，部分发生于同侧小脑半球，多为单发脓肿。

2.血源性脑脓肿

约占脑脓肿的30%，脓毒血症或身体其他部位的化脓性感染病灶中致病菌经血液循环进入脑组织，常为多发脓肿。

3.其他

鼻源性、外伤性、医源性和原因不明的隐源性脑脓肿。

二、病理

病理过程分为三期：①急性脑炎期；②化脓期；③包膜形成期。包膜形成的时间取决于细

菌的毒力和机体的防御能力，一般在10～14d初步形成，3～8周趋于完善。脑脓肿常伴发局限性浆液性脑膜炎和局限性蛛网膜炎，脑表面与脑膜粘连，逐渐扩大的脓腔和周围脑组织水肿，可引起颅内压增高，甚至脑疝。脓腔壁较薄时，可突发破裂，造成急性化脓性脑膜炎或脑室炎。

三、护理评估

1.健康状况

详细询问病史，多数患者有近期感染史，如慢性中耳炎或副鼻窦炎的急性发作史，身体其他部位的化脓性感染或有颅脑外伤史等。

2.身体状况

(1)病变早期：病变早期表现为脑炎、脑膜炎和全身中毒症状，如畏寒、发热、头痛、呕吐、颈项强直等症状与体征。

(2)脓肿形成后：脑脓肿为占位性病变，可导致颅内压增高，严重者可引起脑疝；因脑脓肿导致脑组织的破坏和脓肿的压迫，常产生局灶性症状，如额叶脓肿，常有精神和性格改变，记忆力减退、局部或全身性癫痫等；颞叶脓肿可出现中枢性面瘫，同侧偏盲或感觉性失语等；小脑半球脓肿，可出现共济失调，水平性眼球震颤等症状。脓肿破裂可引起急性化脓性脑膜炎或脑室炎，表现为突发性高热、昏迷、全身抽搐、角弓反张，甚至死亡。

3.辅助检查

(1)实验室检查：血常规检查呈炎症改变。疾病早期，脑脊液检查显示白细胞数明显增多，糖和氯化物含量正常或降低；脓肿形成后，脑脊液压力明显增高，白细胞数可正常或略升高，糖和氯化物含量正常，蛋白含量增高；若脓肿破裂，脑脊液白细胞数增多，甚至呈脓性。

(2)CT、MRI：是诊断的主要手段，可确定脓肿部位、大小、数目和脑室受压情况。

4.心理—社会状况

评估患者及其家属的心理状况，了解患者有无焦虑和恐惧心理，以及对疾病的认知程度，了解家属对患者的关心和支持程度。

5.处理原则

(1)抗感染治疗：应用高效广谱抗生素控制感染，直至感染症状完全消除。

(2)降低颅内压：给脱水剂等，以缓解颅内压升高和预防脑疝发生。

(3)手术治疗：适用于已形成包膜的脑脓肿，包括穿刺抽脓、脓肿引流术和脓肿切除术。

四、护理诊断/问题

(1)体温过高：与颅内感染有关。

(2)潜在并发症：颅内压增高、脑疝等。

五、术前护理指导

1.心理护理

(1)解释手术的必要性、手术方式、注意事项。

(2)鼓励患者表达自身感受,对失语的患者鼓励其用书写或画画的方式表达。

(3)教会患者自我放松的方法。

(4)针对个体情况进行针对性心理护理。

(5)鼓励患者家属和朋友给予患者关心和支持。

2.饮食护理

(1)患者长期卧床、发热,能量大量消耗,应给予易消化、高纤维素、高蛋白质、高热量饮食。

(2)必要时给予静脉输入高营养液,以改善患者的全身营养状况,增强机体抗病能力。

3.病情观察及护理

(1)注意观察患者意识、瞳孔、生命体征变化。

(2)观察颅内压增高的征象,如患者头痛加剧,呕吐频繁,反应迟钝,意识加深,应警惕脑疝的发生。

(3)观察脓肿破溃征象,如果患者出现突发高热、昏迷、脑膜刺激症状或者癫痫发作,应考虑脓肿破溃进入脑室或蛛网膜下隙。

(4)遵医嘱按时按量给予抗生素。

4.术前常规准备

(1)术前行抗生素皮试,术晨遵医嘱带入术中用药。

(2)协助完善相关术前检查:胸部 X 线、心电图、B 超、出凝血试验等。

(3)术前 8h 禁食禁饮。

(4)术晨更换清洁病员服。

(5)术前 2 日用洗发剂洗头吹干后,用氯已定揉搓头皮 5min,手术当日入手术室后根据手术标记剃去手术部位头发。

(6)术晨与手术室人员进行患者、药物、病历、影像学资料核对后,送入手术室。

(7)麻醉后置尿管。

六、术后护理指导

1.神经外科术后护理常规(表 5-5-1)

表 5-5-1 神经外科术后常规护理内容

项目	内容
全麻术后护理常规	· 了解麻醉和手术方式、术中情况、切口和引流情况
	· 持续低流量吸氧
	· 持续心电监护
	· 床档保护防坠床
	· 严密监测生命体征,特别注意血压变化,警惕颅内高压的发生
病情观察	· 严密观察意识、瞳孔变化,并注意术后肢体活动的观察,发现异常及时通知医生,给予初步处置后急查 CT,确定病因及时治疗

续表

项目	内容
	· 定时测量体温，积极采取降温措施
伤口观察护理	· 观察伤口有无渗血，及时通知并协助处理
各管道观察及护理	· 输液管保持通畅，留置针妥善固定，注意观察穿刺部位皮肤 尿管按照尿管护理常规进行
疼痛护理	· 评估患者疼痛情况，警惕颅内高压的发生
	· 遵医嘱给予脱水剂或镇痛药物
	· 提供安静舒适的环境
饮食护理	· 给予含有丰富蛋白质及维生素且易消化的流质或半流质饮食
	· 必要时给予静脉输入高营养液
基础护理	· 做好口腔护理、尿管护理、定时翻身、雾化、患者清洁等工作

2.脓腔引流管护理(表 5-5-2)

表 5-5-2　脓腔引流管护理内容

项目	内容
保持通畅	· 勿折叠、扭曲、压迫管道
妥善固定	· 引流瓶(袋)应至少低于脓腔 30cm，患者应取利于引流的体位
	· 注意避免牵拉、扭曲管道及防止引流管脱落
脓腔冲洗	· 为避免颅内感染扩散，应待术后 24h、创口周围初步形成粘连后进行囊内冲洗；先用生理盐水缓慢注入腔内，再轻轻抽出，注意不可过分加压，冲洗后注入抗生素，然后夹闭引流管 2～4h
	· 若脓块较多引流不畅时，可用尿激酶注入脓腔内，有溶解脓块的作用，以利引流
	· 更换或倾倒引流液时应严格注意无菌原则
观察并记录	· 观察并记录引流液的性状、颜色、量
拔管	· 引流管的位置应保留在脓腔的中心，故需要根据 X 线检查结果加以调整，待脓腔闭合时拔管

七、预防

防止和减少耳、鼻部慢性炎症性疾病，尽早彻底治疗耳、鼻部化脓性炎症，以及胸腔和其他部位的感染病灶。对开放性颅脑损伤，及时彻底清创，去除异物，是减少颅内脓肿的有效措施。

第六章 普通外科护理

第一节 甲状腺疾病

一、甲状腺功能亢进

甲状腺功能亢进(甲亢),是各种原因所致循环血液中甲状腺素异常增多,出现以全身代谢亢进为主要特征的疾病总称。按引起甲亢的病因可分为原发性甲亢、继发性甲亢和高功能腺瘤三类。①原发性甲亢:最常见,占甲亢的85%~90%,患者多为20~40岁,男女之比为1:(4~7)。腺体呈弥漫性肿大、两侧对称;常伴眼球突出,故又称“突眼性甲状腺肿”。②继发性甲亢较少见,患者年龄多在40岁以上。主要见于单纯性甲状腺肿流行区,患者先有多年结节性甲状腺肿史,腺体呈结节状肿大。两侧多不对称;继而逐渐出现甲状腺功能亢进症状,易发生心肌损害,无突眼。③高功能腺瘤少见,甲状腺内有单发的自主性高功能结节,结节周围的甲状腺组织呈萎缩性改变,少见,无突眼。

(一)病因与发病机制

1.自身免疫病

患者体内T、B淋巴细胞功能缺陷可合成多种针对自身甲状腺抗原的抗体,其中一种甲状腺刺激免疫球蛋白可以直接作用于甲状腺细胞膜上的TSH(促甲状腺激素)受体,刺激甲状腺细胞增生,分泌亢进,这是本病主要原因。

2.诱发因素

研究证明,本病是在遗传的基础上,因感染、精神创伤、劳累等应激因素破坏机体免疫稳定性而诱发。

(二)护理评估

1.健康史

(1)除评估患者的一般资料,如年龄、性别等外,还应询问其是否曾患有结节性甲状腺肿或伴有其他自身免疫性疾病。

(2)了解其既往健康状况及有无手术史和相关疾病的家族史。

(3)发病前有无精神刺激、感染、创伤或其他强烈应激等情况。

2.身体状况

1)局部

(1)甲状腺呈弥漫性、对称性肿大,随吞咽上下移动,质软、无压痛,有震颤及杂音,为本病主要体征。

(2)突眼症:不到半数的GD患者有突眼,突眼为眼征中重要且较特异的体征之一。典型突眼双侧眼球突出、睑裂增宽。严重者眼球向前突出、瞬目减少、上眼睑挛缩、睑裂宽;向前平视时,角膜上缘外露;向上看物时,前额皮肤不能皱起;看近物时,眼球聚合不良;甚至伴眼睑肿胀肥厚、结膜充血水肿。

2)全身

(1)高代谢综合征:由于T_3、T_4分泌过多,促进营养物质代谢,患者产热与散热明显增多,出现怕热、多汗,皮肤温暖湿润,低热等,多食善饥,体重下降。

(2)神经精神系统症状:神经过敏,多言好动,易激动、紧张焦虑、注意力不集中、记忆力减退、失眠。腱反射亢进,伸舌和双手前伸有细震颤。

(3)心血管系统症状:心悸,脉快有力,脉搏常在100次/min以上,休息和睡眠时间仍快是其特征性表现,脉压增大。

(4)消化系统症状:食欲亢进、消瘦;过多甲状腺激素刺激肠蠕动增加,大便次数增多等。

(5)其他:肌无力、肌萎缩,甚至甲亢性肌病等;女性患者月经量减少、闭经不孕;男性患者阳痿、乳房发育和生育能力下降等。

3)术后并发症评估

(1)呼吸困难和窒息:手术后最危急的并发症,多发生在术后48h以内,表现为进行性呼吸困难、烦躁、发绀甚至窒息,可有颈部肿胀,切口可渗出鲜血。出现呼吸困难和窒息的主要原因:①手术区内出血压迫气管;②喉头水肿;③气管受压软化塌陷;④气管内痰液阻塞;⑤双侧喉返神经损伤。

(2)甲状腺危象:甲亢术后危及生命的严重并发症之一,表现为术后12～36h内,出现高热(＞39℃)、脉搏细速(＞120次/min)、烦躁不安、谵妄甚至昏迷、呕吐、水样便等,多发生于术后36h以内,病情凶险。主要原因诱因:术后出现的甲状腺危象主要与术前准备不充分、甲亢症状未能很好控制、手术创伤致甲状腺素过量释放及手术应急有关。

(3)喉返神经损伤:单侧喉返神经损伤可致声音嘶哑,双侧喉返神经损伤可发生两侧声带麻痹导致失音、呼吸困难甚至窒息。原因主要为手术切断、缝扎、错夹或牵拉过度引起,少数由于血肿压迫或瘢痕组织的牵拉而发生。

(4)喉上神经损伤:外支损伤,会使环甲肌瘫痪,引起声带松弛、音调降低;内支损伤,则使喉部黏膜感觉丧失,容易发生误咽和饮水呛咳。原因多为结扎、切断甲状腺上动静脉时,离甲状腺腺体上极较远,未加仔细分离,连同周围组织大束结扎所引起。

(5)手足抽搐:多数患者仅有面部或手足的强直麻木感;重者每日多次面肌及手足疼痛性痉挛,甚至喉、膈肌痉挛、窒息。主要为甲状旁腺被误切或血供不足所致,导致具有升高和维持血钙水平作用的甲状旁腺激素不能正常分泌,血钙浓度下降至2mmol/L以下。

3.心理—社会状况

(1)心理状态:患者的情绪因内分泌紊乱而受到不同程度的影响,从轻微的欣快至谵妄程度不等;纷乱的情绪状态使患者人际关系恶化,更加重了患者的情绪障碍。此外,外形的改变,如突眼、颈部粗大可造成患者自我形象紊乱。因此,须评估患者有无情绪不稳定、坐卧不安、遇事易急躁、难以克制自己情绪或对自己的疾病顾虑重重等。

(2)社会支持状况:评估患者及亲属对疾病和手术治疗的了解程度;了解患者及家庭的经济状况,评估有无因长期治疗造成经济负担加重而影响家庭生活的现象;了解患者所在社区的医疗保健服务情况等。

4.辅助检查

(1)基础代谢率测定(BMR):基础代谢率是指人体在清醒而又极端安静的状态下,不受肌肉活动、环境温度、食物及精神紧张等影响时的能量代谢率。可根据脉压和脉率计算或用基础代谢率测定器测定,前者较简便,后者可靠。常用计算公式:基础代谢率%=(脉率+脉压)-111,以±10%为正常,20%~30%为轻度甲亢,30%~60%为中度甲亢,60%以上为重度甲亢。测定必须在清晨、空腹和静卧时进行。

(2)甲状腺摄^{131}I率测定:正常甲状腺24h内摄取的^{131}I最为总人量的30%~40%,若2h内甲状腺摄^{131}I量超过25%,或24h内超过50%,且^{131}I高峰提前出现,都表示有甲亢,但不反映甲亢的严重程度。

(3)血清T_3、T_4含量测定:甲亢时T_3值的上升较早,且速度快,约可高于正常值的4倍;T_4上升较迟缓,仅高于正常的2.5倍,故测定T_3对甲亢的诊断具有较高的敏感性。诊断困难时,可作促甲状腺激素释放激素(TRH)兴奋试验,即静脉注射TRH后,促甲状腺激素(TSH)不增高(阴性)则更有诊断意义。

(4)促甲状腺激素(TSH):血清TSH浓度变化是反映甲状腺功能最敏感指标,先于TT_3、TT_4、FT_3、FT_4出现异常。甲亢时TSH降低。

(5)促甲状腺激素释放激素(TRH):甲亢时T_3、T_4增高,反馈性抑制TSH,故TSH不受TRH兴奋,TRH给药后TSH增高可排除甲亢。本实验安全,可用于老人及心脏病患者。

5.治疗要点

甲状腺大部切除术仍是目前治疗中度甲亢的一种常用而有效的方法,能使大多数的患者获得痊愈,手术病死率低于1%。主要缺点是有一定的并发症,4%~5%的患者术后甲亢复发。

手术适应证:①继发性甲亢或高功能腺瘤;②中度以上的原发性甲亢;③腺体较大,伴有压迫症状,或胸骨后甲状腺肿等类型的甲亢;④抗甲状腺药物或碘治疗后复发或坚持长期用药有困难者。鉴于甲亢对妊娠可造成不良影响(流产和早产等),而妊娠又可能加重甲亢,因此,妊娠早、中期的甲亢患者凡具有上述指征者,仍应考虑手术治疗。

手术禁忌:①青少年患者;②症状较轻者;③老年患者或有严重器质性疾病不能耐受手术治疗者。

(三)护理诊断及合作性问题

(1)营养不良:与甲亢时基础代谢率显著增高所致代谢需求量大于摄入量有关。

(2)焦虑:与神经系统功能改变、甲亢所致全身不适等因素有关。

(3)潜在并发症:甲状腺危象、呼吸困难和窒息、喉返神经损伤、喉上神经损伤或手足抽搐。

(4)自我形象紊乱:与突眼和甲状腺肿大引起的身体外观改变有关。

(5)组织完整性受损:与浸润性突眼有关。

（四）护理目标

（1）患者能积极配合和遵医嘱做好手术前药物控制甲亢的准备，未发生甲亢危象或发生后能得到及时救治和护理。

（2）患者术后生命体征平稳。未发生呼吸困难和窒息、喉返神经损伤、喉上神经损伤量手足抽搐等并发症。

（3）情绪稳定，焦虑减轻，营养状况稳定，表现为体重恢复正常。

（五）护理指导

1.术前护理

充分而完善的术前准备和护理是保证手术顺利进行和预防术后并发症的关键。

1）休息与心理护理

多与患者交谈，消除顾虑和恐惧心理，避免情绪激动。精神过度紧张或失眠者，适当应用镇静剂或安眠药物。保持病房安静，指导患者减少活动，适当卧床，以免体力消耗。

2）配合术前检查

除常规检查外，还包括：①颈部摄片，了解气管有无受压或移位；②心电图检查；③喉镜检查，确定声带功能；④测定基础代谢率。

3）用药护理

术前通过药物降低基础代谢率是甲亢患者手术准备的重要环节。通常有以下几种方法。

（1）单用碘剂：①碘剂的作用：抑制蛋白水解酶，减少甲状腺球蛋白的分解，逐渐抑制甲状腺素的释放，有助于避免甲状腺危象在术后的发生。但不准备施行手术治疗的甲亢患者不宜服用碘剂。②常用的碘剂与用法：复方碘化钾溶液口服，从每次 3 滴、每日 3 次开始，逐日每次增加 1～16 滴，并维持此剂量，直至手术。服药 2～3 周后甲亢症状得到基本控制，表现为患者情绪稳定，睡眠好转，体重增加，脉率稳定在 90 次/min 以下，脉压恢复正常，基础代谢率在 20%以下，便可进行手术。

（2）硫脲类药物加用碘剂：先用硫脲类药物，待甲亢症状基本控制后停药，再单独服用碘剂 1～2 周后再行手术。由于硫脲类药物能使甲状腺肿大充血，手术时极易发生出血，增加手术困难和危险；而碘剂能减少甲状腺的血流量，减少腺体充血，使腺体缩小变硬，因此服用硫脲类药物后必须加用碘剂。

（3）碘剂加用硫脲类药物后再单用碘剂：少数患者服碘剂 2 周后症状改善不明显，可加服硫脲类药物，待甲亢症状基本控制、停用硫脲类药物后再继续单独服用碘剂 1～2 周后手术。在此期间应严密观察用药效果与不良反应。

（4）普萘洛尔单用或合用碘剂：对于不能耐受碘剂或硫脲类药物，或对此两类药物都不能耐受或无反应的患者，主张单用普萘洛尔或与碘剂合用做术前准备，每 6h 服药 1 次，每次20～60mg，一般服用 4～7d 后脉率即降至正常水平。由于普萘洛尔半衰期不到 8h，故最末 1 次须在术前 1～2h 服用，术后继续口服 4～7d。术前不用阿托品，以免引起心动过速。

4）突眼护理

突眼者注意保护眼睛，常滴眼药水。外出戴墨镜以免强光、风沙及灰尘刺激；睡前用抗生素眼膏敷眼，戴黑眼罩或以油纱布遮盖，以免角膜过度暴露后干燥受损，发生溃疡。

5)饮食护理

给予高热量、高蛋白质和富含维生素的食物,加强营养支持,纠正负氮平衡,保证术前营养;给予足够的液体摄入以补充出汗等丢失的水分,但有心脏疾病患者应避免大量摄入水,以防水肿和心力衰竭。禁用对中枢神经有兴奋作用的浓茶、咖啡等刺激性饮料,戒烟、酒,勿进食富含粗纤维的食物以免增加肠蠕动而导致腹泻。

6)其他措施

术前教会患者头低肩高体位,可用软枕每日练习数次,使机体适应术时颈过伸的体位。指导患者深呼吸,学会有效咳嗽的方法,有助于术后保持呼吸道通畅。患者接往手术室后备麻醉床,床旁备引流装置、无菌手套、拆线包及气管切开包等。

2.术后护理

1)体位和引流

术后取平卧位,待血压平稳或全麻清醒后取半坐卧位,以利于呼吸和引流。指导患者在床上变换体位、起身、咳嗽时可用手固定颈部以减少震动。术野常规放置橡皮片或胶管引流24～48h,注意观察引流液的量和颜色,保持引流通畅,及时更换浸湿的敷料,估计并记录出血量。

2)保持呼吸道通畅

鼓励和协助患者进行深呼吸和有效咳嗽,必要时行超声雾化吸入,使痰液稀释易于排出。因切口疼痛而不敢或不愿意咳嗽排痰者,遵医嘱适当给予镇痛药。

3)并发症的观察与护理

(1)呼吸困难和窒息:是术后最危急的并发症。多因切口内出血压迫气管、喉头水肿、气管塌陷、痰液阻塞、双侧喉返神经损伤等原因引起。发生在术后48h内。术后应严密观察患者的呼吸、脉搏、血压及切口渗血情况。如发现患者有颈部紧压感、切口大量渗血、呼吸费力、气急烦躁、心率加快、发绀等,应立即床边拆除切口缝线,敞开伤口,去除血块。如出血严重,应急送手术室彻底止血。指导、鼓励患者进行有效的咳嗽咳痰。当痰液黏稠不易咳出时,可行雾化吸入,必要时吸痰。床边备好气管切开包及抢救药品、器械,以备气管插管或气管切开时用。

(2)喉返神经损伤:一侧喉返神经损伤会出现声音嘶哑;双侧喉返神经损伤会导致严重呼吸困难。术后应鼓励患者及早发音,以观察患者有无声音嘶哑,根据损伤程度给予药物、理疗、针灸等方法促进康复。

(3)喉上神经损伤:喉上神经外支损伤可引起声带松弛,音调降低。如损伤内支,则喉部黏膜感觉丧失,进食时,特别是饮水时易发生呛咳、误咽。术后首次进食时应在床边指导、协助患者进食,观察患者进水及流质时有无呛咳。

(4)甲状旁腺损伤:术后1～3d应密切观察患者有无面部、口唇周围、手、足针刺感和麻木感或强直感。重者可出现面肌和手足阵发性、疼痛性痉挛或手足抽搐,甚至发生喉及膈肌痉挛,引起窒息死亡。给予葡萄糖酸钙及维生素D或双氢速甾醇油剂口服,同时分管护士耐心向患者解释,消除其紧张情绪,指导患者限制含磷较高食物,如乳制品、鱼类、蛋黄、瘦肉等的摄入。抽搐发作时,立即遵医嘱静脉注射10%葡萄糖酸钙或氯化钙10～20mL。

(5)甲状腺危象:指危及生命的严重甲状腺功能亢进状态。术后12～36h内体温在39℃以上,一般解热措施无效;脉快而弱,在120次/min以上;大汗、烦躁、焦虑、谵妄甚至昏迷。处理措施如下。①降温:应使用物理降温、退热药物、冬眠药物等综合措施,使体温控制在37℃左右。②吸氧:必要时进行辅助呼吸。③静脉输液:以保证水、电解质和酸碱平衡。④碘剂:口服复方碘化钾溶液3~5mL,紧急时将10%碘化钠加入葡萄糖溶液中静脉滴注。⑤降低应激反应:应用肾上腺皮质激素,首选氢化可的松。⑥降低组织对甲状腺素的反应:如利血平、普萘洛尔等。⑦对症治疗:镇静、抗心力衰竭等。

4)特殊药物的应用

甲亢患者术后继续服用复方碘化钾溶液,每日3次,从每次16滴开始,逐日每次减少1滴,直至病情平稳。年轻患者术后常口服甲状腺素,每日30~60mg,连服6~12个月,以抑制促甲状腺激素的分泌和预防复发。

5)饮食与营养

术后清醒患者,即可给予少量温水或凉水。若无呛咳、误咽等不适,可逐步给予便于吞咽的微温流质饮食,注意过热可使手术部位血管扩张,加重创口渗血。以后逐步过渡到半流质和软食。甲状腺手术对胃肠道功能影响很小,只是在吞咽时感觉疼痛不适,应鼓励患者少量多餐,加强营养,促进愈合。

3.健康教育

(1)康复与自我护理指导:指导患者正确面对疾病,自我控制情绪,保持心情愉快、心境平和。合理安排休息与饮食,维持机体代谢需求。鼓励患者尽可能生活自理,促进康复。

(2)用药指导:说明甲亢术后继续服药的重要性并督促执行。教会患者正确服用碘剂的方法,如将碘剂滴在饼干、面包等食物上,一并服下,以保证剂量准确,减轻胃肠道不良反应。

(3)复诊指导:嘱咐出院患者定期至门诊复查,以了解甲状腺的功能,出现心悸、手足震颤、抽搐等情况及时就诊。

(六)护理评价

(1)患者情绪是否稳定,焦虑是否减轻或缓解,能否安静地休息和睡眠。

(2)患者能否正确认识疾病,积极配合治疗和护理;突眼是否得到很好的防治,是否出现角膜损伤或感染。

(3)患者的营养需求是否得到满足,体重是否维持在标准体重的(100±10)%。

(4)患者术后能否有效咳嗽、及时清除呼吸道分泌物,保持呼吸道通畅。

(5)患者是否发生并发症,防治措施是否恰当及时,术后是否恢复顺利。

二、甲状腺肿瘤

甲状腺肿瘤分良性和恶性两类。良性肿瘤多为腺瘤;恶性肿瘤以癌为主,肉瘤极为少见。甲状腺腺瘤病理上可分为滤泡状腺瘤和乳头状囊性腺瘤两种,以前者多见,患者常为女性,年龄常在40岁以下。甲状腺腺瘤有引起甲亢(发生率约为20%)或恶变(发生率约为10%)的可能,应积极治疗。甲状腺癌约占全身恶性肿瘤的1%,女性多于男性。按组织学形态分为乳头状癌、滤泡状癌、未分化癌、髓样癌四类。

(一)护理评估

1.健康史

注意患者的年龄、性别,了解有无结节性甲状腺肿等甲状腺疾病史;有无相关疾病的家族史;是否有放射碘治疗史。

2.身体状况

(1)甲状腺腺瘤:早期多无自觉症状,常常在他人提示下发现颈部增粗,相应部位多可触及单发腺瘤结节,呈圆形或卵圆形,局限于一侧腺体内,质地较周围甲状腺组织稍硬,表面光滑,边界清楚,无压痛,随吞咽上下活动。腺瘤一般生长缓慢,但乳头状囊性腺瘤有时可因囊壁血管破裂,发生内囊出血而迅速增大。继发甲亢者可有相应表现。

(2)甲状腺癌:多为腺体内单发肿块,质硬、表面高低不平、边界不清,增长较快,吞咽时肿块活动度差。晚期可压迫气管、食管、神经等出现呼吸困难、吞咽困难、声音嘶哑(喉返神经)、霍纳综合征(颈交感神经节)等压迫症状,并可有颈淋巴结肿大等转移症状。

3.心理—社会状况

患者初识病情后,常担忧肿块的性质和预后,表现出惶恐不安;女患者也往往为颈部伤口瘢痕对自我形象的影响而焦虑。

4.辅助检查

(1)放射性^{131}I或^{99}Tc扫描:比较甲状腺结节与周围正常组织放射性密度的差异。密度较正常组织高者为热结节;相等者为温结节;较正常弱为凉结节;缺乏密度显示者为冷结节。甲状腺癌多为冷结节且边缘模糊。

(2)其他检查:B超检查甲状腺肿块的大小、位置、数目、毗邻关系;X线检查了解有无气管移位受压;实验室检查了解甲状腺功能、血清降钙素等变化有助于甲亢、髓样癌等诊断;细针穿刺细胞学检查有助于结节性质的诊断。

5.治疗要点及反应

甲状腺腺瘤患侧腺体大部分手术切除是唯一的治疗手段。甲状腺癌争取早期手术切除患侧腺体全部、峡部及健侧腺体大部分,甚至全腺体切除;如有淋巴结转移者应行颈部淋巴结清扫术。未分化癌转移早、恶性程度高,手术治疗不能提高生存率,宜采用放射线外照射治疗。

(二)护理诊断及合作性问题

(1)焦虑:与担忧疾病预后及颈部瘢痕有关。

(2)潜在并发症:呼吸困难和窒息、喉返神经损伤、喉上神经损伤、手足抽搐、甲状腺功能减退。

(三)护理目标

患者焦虑减轻、情绪稳定、积极配合术前治疗和护理。

(四)护理指导

甲状腺肿瘤患者的护理与甲亢、肿瘤患者的护理指导基本相同。如无甲亢,则不需要术前碘剂等药物准备。甲状腺全切除需终身依赖外源性甲状腺激素。注意加强肿瘤患者心理护理;颈淋巴结清扫术后,在切口愈合后即应加强颈部和肩关节的功能锻炼,并随时保持患侧上肢高于健侧的体位,以防肩下垂;教会患者颈部自行体检的方法,并定期门诊复查。

第二节　乳腺疾病

一、乳腺炎

急性乳腺炎是发生在乳房的急性化脓性炎症。多发生在产后3～4周哺乳期，初产妇更多见。

（一）概述

1.病因

（1）乳汁淤积：患者乳头发育不良，乳管引流不通畅；初产妇哺乳经验不足不能将乳汁充分排出，都会导致乳汁淤积。乳汁淤积有利于入侵的细菌生长繁殖。

（2）细菌入侵：致病菌多为金黄色葡萄球菌，少数为溶血性链球菌。细菌多因乳头破损或皲裂侵入乳房。个别经乳头开口侵入。

2.病理生理

乳汁淤积有利于入侵的细菌生长繁殖，妇女产后哺乳期免疫力下降，细菌可从乳头入侵，迅速生长繁殖，沿淋巴管到乳腺及其结缔组织，侵入到乳腺小叶，引起急性化脓感染，早期为蜂窝织炎，数日后出现炎性脓肿。表浅脓肿可向乳房表面破溃或破入乳管由乳头流出。深部脓肿可波及乳房与胸肌间的疏松组织，形成乳房内脓肿、乳晕下脓肿、乳房后脓肿。严重感染者，可发生脓毒血症。

（二）护理评估

1.健康史

了解乳头情况，有无乳头发育不良，如过小或内陷。了解哺乳情况，哺乳是否正常，乳汁能否完全排空，即有无乳汁淤积的情况。了解患者有无乳头破损或皲裂的情况。

2.身心状况

（1）局部表现：患侧乳房首先出现胀痛，局部红、肿、热、痛，触诊肿块有压痛。脓肿形成时肿块可有波动感，深部脓肿的波动感不明显，但乳房肿胀明显，有局部深压痛。脓肿破溃时，可见脓肿液自皮肤或乳头排出；常伴患侧腋窝淋巴结肿大和触痛。

（2）全身表现：患者可出现寒战、高热和脉搏加快、食欲减退等症状。

3.辅助检查

（1）实验室检查：血常规可见白细胞计数升高，中性粒细胞比例升高。

（2）诊断性穿刺：深部脓肿可在乳房压痛明显处穿刺，抽出脓液即确诊。

4.治疗要点

1）局部治疗

（1）非手术治疗：炎症早期，停止患乳哺乳，排空乳汁。采取局部热敷、理疗或外敷药物等措施促进炎症的吸收。

（2）手术治疗：一旦脓肿形成，应及时切开引流。定时换药，保持伤口清洁，保持引流通畅，促进伤口愈合。

2)全身治疗

(1)抗生素药物治疗:应用足量有效的抗生素,首选青霉素。由于药物可以分泌到乳汁,因此要避免使用对婴儿有不良影响的抗生素,如氨基糖苷类、磺胺类和甲硝唑等药物。

(2)中药治疗:服用清热解毒类药物。

(3)回乳:感染严重出现乳瘘者应采取措施终止乳汁分泌。常用方法为己烯雌酚1~2mg,口服,3次/d,共2~3d。还可以用炒麦芽60g,每日一剂水煎,分两次服,共2~3d。

(三)护理问题

(1)体温过高:与乳腺急性化脓性感染有关。

(2)疼痛:与炎症致乳房肿胀、乳汁淤积有关。

(3)知识缺乏:缺乏哺乳和急性乳腺炎预防知识。

(四)护理指导

1.缓解疼痛

(1)防止乳汁淤积:患乳暂停哺乳,定时用吸乳器吸净或挤净乳汁。

(2)局部托起:用宽松的胸罩托起乳房,以减轻疼痛和减轻肿胀。

(3)局部热敷、药物外敷或理疗:以促进局部血循环和炎症的消散;局部皮肤水肿明显者,可用25%硫酸镁溶液湿热敷。

2.控制体温和感染

(1)控制感染:遵医嘱早期应用抗菌药物。

(2)病情观察:定时测量体温、脉搏、呼吸,监测血白细胞计数及分类变化,必要时做血培养及药物敏感试验。

(3)采取降温措施:高热者,予以物理降温,必要时遵医嘱应用解热镇痛药物。

(4)脓肿切开引流后的护理:保持引流通畅,定时更换切口敷料。

3.心理护理

向患者及家属说明病情变化及有关治疗方法、护理指导的意义,进行有效沟通及心理疏导,稳定患者的情绪,使其能积极配合治疗。

4.健康教育

(1)保持乳头和乳晕清洁:在孕期经常用肥皂及温水清洗两侧乳头,妊娠后期每日清洗一次;产后每次哺乳前、后均须清洗乳头,保持局部清洁和干燥。

(2)纠正乳头内陷:经常挤捏、提拉乳头以矫正乳头内陷。

(3)养成良好的哺乳习惯:定时哺乳,每次哺乳时应将乳汁吸净,如有乳汁淤积,应及时用吸乳器或手法按摩排空乳汁。养成婴儿不含乳头睡眠的良好习惯。

(4)保持婴儿口腔卫生,及时治疗婴儿口腔炎。

(5)及时处理乳头破损:乳头、乳晕破损或皲裂时暂停哺乳,用吸乳器吸出乳汁哺乳婴儿;局部用温水清洗后涂以抗菌药软膏,待愈合后再行哺乳;症状严重时应及时诊治。

二、乳腺癌

乳腺癌近年发病率呈上升趋势,占女性恶性肿瘤的首位,在我国乳腺癌发病率占全身恶性肿瘤的7%～10%，好发于40～60岁女性。男性也可患乳腺癌，占全部乳腺癌的1%。

（一）病因与发病机制

1.病因

该病病因尚不清楚。雌酮和雌二醇与乳腺癌的发病有直接关系。月经初潮年龄早、绝经年龄晚、未生育、晚生育或未哺乳的人群乳癌发病率高。一级亲属中若有乳腺癌病史，其发病危险性是普通人群的2～3倍。乳管内乳头状瘤、乳房囊性增生病是乳腺癌的癌前病变。此外，营养过剩、肥胖、脂肪饮食、放射线、环境因素及生活方式与乳腺癌的发病也有一定的关系。

2.病理类型

（1）非浸润性癌：包括导管内癌、小叶原位癌、乳头湿疹样癌，此型属早期，预后较好。

（2）早期浸润癌：包括早期浸润性导管癌、早期浸润性小叶癌，此型仍属早期，预后较好。

（3）浸润性特殊癌：包括髓样癌、乳头状癌、小管癌、腺样囊性癌、大汗腺样癌等，此型分化较高，预后尚好。

（4）浸润性非特殊癌：包括浸润性导管癌、浸润性小叶癌、硬癌、髓样癌等，此型分化低，预后差。

（5）其他：罕见癌。

3.转移途径

（1）直接蔓延：癌细胞沿导管或筋膜间隙蔓延，可以侵犯Cooper韧带、皮肤等。

（2）淋巴转移：主要途径有两条，即同侧腋窝淋巴结转移和胸骨旁淋巴结转移。

（3）血行转移：转移的器官依次为肺、骨、肝。

（二）护理评估

1.健康史

评估亲属中有无乳腺癌病史；评估有无癌前疾病病史、生育史、月经史；了解有无不良饮食习惯。

2.身体状况

1）乳房肿块

为乳腺癌的早期表现，为无痛性、单发小肿块，质地硬、表面不光滑，形状不规则，边界不清楚，不易推动。肿块最多见于乳房的外上象限（45%～50%），其次是乳头乳晕区（15%～20%）或内上象限（12%～15%）。肿块多在无意间或自我检查时发现。

2）乳房外形改变

若癌肿侵及Cooper韧带，可使其缩短而致癌肿表面皮肤凹陷，即乳房“酒窝征”；若癌肿侵犯大乳管使之收缩，可使乳头内陷、扁平、歪斜；若皮内及皮下淋巴管被癌细胞堵塞引起淋巴回流障碍，可出现真皮水肿，乳房皮肤呈橘皮样改变。晚期癌肿增大侵犯皮肤，出现坚硬小结或条索，有时会引起皮肤破溃而形成溃疡。少数患者出现乳头血性分泌物。

3）转移表现

乳癌淋巴转移最多见于同侧腋窝，早期为质硬、无痛、散在的结节，后期融合成不规则团块。血行转移至肺、骨、肝等，可出现相应的症状。

4)特殊类型乳腺癌

(1)炎性乳腺癌

多见于年轻妇女,尤其在妊娠期或哺乳期。乳房明显增大,伴红、肿、热、硬,无明显的肿块,肿瘤在短期内侵及整个乳房。转移早而广,预后极差。

(2)乳头湿疹样乳腺癌

乳头及乳晕呈湿疹样改变、皮肤发红、糜烂、潮湿,继而乳头内陷、破损。乳晕深部扪及肿块。恶性程度低,转移晚。

3.心理—社会状况

乳腺癌是恶性肿瘤,患者对疾病的预后产生恐惧、焦虑心理;手术切除乳房,使患者失去第二性征,加上患者对放疗、化疗、内分泌治疗及疗效的担忧,患者会产生恐惧、抑郁心理;家属尤其配偶对本病的预后、治疗的认知及心理承受能力也会对患者的心理产生巨大影响。

4.辅助检查

(1)X线:钼靶X线摄片乳腺癌肿块呈现密度增高阴影,边缘呈不规则,或呈针状,或见微小钙化灶。这是目前最有效的检查方法。

(2)B超检查:可显示乳腺癌肿块的形态和质地。

(3)近红外线扫描:可提示乳腺癌肿块和周围的血管情况。

(4)病理学检查:可做细针穿刺细胞学检查、乳头溢液涂片细胞学检查、活组织快速病理切片检查等,其中活组织病理检查是确定诊断的可靠方法。

5.治疗与反应

手术治疗是乳腺癌的主要治疗方法之一。目前多主张缩小手术范围,同时联合术后化疗、放疗、内分泌治疗及生物治疗等。临床常用的手术方式如下:①乳腺癌根治术,切除包括整个患侧的乳房、胸大肌、胸小肌、腋窝及锁骨下所有脂肪组织和淋巴结;②乳腺癌扩大根治术,是指在乳腺癌根治术的基础上同时切除胸廓内动、静脉和胸骨旁淋巴结;③乳腺癌改良根治术,有两种术式,一是保留胸大肌,一是保留胸大肌及胸小肌;④全乳房切除术,切除整个乳腺,包括腋尾部和胸大肌筋膜;⑤保留乳房的乳腺癌切除术,完整切除肿块和腋窝淋巴结清扫。乳腺癌根治术后,可引起的并发症有皮瓣坏死、皮瓣下积液、患侧上肢肿胀等。

(三)护理诊断及合作性问题

(1)恐惧:与担忧疾病预后、术后身体外观改变有关。

(2)躯体移动障碍:与手术导致胸肌缺损、瘢痕牵拉有关。

(3)自我形象紊乱:与乳房切除、化疗后脱发有关。

(4)知识缺乏:缺乏有关乳腺癌自我检查、术后患肢功能锻炼的知识。

(5)潜在并发症:皮瓣下积液、皮瓣坏死、患侧上肢水肿等。

(四)护理指导

1.做好心理护理,让患者正确对待手术引起的自我形象改变

护理人员应有针对性地进行心理护理,多了解和关心患者,向患者和家属耐心解释手术的必要性和重要性,鼓励患者表述手术创伤对自己今后角色的影响,介绍患者与曾接受过类似手术且已经痊愈的妇女联系,通过成功者的现身说法帮助患者度过心理调适期,使之相信一侧乳

房切除将不影响正常的家庭生活、工作和社交；告知患者今后行乳房重建的可能，鼓励其树立战胜疾病的信心，以良好的心态面对疾病和治疗。对已婚患者，应同时对其丈夫进行心理辅导，鼓励夫妻双方坦诚相待，让丈夫认识其手术的必要性和重要性以及手术对患者的影响，取得丈夫的理解、关心和支持，并能接受妻子手术后身体形象的改变。

2.促进伤口愈合，预防术后并发症

1)术前严格备皮

对手术范围大、需要植皮的患者，除常规备皮外，同时做好供皮区(如腹部或同侧大腿区)的皮肤准备。乳房皮肤溃疡者，术前每日换药至创面好转，乳头凹陷者应清洁局部。

2)体位

术后麻醉清醒、血压平稳后取半坐卧位，以利呼吸和引流。

3)加强病情观察

术后严密观察患者生命体征的变化，观察切口敷料渗血、渗液情况，并予以记录。乳腺癌扩大根治术有损伤胸膜可能，患者若感胸闷、呼吸困难，应及时报告医师，以便早期发现和协助处理肺部并发症，如气胸等。

4)加强伤口护理

(1)保持皮瓣血供良好。①手术部位用弹性绷带加压包扎，使皮瓣紧贴胸壁，防止积液积气。包扎松紧度以能容纳一手指、维持正常血运、不影响患者呼吸为宜。②观察皮瓣颜色及创面愈合情况。正常皮瓣的温度较健侧略低，颜色红润，并与胸壁紧贴；若皮瓣颜色暗红，则提示血循环欠佳，有可能坏死，应报告医生及时处理。③观察患侧上肢远端血循环情况，若手指发麻、皮肤发绀、皮温下降、动脉搏动不能扪及，提示腋窝部血管受压，应及时调整绷带的松紧度。④绷带加压包扎一般维持7～10日，包扎期间告知患者不能自行松解绷带，瘙痒时不能将手指伸入敷料下搔抓。若绷带松脱，应及时重新加压包扎。

(2)维持有效引流：乳腺癌根治术后，皮瓣下常规放置引流管并接负压吸引，以便及时、有效地吸出残腔内的积液、积血，并使皮肤紧贴胸壁，从而有利于皮瓣愈合。护理时应注意以下5点。①保持有效的负压吸引：负压吸引的压力大小要适宜。若负压过高会使引流管腔瘪陷，导致引流不畅；过低则不能达到有效引流的目的，易致皮下积液、积血。若引流管外形无改变，但未闻及负压抽吸声，应观察连接是否紧密，压力调节是否适当。②妥善固定引流管：引流管的长度要适宜，患者卧床时将其固定于床旁，起床时固定于上身衣服。③保持引流通畅：防止引流管受压和扭曲。引流过程中若有局部积液、皮瓣不能紧贴胸壁且有波动感，应报告医师，及时处理。④观察引流液的颜色和量：术后1～2d，每日引流血性液50～200mL，以后颜色量逐渐变淡、减少。⑤拔管：术后4～5d，每日引流液转为淡黄色、量少于10～15mL，创面与皮肤紧贴，一手指按压伤口周围皮肤无空虚感，即可考虑拔管。若拔管后仍有皮下积液，可在严格消毒后抽液并局部加压包扎。

5)预防患侧上肢肿胀

患侧上肢肿胀是患侧腋窝淋巴结切除、头静脉被结扎、腋静脉栓塞、局部积液或感染等因素导致的上肢淋巴回流不畅、静脉回流障碍引起的。护理方法如下。

(1)勿在患侧上肢测血压、抽血、做静脉或皮下注射等。

(2)指导患者保护患侧上肢:平卧时患肢下方垫枕抬高10°～15°,肘关节轻度屈曲;半坐卧位时屈肘90°放于胸腹部;下床活动时用吊带托或用健侧手将患肢抬高于胸前;需他人扶持时只能扶健侧,以防腋窝皮瓣滑动而影响愈合;避免患肢下垂过久。

(3)按摩患侧上肢或进行握拳、屈、伸肘运动,以促进淋巴回流。肢体肿胀严重者,可戴弹力袖促进淋巴回流;局部感染者,及时应用抗菌药物治疗。

3.指导患者做患侧肢体功能锻炼

由于手术切除了胸部肌肉、筋膜和皮肤,使患侧肩关节活动明显受限制。随时间推移,肩关节挛缩可导致冰冻肩。术后加强肩关节活动可增强肌肉力量,松解和预防粘连,最大限度地恢复肩关节的活动范围。为减少和避免术后残疾,鼓励和协助患者早期开始患侧上肢的功能锻炼。

(1)术后24h内:活动手指及腕部,可做伸指、握拳、屈腕等锻炼。

(2)术后1～3d:进行上肢肌肉的等长收缩,利用肌肉泵作用促进血液、淋巴回流;可用健侧上肢或他人协助患侧上肢进行屈肘、伸臂等锻炼,逐渐过渡到肩关节的小范围前屈、后伸运动(前屈小于30°,后伸小于15°)。

(3)术后4～7d:患者可坐起,鼓励患者用患侧手洗脸、刷牙、进食等,并做以患侧手触摸对侧肩部及同侧耳朵的锻炼。

(4)术后1～2周:术后1周皮瓣基本愈合后,开始做肩关节活动,以肩部为中心,前后摆臂。术后10d左右皮瓣与胸壁黏附已较牢固,循序渐进地做抬高患侧上肢(将患侧的肘关节伸屈、手掌置于对侧肩部,直至患侧肘关节与肩平)、手指爬墙(每日标记高度,逐渐递增幅度,直至患侧手指能高举过头)、梳头(以患侧手越过头顶梳对侧头发、扪对侧耳朵)等的锻炼。指导患者做患肢功能锻炼时应注意锻炼的内容和活动量应根据患者的实际情况而定,一般以每日3～4次,每次20～30min为宜;应循序渐进,功能锻炼的内容应逐渐增加;术后7～10d内不外展肩关节,不要以患侧肢体支撑身体,以防皮瓣移动而影响创面愈合。

4.健康教育

(1)活动:术后近期避免用患侧上肢搬动、提取重物,继续行功能锻炼。

(2)避孕:术后5年内应避免妊娠,以免促使乳腺癌复发。

(3)放疗或化疗:放疗期间应注意保护皮肤,出现放射性皮炎时及时就诊;放疗、化疗期间因免疫力低,应少到公共场所,以减少感染机会;加强营养,多食高蛋白质、高维生素、高热量、低脂肪的食物,以增强机体的免疫力。

(4)义乳或假体:为患者提供改善自我形象的方法。①介绍假体的作用和应用;②出院时暂佩戴无重量的义乳(有重量的义乳在治愈后佩戴),乳房硕大者,为保持体态匀称,待伤口一期愈合后即可佩戴有重量的义乳;③避免衣着过度紧身;④根治后3个月可行乳房再造术,但有肿瘤转移或乳腺炎者,严禁假体植入。

(5)乳房自我检查:20岁以上的女性应每月自查乳房一次,宜在月经干净后4～7d进行。乳房自查方法如下。①视诊:站在镜前取各种姿势(两臂放松垂于身体两侧、向前弯腰或双手上举置于头后),观察双侧乳房的大小和外形是否对称;有无局限性隆起、凹陷或皮肤橘皮样改变;有无乳头回缩或抬高。②触诊:仰卧,肩下垫软薄枕,被查侧的手臂枕于头下,使乳房完全平铺于胸壁。对侧手指并拢平放于乳房，从乳房外上象限开始检查，依次为外上、外下、内下、内上象限，然后检查乳头、乳晕，最后检查腋窝注意有无肿块，乳头有无溢液。若发现肿块和乳头溢液，应及时到医院做进一步检查。

（五）护理评价

（1）患者焦虑、恐惧有否缓解，情绪是否稳定，患者及家属能否正确接受手术所致的乳房外形改变。

（2）置引流管期间患者是否出现感染征象，创面是否愈合良好，患侧肢体有否出现肿胀，功能有无障碍。

（3）患者是否掌握患肢功能锻炼的方法。

三、乳腺良性肿瘤

（一）乳房纤维腺瘤

乳房纤维腺瘤是女性常见的乳房肿瘤，好发年龄为 20～25 岁，多发生于卵巢功能旺盛时期，其病因与雌激素的作用活跃密切相关。临床表现多为乳房外上象限单发的肿块，少数为多发。肿块增大缓慢，质似硬橡皮球的弹性感，表面光滑，易于推动，患者常无明显自觉症状。月经周期对肿块大小无影响。X 线钼靶摄片、活组织检查有助于肿块定性。

乳房纤维瘤虽属良性，但亦有恶变的可能，手术切除是治疗该病唯一有效的方法。手术切除的肿块必须常规做病理学检查。

护理要点：①向患者解释纤维腺瘤的病因及治疗方法；②密切观察肿块的变化，指导患者尽早手术切除；③行手术切除时，妥善保留切除的组织标本，常规送病理学检查。术后保持切口敷料清洁干燥，促进伤口愈合。

（二）乳管内乳头状瘤

乳管内乳头状瘤多见于经产妇，以 40～50 岁为多。瘤体很小，容易出血，恶变率为 6%～8%。临床表现主要为乳头溢血性液。常因乳头溢暗棕色或黄色血性液体污染内衣而引起注意。肿块不易扪及，如扪及肿块，多为位于乳晕区直径为数毫米的小结节，质软，可推动，轻压此肿块，常可见乳头溢出血性液。乳腺导管造影、溢液细胞学检查有助于肿瘤的定位定性。

处理原则以手术治疗为主，可行肿块切除或单纯乳房切除，并做病理学检查。

护理要点：①向患者解释乳头溢液的病因、手术治疗的必要性，减轻焦虑心理；②术后保持切口敷料清洁干燥；③定期复查。

（三）乳腺囊性增生病

乳腺囊性增生病为乳腺导管及腺泡上皮增生和囊肿形成，是乳腺实质的良性增生性疾病。多发生于 30～50 岁的中年妇女。其发生与卵巢功能失调引起的激素分泌紊乱有关。病程较长，发展缓慢。少数可有恶变，尤其伴有乳头溢液的患者恶变的可能性增大。临床表现：①乳房胀痛，具有周期性，表现为月经来潮前疼痛加重，月经结束后减轻或消失，也可整个月经周期都有疼痛；②乳房肿块，一侧或双侧乳腺有弥漫性增厚，肿块呈结节状或片状，大小不一，质韧，与周围界限不清。少数患者可有乳头溢液。

处理原则主要是观察和对症治疗，调整卵巢功能。若肿块无明显消退者，或在观察过程中，对局部病灶有恶性病变可疑时，应尽早手术切除肿块并作病理学检查。

护理要点：①解释疼痛发生的原因，消除患者的思想顾虑，保持心情舒畅；②指导患者用宽松乳罩托起乳房，以减轻疼痛；③遵医嘱服用中药调理或其他对症治疗药物；④指导患者观察病情变化，定期复查和乳房自我检查，发现异常及时就诊。

第三节　急性化脓性腹膜炎与腹部损伤

一、急性化脓性腹膜炎

（一）概述

1.解剖生理概要

腹膜是一层很薄的浆膜，分为相互连续的壁腹膜和脏腹膜两个部分。壁腹膜黏附于腹壁、横膈脏面和盆壁内面；脏腹膜覆盖于内脏表面，成了脏器的浆膜层。腹膜腔是壁腹膜和脏腹膜之间潜在的腔隙，是人体最大的体腔。腹膜腔分为了大、小两个部分，即腹腔和网膜囊，经由网膜孔相通。正常情况下，腹膜腔内含少量液体，病变发生时，腹膜腔可容纳数升液体或气体。

腹膜具有润滑、吸收和渗出、防御和修复等生理功能。这些功能可减少胃肠道蠕动时摩擦，可吸收大量积液、血液、空气和毒素，严重腹膜炎时，大量毒性物质的吸收可致感染性休克。

腹膜炎是发生于腹膜腔壁腹膜与脏腹膜的炎症，由细菌、化学因素（如胃液、胆汁、血液）或物理性因素等引起。

2.病因及分类

按发病机制分为原发性和继发性两类；按病因分为细菌性与非细菌性两类；按临床过程分为急性、亚急性和慢性三类；按累及范围分为弥漫性与局限性两类；各型之间在一些情况下可以互相转化。

1）原发性腹膜炎

腹膜腔内无原发病灶，细菌经泌尿道、血液及女性生殖道等途径传播至腹膜腔引起炎症，称为原发性腹膜炎，约占2%。病原菌常为溶血性链球菌、肺炎双球菌或大肠杆菌。

2）继发性腹膜炎

是急性化脓性腹膜炎中最为常见的一种，大约占98%。继发性腹膜炎的主要致病菌是胃肠道内常驻菌群，其中以大肠杆菌最为多见，其次是厌氧菌和链球菌等。

（1）腹腔内脏器穿孔或破裂：胃、十二指肠溃疡急性穿孔、腹部损伤引起内脏破裂是继发性腹膜炎最常见的原因，常引起化学性腹膜炎，继发感染后形成化脓性腹膜炎；急性坏疽性胆囊炎时胆囊壁坏死、穿孔常造成严重的胆汁性腹膜炎。

（2）腹腔内脏器缺血、渗出及炎症扩散：见于绞窄性疝、绞窄性肠梗阻、急性化脓性阑尾炎及急性胰腺炎时病变器官缺血、含有细菌的渗出液在腹腔内扩散引起的腹膜炎。

（3）其他：如腹部手术污染腹腔，胃肠道、胆管吻合口渗漏，腹前、后壁严重感染等引起的腹膜炎。

3.病理生理

腹膜受到细菌或胃肠道内容物的刺激以后迅速出现充血、水肿等反应，并失去原有的光泽；继而产生大量浆液性渗出液，以稀释腹膜腔内毒素；渗出液中因有大量吞噬细胞、中性粒细胞及坏死组织、细菌和凝固的纤维蛋白使渗出液变得混浊而形成脓液。

腹膜炎时腹膜的严重充血、水肿可引起水、电解质代谢失调；脏器浸润在脓液中可形成麻痹性肠梗阻；肠管扩张可使膈肌上移而影响心肺功能；肠腔内形成大量积液使血容量明显减少；细菌感染和毒素吸收可致感染性休克，严重者可导致死亡。病变较轻者，病灶被大网膜包裹或填塞而被局限，形成局限性腹膜炎。若脓液在腹腔内积聚并被肠袢、网膜或肠系膜粘连包围，与游离腹膜腔隔开而形成腹腔脓肿，如膈下脓肿、盆腔脓肿和肠间隙脓肿。

（二）护理评估

1.健康史

评估患者是否有腹腔内脏器穿孔或破裂；评估患者是否有腹腔内器官感染、缺血；评估患者是否有手术史、患病史、过敏史等因素。

2.身体状况

由于引起腹膜炎的原因不同，腹膜炎可以突然发生，如胃、十二指肠溃疡急性穿孔或空腔脏器破裂引起的腹膜炎；也可以先有原发病症状，再逐渐出现腹膜炎征象，如急性阑尾炎引起的腹膜炎。

1)症状

(1)腹痛：是最主要的症状，疼痛程度与原发病因、炎症程度、年龄和身体素质等情况有关。疼痛一般呈持续性、剧烈腹痛，常难以忍受，深呼吸、咳嗽、转动身体可加剧。腹痛范围多自原发病灶开始，随着炎症扩散而波及全腹，但仍以原发病灶最显著。

(2)恶心、呕吐：呕吐物为胃内容物；发生麻痹性肠梗阻时可出现持续性呕吐，呕吐物常伴黄绿色胆汁，甚至有棕褐色粪汁样内容物。

(3)体温、脉搏异常：患者体温由正常逐渐升高、脉搏逐渐增快；有原发病灶者，体温已升高，继发腹膜炎后进一步增高。年老体弱者体温可不升。多数患者脉搏加速与体温成正比，若脉搏快而体温下降，常为病情加重的表现。

(4)感染、中毒征象：患者可出现寒战、高热、脉速、呼吸浅快等症状。随着病情发展，可出现面色苍白、口唇发绀、肢端发凉、呼吸急促、血压下降、意识不清等感染征象。严重者可出现代谢性酸中毒和感染性休克。

2)体征

(1)一般表现：患者呈急性面容，仰卧位，双下肢屈曲，不愿变换体位。

(2)腹部：明显腹胀，腹式呼吸减弱或消失；腹部压痛、反跳痛、腹肌紧张，是腹膜炎的典型标志，称为腹膜刺激征。胃肠、胆囊穿孔时腹肌可呈“木板样”强直；胃肠胀气叩诊可呈鼓音、腹腔内积液时移动性浊音可呈阳性；伴有肠麻痹者，听诊肠鸣音减弱或消失。

3)并发症：腹腔脓肿

(1)膈下脓肿：脓液聚集在膈肌以下、横结肠及其系膜以上的间隙内，统称为膈下脓肿。膈下脓肿的特点是患者有明显全身症状,但局部症状隐匿。患者有发热,初期为弛张热,脓肿形成后可持续高热和中等发热,约 39℃。可出现肋缘下或剑突下持续性钝痛,深呼吸时加重,也可有颈肩部牵涉痛,脓肿刺激膈肌可出现呃逆。感染累及胸膜可出现胸腔积液、气促、咳嗽和胸痛等症状。

(2)盆腔脓肿:盆腔位于腹腔最低位置,腹膜炎发生时,腹腔内炎性渗出物及脓液易集聚在此而形成盆腔脓肿。盆腔腹膜面积小,吸收能力低,所以盆腔脓肿的特点就是局部症状明显而全身中毒症状轻。急性腹膜炎后期、阑尾穿孔或结直肠手术后盆腔脓肿多见,患者体温下降后又升高,脉速,出现典型直肠或膀胱刺激症状,如里急后重、排便次数增多而量少、黏液便、尿频、排尿困难等,但腹部体检常无阳性发现。直肠指检可发现直肠前窝饱满且有触痛,一些患者可触及波动感。

(3)肠间脓肿:脓液聚积于肠管、肠系膜和网膜之间。多有不同程度的腹胀、腹痛与肠梗阻症状,腹部可有压痛或扪及包块。

3.辅助检查

1)实验室检查

血常规白细胞计数和中性粒细胞比例增高。病情危重或机体反应能力低下者,白细胞计数可不升高,仅表现为中性粒细胞比例增高。

2)影像学检查

(1)X 线:立卧位平片可见小肠胀气并有多个气液平面;胃肠穿孔时,立位平片可见膈下游离气体;膈下脓肿时,可见患侧膈肌升高,肋膈角模糊或胸腔积液。

(2)B 超:腹腔内有不等量积液但不能鉴别性质。B 超对膈下脓肿诊断价值大,可确定脓肿位置和大小。

(3)CT 检查:对腹腔内实质器官的病变有诊断价值,也可以明确脓肿大小及位置。

3)诊断性腹腔穿刺或腹腔灌洗

抽出液气味、性状、涂片、细菌培养及淀粉酶测定有助诊断。

4.处理要点

积极处理原发病灶,消除病因,清理或引流腹腔液,控制炎症,促使脓液渗出液局限;形成脓肿者可腹腔引流。化脓性腹膜炎治疗方法可分为非手术治疗和手术治疗两类。

1)非手术治疗

适用于病情轻或病程较长超过 24h、腹部体征已减轻或炎症已局限及原发性腹膜炎可非手术治疗者。具体措施如下。

(1)禁食、胃肠减压。

(2)静脉补液,纠正水、电解质代谢失调;提供营养支持。

(3)合理使用抗生素。

(4)对症处理:镇静、止痛、吸氧等。

(5)物理治疗:盆腔脓肿未完全形成时,可行热水坐浴、温盐水保留灌肠等治疗。

2)手术治疗

大多数继发性腹膜炎需要手术治疗。

（1）适应证：非手术治疗 6～8h 后，腹膜炎症状和体征不缓解或反而加重；腹腔内空腔脏器破裂；腹腔内感染严重，出现肠麻痹或中毒症状，或合并休克者；腹膜炎病因不明且无局限趋势。

（2）手术处理：探查腹膜腔，明确病因，处理原发病灶。清理腹腔，充分引流。引流已经形成的脓肿。膈下脓肿可经手术引流或经皮穿刺置管引流，后者创伤相对较小。盆腔脓肿可经直肠前壁切开引流；已婚女性可经阴道穹后部穿刺，置管或引流。

（三）护理问题

（1）腹痛：与腹膜炎反应和刺激、毒素吸收有关。

（2）体温过高：与腹膜炎毒素吸收有关。

（3）体液不足：与大量渗出、高热或体液丢失有关。

（4）潜在并发症：腹腔脓肿、伤口感染。

（四）护理指导

1.一般护理

（1）体位：术前无休克者，取半卧位，促使渗出液流向盆腔，减少毒素吸收，利于感染局限，同时可避免腹胀所致的膈肌抬高，减轻对呼吸和循环的影响。术后全麻未清醒者平卧 6h，待血压、脉搏平稳后改为半卧位。

（2）禁食、胃肠减压：持续胃肠减压，吸出胃肠道内容物和气体，改善胃肠壁血液循环，减少内容物继续流入腹腔，减轻腹胀和腹痛。对于长时间禁食的患者，应尽早考虑肠外营养支持。

（3）止痛：已明确诊断者，可选用哌替啶，减轻患者痛苦。对诊断不明者，禁用止痛药。

（4）对症护理：减少腹部按压，减轻疼痛；休克患者，应予吸氧治疗；高热患者，给予物理或药物降温。

2.控制感染

合理应用抗生素：抗感染时需根据致病菌种类应用抗生素。抗生素的使用不能完全替代手术治疗。

3.维持体液平衡，稳定生命体征

（1）遵医嘱补液：迅速建立静脉通道，遵医嘱补充液体和电解质，纠正水、电解质代谢和酸碱平衡失调。必要时输血或血浆，维持有效循环血量。

（2）记录液体出入量：维持每小时尿量 30～50mL，保持液体出入平衡。

（3）治疗休克：合并休克时，予抗休克治疗。必要时需检测中心静脉压（CVP）、血清电解质及血气分析等指标。

4.并发症预防及护理

（1）加强病情观察：监测体温、脉搏、血压和呼吸，密切监测生命体征变化。对危重患者，注意其循环、呼吸及肾功能监测。观察患者腹部症状和体征，注意腹痛和腹胀是否加剧，观察有无膈下脓肿和盆腔脓肿的表现，若发现异常，及时报告处理。

（2）保证有效引流：①固定妥当，正确连接各种引流装置，妥善固定引流管。防止脱出和受压。多根引流管时，贴上标签标明各种位置；②维持有效负压，负压引流者及时调整负压，维持有效引流；③观察和记录，观察记录引流物的颜色、性质、量。保持引流通畅，防止引流管阻塞；④拔管，引流量减少，颜色澄清，患者体温及白细胞恢复正常，可考虑拔管。

(3)保持切口干燥:保持敷料是否干燥,有渗血或渗液及时更换敷料。观察切口愈合情况,及时发现切口感染征象。

(4)适当活动:鼓励患者早期下床活动,促进康复。

(五)健康教育

(1)有消化道疾病的患者,及时到医院就诊,以免延误病情。

(2)有消化道疾病病史患者,若出现恶心、呕吐、腹痛、发热等症状,应立即到医院就诊。

二、腹部损伤

腹部损伤是常见的创伤性疾病。腹部损伤按腹壁有无伤口可分为开放性和闭合性两类;按损伤深度可分为单纯腹壁损伤和腹腔内脏器损伤。

(一)护理评估

1.健康史

了解患者受伤的原因、时间、部位、姿势、致伤物的性质及暴力的大小和方向等。了解受伤前是否进食和排尿,受伤后的神志变化,有无腹痛、腹胀、呕吐、血尿、血便等异常表现;注意询问伤后病情变化及是否采取急救措施,效果如何;了解既往有无结核病、冠心病、糖尿病、高血压等,及有无酗酒、吸烟等不良嗜好。如果伤者有意识障碍,可询问现场目击者及护送人员。

2.身体状况

对腹部损伤患者必须评估是单纯腹壁损伤,还是腹腔内脏器损伤;腹腔内脏器损伤时应判断是实质性脏器损伤还是空腔脏器损伤;是否合并其他部位损伤。

1)单纯腹壁损伤

(1)局限性疼痛、压痛、肿胀和瘀斑。

(2)全身症状轻,一般情况好。

(3)实验室检查,影像学检查,腹腔穿刺等辅助检查无异常发现。

2)腹腔内脏器损伤

出现下列情况之一,即应考虑腹腔内脏器损伤:①早期出现休克;②持续性腹痛进行性加重;③有腹膜刺激征且范围呈扩散趋势;④有气腹征或移动性浊音;⑤有呕血、便血或血尿等;⑥直肠指检、腹腔穿刺、腹腔灌洗等有阳性发现。

(1)实质性脏器(脾、肝、肾、胰等)损伤,主要表现为腹腔内或腹膜后出血,患者面色苍白,脉搏加快,血压不稳或下降,甚至休克。腹痛和腹膜刺激征较轻,但肝、胰破裂时,胆汁和胰液漏入腹腔可出现明显的腹痛和腹膜刺激征。出血量多时可有腹胀和移动性浊音。

(2)空腔脏器(胃、肠、胆道、膀胱等)损伤,主要表现为急性腹膜炎,患者出现持续性剧烈腹痛,伴恶心、呕吐。腹膜刺激征明显,肝浊音界缩小或消失,肠鸣音减弱或消失;稍后出现体温升高、脉快、呼吸急促等全身中毒表现,严重者可发生感染性休克。

3)多发性损伤

多发性损伤患者病情复杂,应系统全面地观察患者有无合并颅脑、胸部或四肢等部位损伤。

3.社会—心理状况

腹部损伤多在意外情况下突然发生，加之腹壁有伤口、出血、内脏脱出等，患者多表现出紧张、恐惧、焦虑等心理变化，同时又对治疗及预后产生担忧。

4.辅助检查

(1)实验室检查：实质性脏器破裂时，血常规检查红细胞计数、血红蛋白值、血细胞比容进行性下降；空腔脏器破裂时，白细胞计数及中性粒细胞明显增高；胰腺损伤时，血、尿淀粉酶值增高；尿常规检查发现红细胞，提示有泌尿系损伤。

(2)影像学检查：X线立位腹平片见到膈下游离气体，提示胃肠道破裂；B超、CT检查主要用于诊断实质性脏器损伤。

(3)腹腔穿刺和腹腔灌洗：腹腔穿刺是简便、快捷、安全及诊断率较高的辅助诊断措施，阳性率可达90%。通过观察穿刺抽出液的性状，如血液、胆汁、胃肠内容物、尿液等，并收集标本做细胞计数、细菌涂片及培养，必要时测定淀粉酶来分析受损脏器的情况。对疑有内脏器官损伤而腹腔穿刺阴性者，应继续严密观察，必要时可重复腹腔穿刺或改行腹腔灌洗术。

(4)腹腔镜检查：经上述检查仍不能确诊且疑有腹腔内脏器损伤时，考虑行腹腔镜检查，可直接观察损伤部位、性质及损伤程度，阳性率达90%。

5.治疗要点及反应

单纯腹壁损伤的处理原则同一般软组织损伤。对于生命体征等一般情况比较平稳，不能马上确定有无内脏损伤或已明确是轻微内脏损伤者，可考虑非手术治疗，如抗休克、抗感染、禁食、补液、输血等。但应密切观察病情变化。对已确诊或高度怀疑腹腔内脏器损伤者；或在非手术治疗期间病情加重者，应积极准备，尽早手术，手术方法主要为剖腹探查术，包括探查、止血、修补、切除、清除腹腔内残留液和引流。

实质性脏器损伤可行修补、部分切除或切除术等手术。术后可能发生腹腔内出血、感染等并发症；空腔脏器损伤可行修补术，肠切除及吻合术，肠造口术等手术。术后可能发生腹腔脓肿、吻合口瘘、肠粘连等并发症。手术后应注意观察，及时发现并处理。

(二)护理诊断及合作性问题

(1)急性疼痛：与腹腔内脏器破裂及腹膜受消化液、血液刺激有关。

(2)恐惧：与意外损伤刺激、出血、内脏脱出及担心预后有关。

(3)潜在并发症：失血性休克、急性腹膜炎、腹腔脓肿等。

(三)护理指导

1.现场急救

腹部损伤常合并多发性损伤，急救时应分清轻重缓急。首先检查呼吸情况，保持呼吸道通畅；包扎伤口，控制外出血，将患肢妥善外固定；有休克表现者应尽快建立静脉通路，快速输液。开放性腹部损伤者，妥善处理，伴有肠管脱出者，可用消毒碗反扣覆盖保护，勿予强行回纳。

2.非手术治疗患者的护理

(1)严密观察病情：每15～30min监测脉搏、呼吸、血压1次。观察腹部体征的变化，尤其注意腹膜刺激征的程度和范围、肝浊音界范围、移动性浊音的变化等。有下列情况之一者，考虑有腹内脏器损伤：①受伤后短时间内即出现明显的失血性休克表现者；②腹部持续性剧痛且进行性加重伴恶心、呕吐者；③腹部压痛、反跳痛、肌紧张明显且有加重的趋势者；④肝浊音界缩小或消失，有气腹表现者；⑤腹部出现移动性浊音者；⑥有便血、呕血或尿血者；⑦直肠指检盆腔触痛明显、波动感阳性，或指套染血者。

注意事项：①尽量减少搬动，以免加重伤情；②诊断不明者不予注射止痛剂，以免掩盖伤情；③怀疑结肠破裂者严禁灌肠。

(2)一般护理：①患者绝对卧床休息，给予吸氧，床上使用便盆；若病情稳定，可取半坐卧位；②患者禁食，防止加重腹腔污染。怀疑空腔脏器破裂或腹胀明显者应进行胃肠减压。禁食期间全量补液，必要时输血，积极补充血容量，防止水、电解质及酸碱平衡失调。待肠蠕动功能恢复后，可开始进流质饮食。

(3)用药护理：遵医嘱应用广谱抗生素防治腹腔感染，注射破伤风抗毒素。必要时，进行肠外营养支持。

(4)术前准备：除常规准备外，还应包括交叉配血试验，有实质性脏器损伤时，配血量要充足；留置胃管；补充血容量，血容量严重不足的患者，在严密监测中心静脉压的前提下，可在15min内输入液体1000～2000mL。

(5)心理护理：主动关心患者，提供人性化服务。向患者解释腹部损伤后可能出现的并发症、相关的治疗和护理知识，缓解其焦虑和恐惧，稳定情绪。积极配合各项治疗和护理。

3.手术治疗患者的护理

根据手术种类做好术后患者的护理，包括监测生命体征、观察病情变化、禁食、胃肠减压，口腔护理。遵医嘱静脉补液、应用抗生素和进行营养支持，保持腹腔引流的通畅，积极防治并发症。

4.健康指导

①加强安全教育：宣传劳动保护、安全行车、遵守交通规则的知识，避免意外损伤的发生；②普及急救知识：在意外事故现场，能进行简单的急救或自救；③出院指导：适当休息，加强锻炼，增加营养，促进康复。若有腹痛、腹胀、肛门停止排气排便等不适，应及时到医院就医。

第四节 胃十二指肠疾病

一、胃十二指肠溃疡外科治疗患者的护理

胃十二指肠溃疡是极为常见的疾病，病因和发病机制迄今尚未完全清楚，目前有两点达成共识：一是认为溃疡的形成主要是胃酸分泌过多，激活了胃蛋白酶，破坏了胃黏膜屏障作用而导致胃十二指肠黏膜发生“自家消化”；二是充分认识到幽门螺杆菌的致病作用是不可忽视的重要因素之一。

(一)外科治疗

1.外科治疗适应证

绝大多数胃十二指肠溃疡患者经过内科治疗而痊愈，仅一小部分需要外科手术治疗。其

手术适应证如下：①胃十二指肠溃疡急性穿孔；②胃十二指肠溃疡大出血；③胃十二指肠溃疡瘢痕性幽门梗阻；④胃溃疡恶变；⑤内科治疗无效的顽固性溃疡。

2.外科手术方法简介

外科治疗胃十二指肠溃疡的目的是治愈溃疡、消灭症状及防止复发。由于导致溃疡的胃酸和胃蛋白酶分别由壁细胞和主细胞分泌，其分泌活动主要受神经系统（通过迷走神经、头相）和体液因素（胃窦黏膜分泌的胃泌素、胃相）所调节的。因此手术切断迷走神经加胃窦部切除或切除胃的大部，都能减少胃酸和胃蛋白酸的分泌，使溃疡得到永久的治愈，不再复发。目前主要手术治疗方法有以下两类。

(1)胃大部切除术：适用于治疗胃十二指肠溃疡。传统的切除范围是胃远侧 2/3～3/4，包括胃体大部、整个胃窦部、幽门和部分十二指肠球部。胃大部切除术的手术方式可分为以下 3 类。①毕Ⅰ式胃大部切除术：即在胃大部切除后将残胃与十二指肠吻合，多用于胃溃疡。优点是重建后的胃肠道接近正常解剖生理状态，胆汁、胰液反流入残胃较少，术后因胃肠功能紊乱而引起的并发症亦较少；缺点是有时为避免残胃与十二指肠吻合的张力过大致使切除胃的范围不够，增加了术后溃疡复发机会。②毕Ⅱ式胃大部切除术：即胃大部切除后残胃与空肠吻合，十二指肠残端关闭。适用于各种胃、十二指肠溃疡，尤其是十二指肠溃疡。十二指肠溃疡切除困难时可行溃疡旷置术。该术式的优点是即使胃切除较多，胃空肠吻合口也不致张力过大，术后溃疡复发率低；缺点是吻合方式改变了正常的解剖关系，术后发生胃肠道功能紊乱的可能性较毕Ⅰ式多。③胃大部切除后胃空肠 Roux-en-Y 吻合术：即胃大部切除后关闭十二指肠残端，在距十二指肠悬韧带 10～15cm 处切断空肠，将残胃与远端空肠吻合，距此吻合口以下 45～60cm 处将空肠与空肠近侧断端吻合。此法临床使用较少，但有防止术后胆汁、胰液进入胃的优点。

(2)胃迷走神经切断术：主要用于治疗十二指肠溃疡，其理论依据是切断了迷走神经，既消除了神经性胃酸分泌，又消除了迷走神经引起的胃泌素分泌，从而减少了体液性胃酸分泌。此手术方法目前临床已较少应用。胃迷走神经切断术可分为 3 种类型：①迷走神经干切断术；②选择性迷走神经切断术；③高选择性迷走神经切断术。

（二）护理评估

1.健康史

了解患者有无长期生活过度紧张、饮食不规律，溃疡反复发作等病史，大多数患者有胃十二指肠溃疡病史，并发症发生前常有自觉症状加重等溃疡活动期表现的病史。询问有无暴食、进刺激性食物、情绪激动或过度疲劳等并发症诱发因素。

2.身体状况

(1)急性穿孔：是胃十二指肠溃疡常见的并发症。90%的患者穿孔前常表现为溃疡症状加重。穿孔后因胃十二指肠内容物流入腹膜腔，引起刀割样剧痛，可从上腹开始，沿升结肠旁沟至右下腹，并很快波及全腹；可发生休克；全腹有压痛、反跳痛，以上腹部明显，腹肌紧张呈板状强直；肠鸣音消失；约 2/3 以上的患者有气腹征，即肝浊音界缩小或消失，立位 X 线检查见膈下半月形的游离气体；6～8h 后，由于腹膜大量渗出，强酸或强碱性胃十二指肠内容物被稀释，腹痛稍减，但当致病菌生长繁殖，化学性腹膜炎逐渐转为细菌性腹膜炎，腹痛及全身症状又加重。

(2)急性大出血：主要表现为急性呕血及柏油样便。呕血前有恶心，便血前突感便意，出血后软弱无力、头晕眼黑，甚至晕厥或休克。根据临床表现可评估失血的程度：出血量达 50～80mL 者即可出现柏油样血便，突然大量出血即出现呕血；如果十二指肠溃疡出血量大而迅猛，可出现色泽较鲜红的血便。短期内失血量超过 400mL 时，患者出现面色苍白、口渴、脉搏快速有力、血压正常但脉压差小的循环代偿现象；而当失血量超过 800mL 时，可出现明显休克现象，出冷汗、脉搏细速、呼吸浅促、血压降低等。

(3)瘢痕性幽门梗阻：患者有长期的溃疡病史，突出症状是呕吐，常发生在晚间或下午，呕吐量大，多为不含胆汁、带有酸臭味的宿食；上腹膨隆，可见胃型及蠕动波，有振水音；呈低氯、低钾性碱中毒表现。

3.心理—社会状况

对突发的腹部疼痛、呕血及便血等病变，患者无足够的心理准备，表现出极度紧张、焦虑不安；由于知识的缺乏，对疾病的治疗缺乏信心，对手术有恐惧心理；因影响患者日常生活及工作，易产生急躁情绪；因惧怕恶变易产生担忧心理。

4.辅助检查

(1)内镜检查：胃镜检查是确诊胃十二指肠溃疡的首选检查方法，可明确溃疡部位，并可在直视下取活组织行幽门螺杆菌检测及病理学检查；若有溃疡出血可在胃镜下止血治疗。

(2)X 线钡餐检查：可在胃十二指肠溃疡部位显示一周围光滑、整齐的龛影或见十二指肠壶腹部变形。上消化道出血时不宜行钡餐检查。

(3)胃酸测定：迷走神经切断术前后测定胃酸对评估迷走神经切断是否完整有帮助，成功的迷走神经切断术后最大胃酸排出量应下降 70%。胃酸测定前必须停服抗酸药物。

5.治疗要点与反应

(1)急性穿孔：非手术疗法适用于症状轻、一般情况好的空腹较小穿孔，可试行半坐卧位、禁食、胃肠减压、输液、抗生素治疗。手术疗法适用于经非手术治疗 6～8h 后不见好转的空腹穿孔、饱食后穿孔、顽固性溃疡穿孔或伴有幽门梗阻、大出血、恶变等并发症者。若患者一般情况好，腹腔炎症和胃十二指肠壁水肿较轻，可施行胃大部切除术或高选择性迷走神经切断术，否则仅行穿孔修补术。

(2)急性大出血：绝大多数患者可用非手术疗法止血，包括镇静、卧床休息、补液、输血、静脉点滴西咪替丁、经胃管行冷生理盐水灌洗；在胃镜直视下，局部注射去甲肾上腺素、电凝或喷雾黏合剂多取得满意疗效。但对年龄 60 岁以上，或有动脉硬化、反复出血或输血后血压仍不稳定者，应及早施行包含出血溃疡病灶在内的胃大部切除术。

(3)瘢痕性幽门梗阻：经充分术前准备后行胃大部切除术，彻底解除梗阻。

(三)护理诊断及合作性问题

(1)急性疼痛：与胃十二指肠黏膜受侵蚀及酸性胃液的刺激有关。

(2)营养失调：低于机体需要量与溃疡病所致摄入不足、消化吸收障碍及并发症致营养损失过多有关。

(3)焦虑：与溃疡迁延不愈合、发生并发症及对手术担忧有关。

(4)潜在并发症:出血、感染、十二指肠残端破裂、吻合口瘘、胃肠道梗阻、倾倒综合征等。

(四)护理目标

患者疼痛减轻或消失;营养状况改善,机体免疫力及手术耐受力增强;焦虑减轻,舒适感增加,能配合治疗及护理。

(五)护理指导

1.术前护理

(1)饮食护理:根据患者情况,指导患者饮食应少量多餐,给予高蛋白质、高热量、高维生素、易消化、无刺激的食物。

(2)用药护理:督促患者按时应用减少胃酸分泌、解痉及抗酸的药物,并观察药物疗效。

(3)急性穿孔患者的护理:患者应立即禁食、禁饮,胃肠减压,减少胃内容物继续流入腹腔;监测生命体征、腹痛、腹膜刺激征及肠鸣音等变化。若患者有休克症状,应平卧。根据医嘱及时补充液体和应用抗生素,维持水、电解质平衡和抗感染治疗;做好急症手术前的准备工作。

(4)溃疡大出血患者的护理:严密观察呕血、便血情况,并判断记录出血量,监测生命体征变化,观察有无口渴、四肢发冷、尿少等循环血量不足的表现;患者应取平卧位,禁食、禁饮;若患者过度紧张,应给予镇静剂,遵医嘱及时输血、补液、应用止血药物,以纠正贫血和休克;同时,做好急症手术前的准备工作。

(5)幽门梗阻患者的护理:完全性梗阻患者禁食、禁饮,不完全性梗阻者,给予无渣半流质,以减少胃内容物潴留。遵医嘱输血补液,改善营养状况,纠正低氯低钾性碱中毒。做好术前准备,术前3d,每晚用300~500mL温生理盐水洗胃,以减轻胃壁水肿和炎症,以利于术后吻合口愈合。

(6)对拟行迷走神经切除术患者的护理:术前测定患者的胃酸,包括夜间12h分泌量、最大分泌量及胰岛素试验分泌量,以供选择手术方法参考。

(7)心理护理:对于急性穿孔和大出血的患者,及时安慰患者,缓解紧张、恐惧情绪,解释相关的疾病和手术的知识。

2.术后护理

1)一般护理

患者应取平卧位、术后血压平稳后给予半坐卧位,可使腹肌松弛,减轻疼痛,以利于呼吸和循环。密切监测生命体征并记录。保持胃肠减压通畅并禁饮食,观察引流量及性状,并做好口腔护理。待胃肠功能恢复后,可拔除胃管。拔管后当日可少量饮水,第2日进半量流质饮食,第3日进全量流质饮食,第4日可进半流质饮食,术后10~14d可进软食,但应注意少量多餐,避免生、冷、硬、辣及不易消化的食物。鼓励患者深呼吸,有效咳嗽、排痰,协助患者翻身拍背,鼓励患者早期活动,促进肠蠕动恢复和预防肠粘连。

2)术后并发症的观察和护理

(1)术后吻合口出血:手术后24h内从胃管中可引流出少量暗红色或咖啡色胃液,属于手术后正常现象。如果胃管内流出鲜血每小时100mL以上,甚至呕血或黑便,应密切观察出血量及患者生命体征的变化,多数患者可给予止血药、抗酸药或输入鲜血,如患者经上述处理出血不止,则需要再次进行手术止血。

(2)十二指肠残端破裂:多发生在毕Ⅱ式术后3～6d,表现为右上腹突发剧痛和局部明显压痛,腹肌紧张等急性弥漫性腹膜炎症状,类似溃疡急性穿孔,需立即进行手术治疗。术后妥善固定引流管,持续负压吸引,观察并记录引流的性状、颜色和量。纠正水、电解质失衡,抗感染,胃肠外营养支持,用氧化锌软膏保护引流处周围皮肤。

(3)术后梗阻:根据梗阻部位可分为输入段肠袢梗阻、吻合口梗阻和输出段肠袢梗阻三种,共同的症状是大量呕吐、不能进食,表现如下。①输入段肠袢梗阻:急性完全性输入段肠袢梗阻的典型症状是上腹部剧烈疼痛,呕吐频繁,不含胆汁,量也少。上腹部偏右有压痛及可疑包块。病情险恶,患者烦躁,脉速和血压下降,应紧急手术。慢性不完全性输入段肠袢梗阻,表现为进食后数分钟至30min,上腹阵发性胀痛,一阵恶心后,大量喷射状呕吐胆汁,而不含食物,呕吐后症状缓解需早期手术。②吻合口梗阻:主要症状为上腹饱胀、呕吐,呕吐物为食物,不含胆汁。可能是机械性梗阻所致,通常需手术治疗。③输出段肠袢梗阻:表现为上腹饱胀,呕吐食物和胆汁,非手术疗法如不能缓解,应及时手术治疗。

(4)倾倒综合征与低血糖综合征:表现为进食高渗性食物后,特别是进甜的流质饮食10～20min后发生,患者感觉剑突下不适,乏力、出汗、头晕、恶心、腹泻、呕吐甚至虚脱,平卧短暂时间后即可缓解。预防方法:指导患者术后早期少量多餐,避免进食甜的过热流质饮食,进餐后平卧10～20min。低血糖综合征多发生在进食后2～4h,表现为心慌、无力、眩晕、出汗、手颤、嗜睡,也可能导致虚脱,少食多餐可预防此并发症。

3.健康指导

(1)用药指导:遵医嘱指导患者服用药物的时间、方法、剂量及药物不良反应。避免服用对胃黏膜有损害性的药物,如阿司匹林、吲哚美辛、皮质类固醇等药物。

(2)饮食指导:告诉患者术后一年胃内容量受限,饮食应定时、定量、少量多餐、营养丰富,逐步过渡为正常饮食。少食腌、熏制食品,避免进食过冷、过硬、过烫、过辣及煎炸的食物。

(3)出院指导:告知患者出院后注意休息、避免过劳,保持乐观的情绪,同时劝告患者放弃喝酒、吸烟等对身体有危害性的不良习惯。告知患者及家属有关手术后期可能出现的并发症的相关知识。

(六)护理评价

患者焦虑或恐惧程度是否减轻,情绪是否稳定;患者营养状况是否得到维持或改善,体重是否得到恢复;患者有无不适,或原有的不适是否得到缓解;患者的并发症是否得到有效的预防或已发生的并发症能否得到及时的发现和处理。

二、胃癌患者的护理

胃癌是最常见的消化道恶性肿瘤。发病年龄多在40～60岁。男性居多。

胃癌的病因虽未明确,但一般认为与下列因素有关:①幽门螺杆菌是发生胃癌的重要因素之一;②胃溃疡、胃息肉、萎缩性胃炎、胃切除术后残胃以及胃黏膜上皮异型增生等良性病变;③饮食因素和生活习惯,如真菌污染食品、喜食烟熏和腌制食品等;④遗传的易感性在胃癌的发病中占有重要地位。

胃癌好发于胃窦部,其次为胃小弯和贲门。按大体形态将胃癌分为早期胃癌和进展期胃癌。早期胃癌指所有局限于黏膜或黏膜下层的胃癌,而不论其病灶大小和有无淋巴结转移。进展期胃癌又称中、晚期胃癌,病变超越黏膜下层。淋巴转移是胃癌最主要的转移方式,最早转移到胃周围的淋巴结,最后汇集到腹腔淋巴结;恶性程度较高或较晚期的胃癌,可通过胸导管转移左锁骨上淋巴结。另外,还可通过直接浸润、血行转移、腹腔种植等方式进行局部和全身扩散。

(一)护理评估

1.健康史

了解患者的饮食喜好及生活习惯;询问家庭中有无胃癌或其他肿瘤患者;既往有无慢性萎缩性胃炎、胃溃疡及胃息肉等病史。

2.身体状况

早期胃癌有时出现上腹隐痛不适、嗳气、反酸及食欲缺乏等非特异性消化道症状,容易被忽视。病情发展后,出现上腹疼痛、消瘦及贫血等;胃窦部癌可因幽门梗阻而发生呕吐;贲门癌和高位小弯癌可出现进食梗阻感;癌肿破溃或侵蚀血管,能导致急性胃穿孔或上消化道出血。晚期可出现上腹部肿块和其他转移表现。

3.心理—社会状况

了解患者对诊断的心理反应,焦虑、恐惧程度和心理承受能力;家属对患者的关心和支持程度以及家庭经济承受能力;患者和家属对本病及其治疗、疾病发展和预后的了解和期望程度。

4.辅助检查

1)内镜检查

胃镜检查是诊断胃癌的有效方法。可直接观察病变的部位和范围,并可取病变组织作病理学检查。

2)影像学检查

(1)X线钡餐检查:X线气钡双重造影可发现较小而表浅的病变。胃癌表现为突向腔内的充盈缺损;胃壁内龛影,黏膜集中、中断、紊乱;局部蠕动波不能通过;胃壁僵硬。

(2)腹部超声:主要用于观察胃的邻近器官受浸润及淋巴结转移的情况。

(3)螺旋CT:有助于胃癌的诊断和术前临床分期。

3)实验室检查

粪便隐血试验常呈持续阳性。胃液游离酸测定显示酸缺乏或减少。

5.治疗要点及反应

早期发现、早期诊断和早期治疗是提高胃癌疗效的关键。手术治疗仍是首选方法。对中、晚期胃癌,积极辅以化疗、放疗及免疫治疗等综合治疗以提高疗效。手术根据情况可采用根治性手术、微创手术、姑息性手术及短路手术。化疗是最主要的辅助治疗方法,目的在于杀灭残留的微小癌灶或术中脱落的癌细胞,提高综合治疗效果。抗癌药对正常细胞也有一定影响,用药后可能会出现血细胞减少、消化道反应、毛发脱落、血尿及免疫功能降低等不良反应,应密切观察,及时处理。

(二)护理诊断及合作性问题

(1)焦虑:与患者对癌症预后的担忧有关。

(2)营养失调:低于机体需要量与长期食欲缺乏、消化吸收不良及癌肿导致的消耗增加有关。

(3)潜在并发症:出血、感染、吻合口瘘、消化道梗阻、倾倒综合征等。

(三)护理目标

患者的焦虑、恐惧程度减轻,能配合治疗及护理;患者的营养状况得到改善和维持。

(四)护理指导

手术前后的护理原则上与胃、十二指肠溃疡相同,放疗及化疗的护理原则上与肿瘤患者的护理相同,但应注意以下两点。①心理护理:对胃癌患者,在护理工作中要注意发现患者的情绪变化,护士要根据患者的需要程度和接受能力提供信息;要尽可能采用非技术性语言,使患者能听得懂,帮助分析治疗中的有利条件,使患者看到希望,消除患者的顾虑和消极心理,增强对治疗的信心,能够积极配合治疗和护理。②营养护理:胃癌患者要加强营养护理,纠正负氮平衡,提高手术耐受力,有利于术后恢复。能进食者给予高蛋白质、高热量、高维生素饮食,食物应新鲜易消化;对于不能进食或禁食患者,应静脉补给足够能量、氨基酸、电解质和维生素,必要时可实施全胃肠外营养;对化疗患者应适当减少脂肪、蛋白质含量高的食物,多食绿色蔬菜和水果,以利于消化吸收。

(五)护理评价

患者焦虑或恐惧程度是否减轻,情绪是否稳定;患者营养状况是否得到维持或改善,体重是否得到恢复;患者有无不适,或原有的不适是否得到缓解;患者的并发症是否得到有效预防或已发生的并发症能否得到及时发现和处理。

第五节　肠梗阻

肠梗阻是肠内容物由于各种原因不能正常运行、顺利通过肠道,是常见的外科急腹症之一。

一、分类与发病机制

(一)分类

1.按肠梗阻发生的基本原因分类

(1)机械性肠梗阻:是各种机械性原因导致的肠腔狭窄、肠内容物通过障碍,临床以此型最常见。主要原因包括:①肠腔堵塞,如结石、粪块、寄生虫及异物等;②肠管受压,如肠扭转、腹腔肿瘤压迫、粘连引起的肠管扭曲、腹外疝及腹内疝等;③肠壁病变,如肠肿瘤、肠套叠及先天性肠道闭锁等。

(2)动力性肠梗阻:为神经反射异常或毒素刺激造成的肠运动紊乱,而无器质性肠腔狭窄。可分为:①肠麻痹:见于急性弥漫性腹膜炎、腹内手术、低钾血症等;②肠痉挛:持续时间短且少，见于慢性铅中毒和肠道功能紊乱。

(3)血运性肠梗阻：较少见，是由于肠系膜血管栓塞或血栓形成，使肠管缺血、坏死而发生肠麻痹。

2.按肠壁有无血运障碍分类

(1)单纯性肠梗阻：只是肠内容物通过受阻，而无肠壁血运障碍。

(2)绞窄性肠梗阻：是指梗阻并伴有肠壁血运障碍者。除血运性肠梗阻外，还常见于绞窄性疝、肠扭转、肠套叠等。

肠梗阻还可按梗阻部位分为高位(如空肠上段)和低位(如回肠末段和结肠)两种；根据梗阻的程度，又分为完全性和不完全性肠梗阻；按病程分为急性和慢性肠梗阻。

(二)病理生理

肠梗阻的病理生理可分为局部及全身性变化。

1.局部改变

单纯机械性肠梗阻发生之后，梗阻以上部位肠管因大量积液积气而扩张，为克服梗阻而蠕动增强，产生阵发性腹痛和呕吐，梗阻部位愈低、时间愈长，症状越明显。如果是急性完全性的梗阻，可因肠管高度膨胀而肠壁变薄，肠壁血管受压，单纯性肠梗阻可转为绞窄性肠梗阻。绞窄性肠梗阻肠壁缺血性坏死呈紫黑色，由于受累肠壁通透性增加，腹腔内出现带有粪臭的渗出物，缺血坏死处的肠壁还可能破溃穿孔。

2.全身变化

①体液丧失：由于不能进食及频繁呕吐和肠腔积液，再加上肠管高度膨胀，血管通透性增强使血浆外渗，导致水分和电解质大量丢失，造成严重的脱水、电解质紊乱及代谢性酸中毒。②细菌繁殖和毒素吸收：由于梗阻以上的肠腔内细菌大量繁殖并产生大量毒素以及肠壁血运障碍致通透性增加，细菌和毒素可以透过肠壁引起腹腔内感染，经腹膜吸收引起全身性感染和中毒。③呼吸和循环功能障碍：肠管内大量积气积液引起腹内压升高，膈肌上抬，影响肺的通气及换气功能；腹内压的增高阻碍了下腔静脉血的回流，而大量体液的丧失、血液浓缩、电解质紊乱、酸碱平衡失调、细菌的大量繁殖及毒素的释放等均可导致微循环障碍，严重者还可致多系统器官功能障碍综合征。

二、护理评估

(一)健康史

注意询问有无腹部手术或外伤史，有无腹外疝、腹腔炎症及肿瘤病史，有无习惯性便秘，既往腹痛史及本次发病的诱因等。

(二)身体状况

1.症状

(1)疼痛：单纯性机械性肠梗阻由于梗阻部位以上肠蠕动增强，患者表现为阵发性腹部绞痛；如为绞窄性肠梗阻，腹痛间歇期缩短，呈持续性剧烈腹痛；麻痹性肠梗阻腹痛特点为全腹持续性胀痛；肠扭转所致闭襻性肠梗阻多为突发性持续性腹部绞痛伴阵发性加剧。

(2)呕吐:与肠梗阻的部位、类型有关。高位肠梗阻呕吐出现早而频繁,呕吐物为胃液、十二指肠液和胆汁;低位肠梗阻呕吐出现迟而少,呕吐物为带臭味粪样物;绞窄性肠梗阻呕吐物为血性或棕褐色液体;麻痹性肠梗阻呕吐呈溢出性。

(3)腹胀:腹胀出现在梗阻发生一段时间之后,其程度与梗阻部位有关,高位肠梗阻腹胀轻,低位肠梗阻腹胀明显。麻痹性肠梗阻表现为显著的均匀性腹胀。

(4)肛门排气、排便停止:完全性肠梗阻发生之后出现不排气、不排便。但在完全性肠梗阻早期,尤其是高位肠梗阻,可因梗阻部位以下肠内有粪便和气体残存,仍可自行或灌肠后排出,不能因此而否认梗阻的存在。某些绞窄性肠梗阻如肠套叠、肠系膜血管栓塞或血栓形成可排出血性黏液样便。

2.体征

(1)腹部体征:①视诊,机械性肠梗阻常可见肠型及蠕动波,腹痛发作时更明显。肠扭转时因扭转肠袢存在而腹胀多不对称;②触诊,单纯性肠梗阻腹壁软,可有轻度压痛;绞窄性肠梗阻压痛加重,有腹膜刺激征;有压痛的包块多为绞窄的肠袢;③叩诊,绞窄性肠梗阻时,因坏死渗出增多,会有移动性浊音;④听诊,机械性肠梗阻时肠鸣音亢进,有气过水声或金属音。如肠鸣音减弱或消失,提示腹膜炎形成,发生了麻痹性肠梗阻。

(2)全身体征:单纯性肠梗阻早期可无全身表现;严重肠梗阻者可有脱水、代谢性酸中毒体征,甚至体温升高、呼吸浅快、脉搏细速、血压下降等中毒和休克征象。

(三)心理—社会状况

评估患者的心理情况,有无接受手术治疗的心理准备;有无过度焦虑或恐惧;是否了解围手术期的相关知识。了解患者的家庭、社会支持情况,包括家属对肠梗阻相关知识的掌握程度,对患者经济和心理的支持情况等。

1.实验室检查

①血常规:肠梗阻患者出现脱水、血液浓缩时可出现血红蛋白、血细胞比容及尿比重升高。而绞窄性肠梗阻多有白细胞计数及中性粒细胞比例的升高。②血气分析及血生化检查:血气分析、血清电解质、血尿素氮及肌酐检查可出现异常。

2.X 线检查

肠梗阻发生 4～6h 后,腹部立位或侧卧透视或摄片可见多个气液平面及胀气肠襻;空肠梗阻时,空肠黏膜的环状皱襞可显示鱼肋骨刺状改变。

(四)治疗要点及反应

肠梗阻的治疗原则是纠正因梗阻所引起的全身生理紊乱和解除梗阻。具体治疗方法要根据肠梗阻类型、程度及患者的全身情况而定。①非手术疗法:主要适用于单纯性粘连性肠梗阻、麻痹性或痉挛性肠梗阻。最重要的措施是胃肠减压,吸出梗阻部位以上的气体和液体,可减轻腹胀,降低肠腔压力,改善肠壁血循环,减少肠腔内细菌和毒素的吸收,有利于改善局部和全身情况。同时要纠正水、电解质紊乱和酸碱失衡,必要时可输血浆或全血,及时使用抗生素防治感染。②手术治疗:适用于各种绞窄性肠梗阻、肿瘤及先天性肠道畸形引起的肠梗阻及经非手术疗法不能缓解的肠梗阻。常用的手术方式有肠粘连松解术、肠套叠或肠扭转复位术、肠切除吻合术、肠短路吻合术、肠造口或肠外置术等。

三、护理诊断及合作性问题

(1)体液不足:与频繁呕吐、肠腔内大量积液及胃肠减压有关。
(2)急性疼痛:与肠蠕动增强或肠壁缺血有关。
(3)体温升高:与肠腔内细菌繁殖有关。
(4)潜在并发症:腹腔感染、肠粘连。

四、护理目标

(1)患者腹痛程度减轻。
(2)患者体液平衡得以维持。
(3)患者腹胀缓解,舒适增加。
(4)患者能说出相关手术配合知识和术后康复知识。
(5)患者的并发症得到有效的预防,或并发症得到及时发现和处理。

五、护理指导

(一)非手术治疗患者的护理

1.一般护理

①休息和体位:患者卧床休息,生命体征稳定者给予半坐卧位,以减轻腹胀对呼吸循环系统的影响,促进舒适。②禁食、胃肠减压:患者应禁食,若梗阻缓解,肠功能恢复,可逐步进流质饮食,忌食产气的甜食和牛奶等。胃肠减压期间,观察记录胃液的性质和量。

2.病情观察

注意观察患者意识、精神状态、生命体征、呕吐、排气、排便、腹痛、腹胀、腹膜刺激征及肠蠕动情况,观察期间慎用或禁用止痛药,以免掩盖病情。出现下列情况应考虑绞窄性梗阻,及时报告医师。①病情发展迅速,早期出现休克,抗休克治疗后改善不显著。②腹痛发作急骤,起始即为持续性剧烈疼痛,或在阵发性加重之间仍有持续性疼痛,肠鸣音可不亢进。呕吐出现早、剧烈而频繁。③有明显腹膜刺激征,体温上升、脉率增快、白细胞计数增高。④腹胀不均匀,腹部局部隆起或触及有压痛的肿块(肿大的肠襻)。⑤呕吐物、胃肠减压抽出液、肛门排出物为血性,或腹腔穿刺抽出血性液体。⑥经积极的非手术治疗而症状体征无明显改善。⑦腹部 X 线见孤立、突出胀大的肠袢,不因时间而改变位置,或有假肿瘤状阴影;或肠间隙增宽,提示有腹水。

3.维持体液平衡

遵医嘱静脉输液,准确记录液体出入量,结合血清电解质和血气分析结果,合理安排输液种类和调节输液量,维持水、电解质及酸碱平衡。

4.呕吐的护理

呕吐时嘱患者坐起或头侧向一边,以免误吸引起吸入性肺炎或窒息;及时清除口腔内呕吐物,给予漱口,保持口腔清洁,并观察记录呕吐物的颜色、性状和量。

5.用药护理

遵医嘱应用抗生素,防治感染,减少毒素产生。应注意观察用药效果和不良反应。给予解痉剂等药物治疗,解除胃肠道平滑肌痉挛,还可热敷腹部、针灸双侧足三里,缓解腹痛和腹胀。

6.术前准备

除常规术前准备外,酌情备血。

7.心理护理

在与患者和家属建立良好沟通的基础上,做好解释安慰工作,稳定患者的情绪,减轻其焦虑;向患者和家属介绍有关肠梗阻的知识,如需手术治疗,应认真讲解手术的必要性和重要性,提高他们的认识,消除不必要的紧张和担忧,使之积极配合治疗和护理。

(二)手术治疗患者的护理

1.手术前患者的护理

同非手术治疗患者的护理。

2.手术后患者的护理

(1)一般护理:具体如下。①体位:手术后患者取平卧位,全麻患者头偏向一侧,保持呼吸道通畅。麻醉清醒、生命体征平稳后取半坐卧位。②禁食与胃肠减压:术后患者仍禁食保持胃肠减压通畅(用生理盐水 5~10mL 冲管,每 4h1 次)。观察和记录引流液的颜色、性状及量。③饮食护理:胃管拔除、肠蠕动恢复后逐步进食。先少量饮水,无不适可进食流质、半流质饮食,逐渐改为软食。原则是少量多餐,禁食油腻,逐渐过渡。④活动:鼓励患者早期下床活动,促进肠蠕动恢复,防止粘连性肠梗阻发生。

(2)病情观察:注意观察神志、精神恢复情况,每 30~60min 监测生命体征至平稳,准确记录 24h 出入量。观察有无腹胀及腹痛,肛门排气、排便、粪便性质等情况,有腹腔引流管者,妥善固定、保持引流通畅,观察并记录腹腔引流液的性状、量,发现异常,及时报告。

(3)输液护理:禁食期间给予静脉补液,合理安排输液顺序,遵医嘱应用抗生素。

(4)并发症的观察与护理:绞窄性肠梗阻术后,若出现腹部胀痛、持续发热、白细胞计数增高、腹壁切口处红肿或腹腔引流管周围流出较多带有粪臭味的液体时,应警惕腹腔内感染、切口感染及肠瘘的可能,应及时报告医师,并协助处理。

(5)心理护理:解释术后恢复过程、安放各种引流管的意义,以及积极配合治疗和护理对康复的意义。

(三)健康指导

(1)饮食指导:注意饮食卫生,预防肠道感染;进食易消化食物,保持排便通畅,忌暴饮暴食及生冷饮食。

(2)预防指导:避免腹部受凉和饭后剧烈运动,防止发生肠扭转。

(3)出院指导:出院后若有腹胀、腹痛等不适,应及时到医院检查。

七、护理评价

通过治疗和护理,患者是否:①疼痛减轻;②体液维持平衡,生命体征稳定;③腹胀缓解;

④能说出相关疾病和康复知识;⑤未发生肠坏死、腹腔感染、休克等并发症,或发生可得到及时发现和处理。

第六节 急性阑尾炎

一、解剖生理概要

阑尾远端为盲肠,体表投影在麦氏点(即右髂前上棘与脐连线中外 1/3 交界处)。阑尾基底部与盲肠关系恒定,可随盲肠位置而变异。阑尾动脉属无侧支循环的终末动脉,当血运障碍时,易致阑尾坏死。阑尾静脉血液汇入门静脉,阑尾炎症时,菌栓脱落可引起门静脉炎和肝脓肿。

二、病因与发病机制

急性阑尾炎是指阑尾发生的急性炎症反应,是常见的外科急腹症之一,以青壮年多见,男性发病率高于女性。由于阑尾管腔细长,开口较小,容易被食物残渣、粪石及蛔虫等因素导致管腔梗阻,致病菌繁殖侵入阑尾而引起感染,也可由其他急性肠道感染蔓延而致。根据病理生理将急性阑尾炎分为急性单纯性阑尾炎、急性化脓性阑尾炎、坏疽性及穿孔性阑尾炎、阑尾周围脓肿四种病理类型。急性阑尾炎的转归则有炎症消退、炎症局限化、炎症扩散三种结局。

三、护理评估

(一)健康史

患者既往有无类似发作史;发病前有无急性肠炎等诱因;成年女性患者应了解有无停经、月经过期、妊娠等。

(二)身体状况

1.常见症状

(1)腹痛:典型症状为转移性右下腹痛。腹痛多开始于上腹部或脐周,数小时后转移并固定于右下腹,70%～80%的急性阑尾炎患者具有此典型症状;少部分患者发病开始即表现为右下腹痛。不同类型的阑尾炎其腹痛特点也有差异,例如:单纯性阑尾炎表现为轻度隐痛;化脓性阑尾炎呈阵发性胀痛和剧痛;坏疽性阑尾炎呈持续性剧烈腹痛;穿孔性阑尾炎因阑尾腔内压力骤减,腹痛可暂时减轻,但出现腹膜炎后,腹痛又会持续加剧。

(2)胃肠道症状:早期有反射性恶心、呕吐,部分患者有便秘或腹泻。如盆位阑尾炎时,炎症刺激直肠和膀胱,引起排便次数增多、里急后重及尿痛。

(3)全身表现:多数患者早期仅有乏力、低热。炎症加重可有全身中毒症状,如寒战、高热、脉搏快、烦躁不安或反应迟钝等。若发生化脓性门静脉炎,则出现寒战、高热和轻度黄疸。

2.体征

(1)右下腹固定压痛:急性阑尾炎的重要体征。压痛点通常位于麦氏点,亦可随阑尾位置变异而改变,但始终表现为一个固定位置的压痛。压痛的程度与炎症程度相关,若阑尾炎症扩散,压痛范围亦随之扩大,但压痛点仍以阑尾所在部位最明显。

(2)腹膜刺激征:提示阑尾已化脓、坏疽或穿孔等。但在特殊年龄阶段、体质较弱及阑尾位置变化的患者,如小儿、老人、孕妇、肥胖、虚弱者及盲肠后位阑尾炎等,腹膜刺激征可不明显。

(3)右下腹肿块:查体如发现右下腹饱满,可触及一个压痛性肿块,固定、边界不清,应考虑阑尾炎性肿块或阑尾周围脓肿的诊断。

(4)其他体征:具体如下。①结肠充气试验:患者仰卧位,检查者右手压迫左下腹,再用左手挤压近侧结肠,结肠内气体可传至盲肠和阑尾,引起右下腹疼痛者为阳性。②腰大肌试验:患者左侧卧位,右大腿后伸,引起右下腹疼痛为阳性,提示阑尾位于盲肠后位或腰大肌前方。③闭孔内肌试验:患者仰卧位,将右髋和右膝均屈曲 90°,然后被动向内旋转,引起右下腹疼痛者为阳性,提示阑尾位置靠近闭孔内肌。④直肠指诊:盆位阑尾炎或阑尾炎症波及盆腔时可有直肠右前方触痛;若形成盆腔脓肿可触及痛性包块。

(三)心理—社会状况

了解患者及家属对阑尾炎及手术的认知程度;妊娠期患者及其家属对胎儿风险的认知程度、心理承受能力。

(四)辅助检查

实验室检查:血常规检查可见白细胞计数和中性粒细胞比例增高。

(五)治疗要点及反应

绝大多数急性阑尾炎一旦确诊,应及时行阑尾切除术。非手术治疗适用于诊断不甚明确且症状比较轻者,如早期单纯性阑尾炎。阑尾周围脓肿先行非手术治疗,待肿块缩小局限,体温正常,3 个月后,再行手术切除阑尾。

四、护理诊断及合作性问题

(1)急性疼痛:与阑尾炎症、手术创伤有关。

(2)体温过高:与化脓感染有关。

(3)潜在并发症:急性腹膜炎、门静脉炎、术后内出血、术后切口感染、术后粘连性肠梗阻、术后粪瘘等。

五、护理目标

患者的腹痛得到缓解;体温恢复正常;并发症得到预防。

六、护理指导

(一)非手术治疗护理及术前护理

1.一般护理

(1)卧位:患者卧床休息,宜取半卧位。

(2)饮食:酌情禁食或进流质饮食,并做好静脉输液的护理。

2.病情观察

定时测量生命体征,密切观察病情变化,若发现腹痛加重、范围扩大;体温进行性升高;腹部出现肌紧张、反跳痛,提示病情加重,应立即通知医生并做好术前准备工作。

3.配合治疗护理

(1)抗感染:遵医嘱使用有效的抗菌药物,常用庆大霉素、氨苄西林、甲硝唑等静脉滴注。

(2)对症护理:高热者进行物理降温;腹痛患者观察期间禁食,禁用止痛剂,以免掩盖病情;禁用泻药及禁灌肠,以免炎症扩散及阑尾穿孔;便秘者可用开塞露。

(3)术前护理:根据患者情况,做好各项术前护理工作。

(二)术后护理

1.一般护理

(1)体位:术毕回病房后,先根据麻醉要求安置体位。麻醉解除、血压平稳后,取半卧位。

(2)饮食:术后1～2d禁食。待胃肠功能恢复、肛门排气后可给流质饮食,如无不适改为半流质饮食,术后4～6d给软食。1周内忌牛奶、豆制品,以免腹胀。

(3)早期活动:轻症患者手术当日即可下床活动;重症患者应在床上多翻身、活动四肢,待患者病情稳定后,及早下床活动,以促进肠蠕动,避免肠粘连发生。

2.病情观察

密切监测生命体征等病情变化;观察患者腹部症状及体征变化;观察切口情况及有无其他并发症的表现。若发现异常,及时通知医生处理。

3.配合治疗护理

(1)遵医嘱使用抗生素,并做好静脉输液护理。

(2)做好伤口及引流管护理。保持伤口敷料清洁、干燥,若有污染、浸湿,及时更换。对于腹腔引流的患者,按引流管常规进行护理。

4.并发症观察及护理

(1)腹腔内出血:常发生在术后24h内,故手术后当天应严密观察脉搏、血压。患者如有面色苍白、脉速、血压下降等休克的表现,或腹腔引流管有血液流出,应立即将患者平卧,静脉快速输液,报告医生并做好手术止血的准备。

(2)切口感染:是术后最常见的并发症。表现为术后3～5d体温升高,切口疼痛,局部有红肿、压痛或波动感。应遵医嘱给予抗生素、物理治疗等,如已化脓应拆线引流,定时换药。

(3)腹腔脓肿:常发生于术后5～7d,表现为体温升高或下降后又上升,并有腹胀、腹部包块、腹膜刺激征及直肠膀胱刺激症状等,应及时和医生取得联系并进行处理。

(4)粘连性肠梗阻:阑尾术后肠粘连的机会较多,常引起慢性不完全性肠梗阻,一般先行综合的保守治疗。术后早期活动可减少该并发症的发生。

(5)粪瘘:因阑尾切除术中局部处理不当,术后有粪便从阑尾残端处或盲肠瘘口流出。临床表现类似阑尾周围脓肿。如瘘管连通伤口,可表现伤口感染及有粪便从伤口流出。经非手术治疗后,瘘管多可自行闭合。如经久不愈则考虑手术治疗。

(三)心理护理

及时做好解释和安慰工作,讲解手术的必要性、术前准备和术后注意事项的相关知识,减轻患者的焦虑，使患者和家属积极配合治疗及护理。

七、健康教育

(1)对非手术治疗的患者，应向其解释禁食的目的和重要性，教会患者自我观察腹部症状和体征变化的方法。

(2)指导患者术后饮食的种类及量，鼓励患者循序渐进进行，避免暴饮暴食；适当休息，逐渐增加活动量，3个月内不宜参加重体力劳动或过量活动。

(3)对阑尾周围脓肿者，告知患者3个月后再次住院手术治疗。

(4)告知出院患者，如出现腹痛、腹胀等不适，应及时就诊。

第七节 原发性肝癌

原发性肝癌是我国常见的恶性肿瘤之一，以原发性肝细胞癌（又称肝癌）最常见，高发于东南沿海地区，以40～50岁多见，男性多于女性。

一、病因及发病机制

原发性肝癌的病因和发病机制尚未阐明。一般认为病毒性肝炎、肝硬化是其主要原因，临床上肝癌患者常有急性肝炎、慢性肝炎、肝硬化、肝癌的病史，其他有黄曲霉素、亚硝胺类致癌物、水土等因素。

二、病理生理

1.大体病理类型

①结节型：多见，常为单个或多个大小不等结节散在分布于肝内，多伴有肝硬化，恶性程度高，预后较差。②巨块型：常为单发，也可由多个结节融合而成，癌块直径较大常有假被膜，易出血、坏死；肝硬化程度较轻，手术切除率高，预后较好。③弥漫型：少见，结节大小均等，呈灰白色散在分布于全肝，常伴有肝硬化，肉眼难与肝硬化区别，病情发展迅速，预后极差。根据肿瘤直径大小，又可分为微小肝癌（≤2cm）、小肝癌（＜2～5cm）、大肝癌（＜5～10cm）、巨大肝癌（＞10cm）。

2.组织学类型

可分为肝细胞癌、肝内胆管细胞癌和二者同时出现的混合型肝癌三类，我国以肝细胞癌为主，约占91.5%，男性多见。

3.转移途径

常见的转移途径如下。①直接蔓延：癌肿直接侵犯邻近组织、脏器，如膈肌、胸腔等。②血行转移：门静脉系统内转移是最常见的途径，多为肝内转移，癌细胞在生长过程中极易侵犯门静脉分支，形成门静脉内癌栓，癌栓经门静脉系统在肝内直接播散，甚至阻塞静脉主干，导致门静脉高压；肝外血行转移常见于肺，其次为骨、脑等。③淋巴转移：主要累及肝门淋巴结，其次为胰腺周围、腹膜后及主动脉旁淋巴结，晚期可至锁骨上淋巴结。④种植转移：癌细胞脱落可发生腹腔、盆腔种植转移，引起血性腹腔积液。

三、护理评估

（一）健康史

了解是否居住于肝癌高发区，饮食和生活习惯，有无进食被黄曲霉素污染的食物史，有无亚硝胺类等致癌物接触史。了解家族中有无肝癌或其他肿瘤患者。了解有无肝炎、肝硬化其他部位肿瘤病史，有无其他系统伴随疾病。

（二）身体状况

早期缺乏典型症状和体征，多在普查或体检时被发现。晚期可有明显局部和全身症状。

1.症状

（1）肝区疼痛：为最常见的主要症状，半数以上患者以此为首发症状。多呈持续性钝痛、刺痛或胀痛，夜间或劳累后加重。疼痛部位常与肿瘤部位密切相关，位于肝右叶顶部的肿瘤累及膈肌，疼痛可牵涉至右肩背部。当癌结节发生坏死、破裂时，可引起大出血，表现为突发性右上腹剧痛和腹膜刺激征等急腹症表现。

（2）消化道症状：主要表现为食欲减退，部分患者出现腹胀、恶心、呕吐或腹泻等，易被忽视。

（3）全身症状：①可有不明原因持续性低热或不规则发热，抗生素治疗无效，而吲哚美辛栓常可退热；②早期患者消瘦、乏力不明显，晚期体重呈进行性下降，可伴有贫血、黄疸、腹腔积液、出血、水肿等恶病质表现。

2.体征

（1）肝大与肿块：为中、晚期肝癌常见临床体征。肝脏呈进行性肿大，质地较硬，表面高低不平，有明显结节或肿块。肿瘤位于肝右叶顶部者，肝浊音界上移，甚至出现胸腔积液。有时肝大被患者自己偶然发现，肝大显著者可见右上腹或右季肋部明显隆起。

（2）黄疸与腹水：晚期肝癌患者均可出现。

3.其他

可有癌旁综合征的表现，如低血糖、红细胞增多症、高胆固醇血症及高钙血症；如发生肺、骨、脑等肝外转移，出现相应的临床症状和体征，合并肝硬化者，常有肝硬化门静脉高压症表现；晚期肝癌还可出现肝性脑病、上消化道出血、癌肿破裂出血及继发性感染等并发症。

（三）辅助检查

1.实验室检查

（1）血清甲胎蛋白（AFP）测定：属肝癌血清标志物，具有专一性，可用于普查，有助于发现无症状的早期患者，但有假阳性出现，故应做动态观察。AFP 持续阳性或定量＞400μg/L，并排除妊娠、活动性肝病、生殖腺胚胎性肿瘤等，应高度怀疑为肝细胞肝癌。30％的肝癌患者 AFP 为阴性。如同时检测 AFP 异质体，可提高诊断率。

（2）血清酶学检查：缺乏专一性和特异性，只作为辅助指标；如血清碱性磷酸酶、γ-谷氨酰转肽酶、乳酸脱氢酶同工酶、血清 5′-核苷酸磷酸二酯酶、α-抗胰蛋白酶、酸性同工铁蛋白等。

2.影像学检查

(1)B 超检查:是诊断肝癌的首选检查方法,适用于普查。可显示肿瘤的部位、大小形态及肝静脉或门静脉有无栓塞等情况。能发现直径 1～3cm 的病变,诊断符合率可达 90%以上。

(2)CT 和 MRI 检查能显示肿瘤的位置、大小、数目及与周围脏器和重要血管的关系,能检出直径 1cm 左右的微小肝癌,诊断符合率达 90%以上,可协助制订手术方案。

(3)X 线检查:一般不作为肝癌的诊断依据。腹部摄片可见肝脏阴影扩大。肝右叶顶部的肿瘤,可见右侧膈肌抬高或局限性隆起:位于肝左叶或巨大的肝癌,可见胃和横结肠被推压现象。

(4)放射性核素肝扫描:应用^{198}AU、^{99m}Tc、^{131}I 玫瑰红、^{113m}In 同位素示踪肝扫描,诊断符合率 85%～90%,但不易显示直径<3cm 的肿瘤。采用放射性核素断层扫描(ECT)可提高诊断符合率。

(5)选择性腹腔动脉或肝动脉造影:肝动脉造影可明确病变的部位、大小、数目和分布范围。对直径<2cm 的微小肝癌,诊断符合率可达 90%;对血管丰富的肿瘤,可分辨直径>1cm 的肿瘤;选择性肝动脉造影或数字减影血管造影(DSA),可发现直径 0.5cm 的肿瘤。有助于评估手术的可切除性和选择治疗方法。

3.腹腔镜探查

经各种检查未能确诊而临床又高度怀疑肝癌者,必要时可行腹腔镜探查以明确诊断。

4.肝穿刺活组织检查

可进行病理切片检查,具有确诊意义;多在 B 超或 CT 引导下行细针穿刺活检,但有出血、肿瘤破裂和肿瘤沿针道转移的危险。

(四)心理—社会支持状况

评估患者对拟采取的治疗方法、疾病预后及手术前有关知识的了解和掌握程度,患者对手术过程,手术可能导致的并发症及疾病预后所产生的恐惧、焦虑程度和心理承受能力。家属对本病及其治疗方法、预后的认知程度及心理承受能力。家庭对患者手术、化疗、放疗等的经济承受能力。

(五)处理原则

以手术治疗为主,辅以其他综合治疗。

(1)手术治疗:手术是目前治疗肝癌最有效的方法。常用手术方式:①肝切除术;②不能切除的肝癌,可先考虑单独或联合应用肝动脉结扎,肝动脉栓塞,冷冻,激光,微波热凝等;肿瘤缩小后部分患者可获得二期手术切除的机会;③根治性切除术后复发肝癌部分可二次手术治疗;④目前有学者认为原发性肝癌可行肝移植治疗,其疗效有待于进一步讨论。小肝癌的手术切除率可达 80%以上,手术病死率低于 2%,术后 5 年生存率可达 60%～70%。根治术后复发性肝癌再手术,5 年生存率可达 53.2%。

(2)非手术治疗:综合治疗的方法有放射治疗、化学药物治疗、中医中药治疗、生物治疗、基因治疗等。

(3)肝癌破裂出血的治疗:对全身情况良好、病变局限,可行急诊肝叶切除术;全身情况差者,可行肝动脉结扎或栓塞术、射频治疗、冷冻治疗、填塞止血等。对出血较少,生命体征平稳,估计肿瘤不能切除者,可行非手术治疗。

四、常见护理诊断/问题

(1)恐惧:与担忧疾病预后和生存期有关。

(2)疼痛:与肿瘤生长导致肝包膜张力增加,或放疗、化疗后不适,手术有关。

(3)营养失调:低于机体需要量与食欲减退、腹泻及肿瘤导致的代谢异常和消耗有关。

(4)潜在并发症:肝性脑病、上消化道出血、肿瘤破裂出血、感染等。

五、护理目标

(1)患者恐惧缓解或减轻,能正确面对疾病、手术和预后,积极配合治疗和护理。

(2)患者疼痛减轻或缓解。

(3)患者能主动进食富含蛋白质、能量、膳食纤维等营养均衡的食物或接受营养支持治疗。

(4)患者未出现并发症,或得到及时发现和处理。

六、护理指导

(一)加强心理支持

鼓励患者和家属说出有关对癌症诊断、预后的感觉。解释各种治疗、护理知识。告知患者手术切除可使早期肝癌患者获得根治的机会;肝癌的综合治疗有可能使以前不能切除的大肝癌转变为可以手术治疗,使不治之症转变为可治之症,患者有望获得较长的生存时间。通过各种心理护理指导,促进患者的适应性反应。

(二)减轻或有效缓解疼痛

对肝叶和肝局部切除术后疼痛剧烈者,应采取积极有效的镇痛措施,若患者有止痛泵则教会患者使用,并观察药物效果及不良反应。指导患者控制疼痛和分散注意力的方法。术后48h,若病情允许,促进患者的适应性反应。

(三)改善营养状况

(1)术前:原发性肝癌患者宜采用高蛋白质、高热量、高维生素饮食。选择患者喜爱的食物种类,安排舒适的环境,少量多餐。此外,还可给予营养支持、输血等,以纠正低蛋白血症,提高手术耐受力。

(2)术后:术后禁食、胃肠减压,待肠蠕动恢复后逐步给予流质或半流质饮食,直至正常饮食。患者术后肝功能受影响,易发生低血糖,禁食期间应从静脉输入葡萄糖或进行营养支持。术后2周内适量补充白蛋白和血浆,以提高机体免疫力。

(四)并发症的预防和护理

1.出血

(1)术前:①改善凝血功能:术前3d给予维生素K_1肌内注射,以改善凝血功能,预防术中、术后出血。②癌肿破裂出血:这是原发性肝癌常见的并发症,最紧急。告诫患者尽量避免致肿瘤破裂的诱因,如剧烈咳嗽、用力排便等致腹内压骤升的动作。加强腹部体征的观察,若患者突然主诉腹痛,伴腹膜刺激征,应高度怀疑肿瘤破裂出血,应及时通知医生,积极配合抢救。少数出血可自行停止。

(2)术后:术后出血是肝切除术常见的并发症之一,应注意预防和控制出血。①严密观察患者病情变化。②体位与活动:手术后患者若血压平稳,可采取半卧位,为防止术后肝断面出血,一般不鼓励患者早期活动。术后 24h 内卧床休息,避免剧烈咳嗽,以免引起术后出血。③引流液的观察:手术后当日可从肝旁引流管引流出血性液体 100~300mL,若血性液体增多,应警惕腹腔内出血,应做好再次手术止血的准备。

2.肝性脑病

(1)术前:术前 3d 进行肠道准备,口服肠道抗生素如新霉素等;术前晚用生理盐水清洁灌肠,注意禁用肥皂水。

(2)术后:①病情观察:有无肝性脑病早期症状。②吸氧:间歇吸氧 3~4d,以提高氧的供给,保护肝功能。③避免肝性脑病的诱因,如上消化道出血、高蛋白饮食、感染、便秘等,若有便秘者可口服乳果糖,促使肠道内氨的排出。④遵医嘱给予支链氨基酸和降氨药如谷氨酸钠等。

3.膈下积液及脓肿

膈下积液及脓肿是肝切除术后的一种严重并发症。术后引流不畅或引流管拔除过早,使残肝旁积液、积血或肝断面坏死组织及渗漏胆汁积聚造成膈下积液,如果继发感染则形成膈下脓肿。护理应注意以下几项。

(1)保持引流通畅,对经胸手术放置胸腔引流管的患者,应按闭式胸腔引流的护理要求进行护理。

(2)加强观察:膈下积液及脓肿多发生在术后 1 周左右,若患者术后体温正常后再度升高,或术后体温持续不降,应疑有膈下积液或膈下脓肿。

(3)脓肿引流的护理:若已形成膈下脓肿,应穿刺抽脓,对穿刺后置入引流管者,应加强冲洗和吸引护理。

(4)加强支持治疗和抗菌药物的应用护理。

(五)其他

(1)维持体液平衡的护理:对肝功能不良伴腹水者,积极行保肝治疗,严格控制水和钠盐的摄入量,准确记录 24h 出入液量,每日观察、记录体重及腹围变化。

(2)介入治疗的护理:①术前:向患者解释治疗的目的及注意事项,检查凝血功能等,术前 6h 禁食水。②术后:嘱患者平卧位,穿刺处压迫止血 15min,肢体制动 6h,观察有无出血现象;多数患者术后 1 周内有低热,若体温超过 38.5℃应及时降温;肝动脉栓塞化疗可造成肝细胞坏死,加重肝功能损害,应注意观察患者的意识状态、黄疸程度,注意补充高糖、高能量营养素,积极给予保肝治疗,防止肝功能衰竭。

七、护理评价

(1)患者能否正确面对疾病、手术和预后。

(2)患者疼痛是否减轻或缓解。

(3)患者营养状况是否改善,体重是否稳定或有所增加。

(4)患者神志是否清醒,生命体征是否平稳,循环血容量是否充足,尿量是否大于30mL/h,有无腹痛、腹胀、体温升高、白细胞和中性粒细胞增高等表现。

八、健康指导

(1)注意防治肝炎,不吃霉变食物。有肝炎、肝硬化病史者和肝癌高发地区人群应定期做体格检查,做AFP测定、B超检查,以期早期发现、及时诊断。

(2)坚持后续治疗,应树立战胜疾病的信心,根据医嘱坚持化疗或其他治疗。

(3)注意营养,多吃富含能量、蛋白质和维生素的食物和新鲜蔬菜、水果,食物以清淡、易消化为宜。

(4)保持大便通畅,防止便秘,可适当应用缓泻剂,预防血氨升高。

(5)患者应注意休息,如体力许可,可适当活动或参加部分工作。

(6)自我观察和定期复查。嘱患者及家属注意有无水肿、体重减轻、出血倾向、黄疸和疲倦等症状,必要时及时就诊,定期随访。

(7)给予肝癌晚期患者精神上的支持,鼓励患者和家属共同面对疾病。

第八节　胆道疾病

一、胆石症

胆石症指发生在胆囊和胆管的结石,是胆道系统的常见病、多发病,随着年龄增长发病率增高,女性发病率高于男性。胆囊结石多于胆管结石。

(一)病因与发病机制

胆石的形成与胆汁淤积、胆道内细菌感染和胆汁成分改变有关。脂类代谢异常可引起胆汁内胆盐、胆固醇、卵磷脂三者比例失调,使胆固醇呈过饱和状态而析出成为结石,称为胆固醇结石;胆道感染时,特别是大肠杆菌产生的B葡萄糖酸酶使可溶性的结合性胆红素水解为非水溶性的游离胆红素,后者能与钙结合,并以细菌、虫卵、炎症坏死组织的碎屑为结石的核心,沉淀为结石,称为胆色素结石;既有胆固醇沉积又有胆色素沉积形成的结石,称为混合性结石。

(二)护理评估

1.健康史

(1)胆囊结石:多见于中年妇女,尤其是肥胖和多次妊娠者,多有反复发作的病史。进食油腻高脂饮食往往是疾病发作的诱因。应注意询问是否出现过寒战、高热、黄疸及有无胰腺炎发作病史。了解患者有无暴饮暴食或进食油腻食物,有无胆道感染史等。

(2)肝内胆管结石:多与肝内感染、胆汁淤积、胆管变异、胆道蛔虫等因素有关,肝外胆管结石可原发于胆道,也可由胆囊结石和肝内胆管结石排出至胆总管,另外胆道蛔虫也可导致肝外胆管结石。应注意询问患者有无胆道感染、胆道蛔虫、胆囊结石病史。

2.身体状况

1)胆囊结石

可无任何表现,也可表现为剧烈胆绞痛。起病常在饱餐、进油腻食物后.或夜间发作,表现为右上腹阵发性绞痛,疼痛常放射至右肩或右背部,伴恶心、呕吐等,可有畏寒和发热,部分患者可有轻度黄疸。右上腹有压痛、反跳痛和肌紧张,Murphy 征阳性,可在右上腹触及肿大的胆囊。如:大网膜粘连包裹形成胆囊周围炎性团块时,则右上腹肿块界限不清,活动度受限;胆囊壁发生坏死、穿孔,则出现弥漫性腹膜炎的体征。

2)胆管结石

临床表现取决于胆道有无梗阻、感染及其程度。结石阻塞胆管并继发感染时可导致典型的胆管炎症状,即腹痛、寒战高热和黄疸,称为 Charcot 三联征。

(1)腹痛:位于剑突下或右上腹部,呈阵发性、刀割样绞痛,或持续性疼痛阵发性加剧,疼痛向右后肩背部放射,伴有恶心、呕吐。主要是结石嵌顿于胆总管下端或壶腹部,刺激胆管平滑肌,引起 Oddi 括约肌痉挛所致。

(2)寒战高热:胆管梗阻并发感染后,脓性胆汁和细菌逆流引起的全身中毒症状,发生在腹痛后,体温可高达 39～40℃,呈弛张热。

(3)黄疸:胆管梗阻后胆红素逆流入血所致。黄疸的程度取决于梗阻的程度及是否并发感染。若结石梗阻不完全或有松动,则黄疸程度减轻,呈波动性。

(4)消化道症状:多数患者有恶心、腹胀、嗳气、厌油腻食物。

(5)单纯性肝内胆管结石梗阻或感染时症状无或较轻;范围较大与肝外胆管并存时可有肝外胆管结石的症状;引起脓肿时可出现慢性感染征象。

3.社会—心理状况

(1)患者是否因症状的反复发作和并发症的出现而感到焦虑,当症状明显,或被告知手术时,患者是否感到恐惧。

(2)胆道结石患者可能多次手术治疗仍不能痊愈,而且经济负担加重,是否出现对治疗信心不足,甚至表现出不合作的态度。

(3)家庭成员能否提供足够的心理和经济支持。

(4)患者及家属对胆石症的治疗和预防知识的了解程度。

4.辅助检查

(1)实验室检查:并发感染时,白细胞计数及中性粒细胞比例明显升高;肝细胞损害时,血清转氨酶和碱性磷酸酶增高。血清胆红素、尿胆红素升高,尿胆原降低或消失,粪中尿胆原减少。

(2)B 超检查:胆囊结石显示胆囊增大和结石影像。胆管结石显示胆管内有结石影,近段扩张。

(3)其他检查:必要时可行 PTC、ERCP 检查,了解结石的部位、数量、大小和胆管梗阻的部位等。

5.治疗要点与反应

1)胆囊结石

(1)手术治疗:手术切除病变的胆囊,目前多采用腹腔镜胆囊切除术。手术时机最好在急性发作后缓解期为宜。

(2)非手术治疗:对症状较轻或不能耐受手术者,可采取溶石或排石等。

2)胆管结石

(1)急诊手术:积极抗炎利胆治疗1～2d后病情仍恶化,黄疸加深,胆囊肿大,明显压痛,出现腹膜刺激征或出现Reynolds五联征者应立即行胆总管切开取石及引流术。

(2)择期手术:适用于慢性患者。胆管结石的治疗原则是清除结石及解决因反复胆道感染及因此引起的胆道狭窄及肝脏病变。手术方法如下:①胆囊切除并胆总管切开取石加血管引流术,适用于单纯胆总管结石;②Oddi括约肌成形术,适用胆总管下端结石嵌顿或开口狭窄者;③肝胆管与空肠Roux-en-Y吻合术,适用于肝内外胆管结石、复发或残留结石,肝内胆管狭窄者;④肝叶切除,适用于肝内结石造成某叶或段组织萎缩者;⑤胆总管十二指肠吻合术,目前少用。

(3)采用纤维胆道镜微创手术。

(三)护理诊断及合作性问题

(1)焦虑或恐惧:病情的反复或加重;担忧手术效果及预后;生活方式和环境的改变。

(2)舒适的改变:腹痛、瘙痒等,与胆道结石、蛔虫、感染等有关。

(3)体温过高:与胆道感染、手术后合并感染有关。

(4)营养失调:与肝功能损害、营养素摄入不足、消化吸收障碍有关。

(5)有T管引流异常的危险:与T管的脱出、扭曲、阻塞、逆行感染等因素有关。

(6)潜在并发症:肝功能障碍、体液平衡紊乱、肝脓肿、急性胰腺炎、胆管狭窄、残留结石、休克、出血、胆漏等。

(7)知识缺乏:缺乏保健及康复知识。

(四)护理指导

1.一般护理

(1)体位:患者注意卧床休息,根据病情选择适当的体位,有腹膜炎者如不伴有休克,宜取半卧位。术后早期取平卧位,在血压平稳后取半卧位。

(2)饮食护理:胆道疾病患者对脂肪消化吸收能力低,而且常有肝功能损害,故应给予低脂、高糖、高维生素易消化饮食。肝功能较好者可给富含蛋白质的饮食。对病情较重,伴有急性腹痛者或恶心、呕吐者,应暂禁饮食,注意静脉补液,维持水、电解质和酸碱平衡。

(3)对症护理:黄疸患者皮肤瘙痒时可外用炉甘石洗剂止痒,温水擦浴;高热时物理降温;重症患者有休克时,应积极进行抗休克治疗的护理;有腹膜炎者,执行急性腹膜炎的有关护理指导。

(4)相关检查护理:进行胆道特殊检查时,做好检查前及检查后的相关护理。

(5)手术前护理:做好备皮、药物皮试、配血等必要的术前准备护理。

2.病情观察

术前注意患者生命体征及神志变化，胆道感染时，体温升高，呼吸、脉搏增快；如果血压下降、神志改变，说明病情危重。观察腹痛的部位、性质、有无诱因及持续时间，注意黄疸及腹膜刺激征的变化，观察有无胰腺炎、腹膜炎等情况发生。及时了解辅助检查结果，准确记录 24h 液体出入量。术后注意患者神志、生命体征、尿量、黄疸、腹部症状和体征的观察。

3.治疗配合

1)控制感染

遵医嘱应用抗生素，注意按时用药、观察药物的毒副作用。

2)解痉止痛护理

胆绞痛发作的患者，遵医嘱给予解痉止痛药物，常用哌替啶 50～100mg、阿托品 0.5mg 肌内注射；但勿使用吗啡，因其能使 Oddi 括约肌痉挛，加重胆道梗阻。

3)T 管引流的护理

凡切开胆管的手术，一般都放置 T 管引流。其主要目的：①引流胆汁和减压，防止因胆汁排出受阻导致胆总管内压力增高、胆汁外漏而引起胆汁性腹膜炎；②引流残余结石，使胆道内残余结石，尤其是泥沙样结石通过 T 管排出体外；③支撑胆道，防止胆总管切口处瘢痕狭窄、管腔变小、粘连狭窄等；④经 T 管溶石或造影等。

应按一般引流管护理原则进行护理，特别注意以下几个方面。

(1)妥善固定：T 管接床边无菌瓶后，即应检查在皮肤外固定情况。T 管除由皮肤戳口穿出后用缝线固定于腹壁外，一般还应在皮肤上加胶布固定。连接管不宜太短，严防因翻身、起床活动时牵拉而脱落。

(2)保持引流通畅：病情允许时鼓励患者下床，活动时引流袋可悬吊于衣服上，位置应低于腹壁引流口高度，防止胆汁逆流引起感染。注意检查 T 管是否通畅，避免引流管受压、折叠、扭曲、阻塞，应经常向远端挤捏。如有阻塞，应用无菌生理盐水缓慢冲洗，不可用力推注。

(3)观察记录胆汁量及性状：注意观察胆汁颜色、性状，有无鲜血、结石及沉淀物。正常胆汁呈深绿色或棕黄色，较清晰，无沉淀物。颜色过淡或过于稀薄，说明肝功能不佳；混浊表示有感染；有泥沙样沉淀物，说明有残余结石。胆汁引流量一般每日 300～700mL，量少可能因 T 管阻塞或肝功能衰竭所致，量过多应考虑胆总管下端不通畅。

(4)观察患者全身情况：如患者体温下降，大便颜色加深，黄疸消退，说明胆道炎症消退，胆汁能顺利进入肠道；否则表示胆管下端尚不通畅。如有发热和腹痛，出现腹膜刺激征，应考虑胆汁渗漏致胆汁性腹膜炎的可能，及时联系医生处理。

(5)拔管：T 管一般放置 2 周左右，如无特殊情况可以拔管。拔管前必须先试行夹管 1～2d，夹管时注意患者有无腹痛、发热、黄疸等表现。若有以上现象，表示胆总管下端仍有阻塞，暂时不能拔管，应开放 T 管继续引流。若观察无异常，可拔管。必要时可在拔管前行 T 管造影，以了解胆管内情况。拔管后引流口有少量胆汁流出，为暂时现象，可用无菌纱布覆盖，数日后即可愈合。

4.心理护理

胆道疾病往往起病急骤，常有剧烈疼痛，严重者有休克等情况，患者常常焦虑不安。护士应该在术前和术后根据患者具体心理状况，以亲切的语言予以安慰，适当解释病情，解除或尽量缓解患者的心理压力，使其主动配合手术治疗以及相关护理，取得理想的效果。

5.健康指导

(1)指导患者合理饮食，一般选择低脂肪、高蛋白质、高维生素的易消化饮食。

(2)注意自我监测，出现腹痛、发热、黄疸等情况时及时到医院就诊。

(3)患者带T管出院时，应告知患者留置T管的目的，指导其进行自我护理。

(五)护理评价

患者焦虑情绪是否得以缓解或消除；疼痛是否缓解；体温是否正常；营养是否得以及时补充。

二、胆道感染

胆道感染是指胆囊壁和(或)胆管壁受到细菌的侵袭而发生的炎症反应，按发病部位分为胆囊炎和胆管炎。胆道感染和胆石症互为因果关系，胆石症可引起胆道梗阻，导致胆汁淤滞，细菌繁殖，而致胆道感染。胆道感染反复发作又是胆石形成的重要致病因素和促发因素。

(一)急性胆囊炎

急性胆囊炎是胆囊管梗阻和细菌感染引起的急性胆囊炎症。约95%以上患者有胆囊结石，称结石性胆囊炎；约5%的患者无胆囊结石，称非结石性胆囊炎。

1.病因及发病机制

(1)胆囊管梗阻：多由结石引起。当胆囊管突然梗阻，存留在胆囊内的胆汁排出受阻、淤滞、浓缩、高浓度的胆盐可损伤胆囊黏膜，引起急性炎症改变，结石嵌顿也可直接损伤黏膜引起炎症反应。当胆囊内已有细菌存在时，则胆囊的炎症过程将加快并加重。

(2)细菌感染：细菌主要通过胆道逆行进入胆囊，也可经血液或淋巴途径进入，在胆汁流出不畅时引起感染。主要致病菌为革兰阴性杆菌，常合并厌氧菌感染。

(3)多因素相互作用：如严重创伤、烧伤、长期胃肠外营养、大手术后等，胆囊内胆汁淤滞和缺血可能是发病的原因。

2.病理生理

急性胆囊炎开始时均有胆囊管的梗阻，这使胆汁淤积，胆囊内压增高，胆囊肿大，黏膜充血水肿、渗出增多，此时为急性单纯性胆囊炎，若梗阻未解除或炎症未控制，病变波及胆囊壁全层，胆囊壁充血、水肿加重，出现瘀斑或脓苔，部分黏膜坏死脱落，甚至浆膜也有纤维素和脓性渗出物，即为急性化脓性胆囊炎；若梗阻仍未解除，胆囊内压力继续升高，胆囊壁血管受压导致血液循环障碍，整个胆囊呈片状缺血坏死，即为急性坏疽性胆囊炎；坏疽性胆囊炎常并发胆囊穿孔。

3.身体状况

(1)症状：具体如下。①腹痛：常于饱餐、进油腻食物后，或在夜间发作。典型的表现为突发性右上腹剧烈绞痛，阵发性加重，常向右肩背部放射。②消化道症状：常伴恶心、呕吐、食欲减退、腹胀、腹部不适等消化道症状。③发热：如胆囊积脓、坏疽、穿孔，常表现为畏寒、发热。

(2)体征:墨菲征阳性。右上腹部可有压痛和肌紧张。若胆囊穿孔,则出现急性弥漫性腹膜炎症状和体征。

4.辅助检查

(1)实验室检查:血常规可见白细胞计数升高,中性粒细胞比例升高。部分患者可有血清转氨酶、碱性磷酸酶、血清胆红素增高。

(2)影像学检查:B超检查显示胆囊增大、壁厚,大部分可探及胆囊内有结石光团。CT、MRI检查可协助诊断。

5.处理原则

主要治疗措施为手术。

(1)非手术治疗:包括禁食、胃肠减压、补液,解痉、止痛,应用抗生素控制感染。

(2)手术治疗:具体如下。①胆囊切除术:胆囊炎症较轻者可采用腹腔镜胆囊切除术,急性化脓性、坏疽穿孔性胆囊炎可采用开腹胆囊切除术。②胆囊造口术:患者情况极差,不能耐受胆囊切除术者,可先行胆囊造口术减压引流。③超声或CT引导下经皮经胆囊穿刺引流术:适用于病情危重不宜手术的化脓性胆囊炎患者。

(二)慢性胆囊炎

慢性胆囊炎是胆囊持续的反复发作的炎症过程。超过90%的患者有胆囊结石。

1.病理生理

由于胆囊受炎症和结石的反复刺激,胆囊壁炎性细胞浸润和纤维组织增生,胆囊壁增厚,可与周围组织粘连,最终胆囊萎缩,完全失去其生理功能。

2.身体状况

临床表现常不典型,多数患者有典型胆绞痛史。表现为腹胀不适、厌食油腻,嗳气等消化不良症状及右上腹和肩背部隐痛。体检显示右上腹轻压痛。

3.辅助检查

B超检查显示胆囊壁增厚,胆囊缩小或萎缩,排空功能减退或消失,常伴有胆囊结石。

4.处理原则

临床症状明显,并伴有胆囊结石者应行胆囊切除术。

(三)急性梗阻性化脓性胆管炎

急性梗阻性化脓性胆管炎(AOSC)又称急性重症胆管炎。其发病基础是胆道梗阻及细菌感染。最常见的梗阻原因是胆管结石,其次是蛔虫和胆管狭窄。多有胆道疾病和胆道手术史。胆道梗阻时,胆盐不能进入肠道,易造成细菌移位致急性化脓性炎症。细菌感染的途径为经十二指肠逆行进入胆道或经门静脉系统入肝到达胆道。

1.病理生理

AOSC的基本病理变化是胆管梗阻和胆管内化脓性感染。胆管梗阻及随之而来的感染引起梗阻以上胆管扩张、黏膜肿胀,梗阻进一步加重并趋向完全性;胆管内压力升高,胆管壁充血、水肿,黏膜糜烂,形成溃疡,胆管内充满脓性胆汁;胆道内压力继续升高,当超过30cmH_2O时,胆管内细菌和毒素即可逆行入肝窦,引起严重的脓毒血症、感染性休克,甚至MODS。

2.护理评估

了解患者的年龄、性别、职业、居住地及饮食习惯。既往有无类似疾病发作史，治疗及检查情况。

3.身体状况

患者多有胆道疾病史或胆道手术史。起病急骤，病情进展快。临床表现除具有一般胆道感染的查科三联征（腹痛、寒战高热、黄疸）外，还可出现休克中枢神经系统抑制的表现，称雷诺五联征。患者为突发性剑突下或右上腹部胀痛或绞痛，继之寒战高热伴恶心、呕吐。若病情继续发展，多数患者可出现黄疸，但若为一侧肝内胆管阻塞，可不出现黄疸。近半数有人很快出现神经系统症状，如神志淡漠、烦躁、谵妄或嗜睡、神志不清，甚至昏迷，严重者可在短期内出现代谢性酸中毒、感染性休克的表现。若不及时救治可在短期内迅速死亡。

4.辅助检查

(1)实验室检查：白细胞计数升高，可超过 $2\times10^{10}/L$，中性粒细胞比例明显升高。肝功能出现不同程度损害，凝血酶原时间延长。

(2)影像学检查：B 超检查显示肝和胆囊增大，肝内、外胆管扩张，胆管内有结石光团。CT、内镜逆行胰胆管造影(ERCP)可协助诊断。

5.社会—心理支持状况

(1)心理承受能力：患者对本次发病的心理状态，有无因反复发作而焦虑、烦躁等。

(2)家庭、社会支持状况：家庭的经济承受能力及支持程度。

(3)认知程度：患者对疾病的发展，治疗、护理指导及术后康复知识的了解程度。

6.处理原则

急性梗阻性化脓性胆管炎紧急手术解除胆道梗阻，及时而有效地降低胆道压力。

(1)非手术治疗：既是治疗的手段，又是术前准备措施。①联合应用足量有效的广谱抗生素。②纠正水、电解质及酸碱平衡失调。③恢复血容量，纠正休克，如应用糖皮质激素、血管活性剂，改善通气功能。④对症给予解痉、止痛剂，应用维生素 K 等处理。

(2)手术治疗：首要目的在于抢救患者生命，手术应力求简单有效。常采用胆总管切开减压、取石、T 形管引流。

(3)胆管减压引流：常用方法有经皮经肝胆管引流(PTCD)经内镜鼻胆管引流术(ENBD)，当胆囊肿大时，亦可行胆囊穿刺置管引流。

7.常见护理诊断/问题

(1)急性疼痛：与结石突然嵌顿、胆囊或胆管强烈收缩及继发感染有关。

(2)体液不足：与呕吐、禁食、胃肠减压及感染性休克等有关。

(3)体温过高：与胆道感染有关。

(4)营养失调：低于机体需要量与呕吐、进食减少或禁食、应激消耗等有关。

(5)潜在并发症：胆囊穿孔、胆道出血、胆瘘、多器官功能障碍或衰竭等。

8.护理指导

1)术前护理

(1)病情观察：观察生命体征、神志及尿量的变化，观察腹部症状及体征变化，若出现寒战、高热、腹痛加剧、腹痛范围扩大、血压下降、意识障碍等,应及时报告医生,并配合抢救及治疗。

(2)缓解疼痛:嘱患者卧床休息,取舒适的体位;指导患者进行有节律的深呼吸,以达到放松和减轻疼痛的目的。对诊断明确且疼痛剧烈者,遵医嘱给予解痉、镇静和止痛,常用哌替啶50mg、阿托品0.5mg肌内注射,但要注意不要使用吗啡,以免造成Oddi括约肌收缩,增加胆道压力。

(3)维持体液平衡:①加强观察:严密监测生命体征及循环状况,如血压、脉搏、每小时尿量,准确记录24h出入液量。②补液扩容:有休克者,应迅速建立静脉通路,尽快恢复血容量;必要时应用血管活性药物,以改善和保证组织器官的血液灌注。③纠正水、电解质及酸碱平衡失调,根据病情、中心静脉压及每小时尿量等,遵医嘱补液,合理安排输液顺序和速度,维持水、电解质及酸碱平衡。

(4)降低体温:根据患者体温升高的程度,采用温水擦浴、冰敷等物理降温或药物降温。遵医嘱应用抗生素控制感染,使体温恢复正常。

(5)维持营养状态:病情轻者可给予清淡饮食。病情严重需要禁食和胃肠减压者,可经肠外营养途径补充足够的热量、氨基酸、维生素、水、电解质等,维持良好的营养状态。

(6)心理护理:解释各种治疗的必要性、手术方式、注意事项;鼓励患者表达自身感受。剧烈的疼痛和病情恶化常给患者心理造成很大的恐惧,用亲切适当的语言予以安慰、鼓励,并教会患者自我放松的方法;针对个体情况进行针对性心理护理;鼓励患者家属和朋友给予患者关心和支持。

2)术后护理

同胆石症患者术后护理,急性梗阻性化脓性胆管炎患者仍需严密观察病情变化,继续积极抗休克治疗。

3)健康指导

指导患者宜进低脂、高热量、高维生素、易消化饮食,如出现发热、腹痛、黄疸等情况,及时来医院就诊。

(四)胆道蛔虫症患者的护理

胆道蛔虫症是指肠道蛔虫上行钻入胆道后所引起的一系列临床症状。以青少年和儿童多见,随着卫生条件的改善,近年来本病发病率明显下降。

1.病因和病理

蛔虫有钻孔习性,喜碱性环境。驱蛔不当、发热、胃肠道功能紊乱等原因,使寄生在小肠中下段的蛔虫因寄生环境改变或受到刺激而向上窜动,可经十二指肠乳头钻入胆道,Oddi括约肌受到刺激而发生强烈痉挛,导致上腹部阵发性剧烈绞痛;蛔虫将肠道细菌带入胆道,可引起胆管炎症,甚至细菌性肝脓肿;如果蛔虫阻塞胰管开口,可引起急性胰腺炎;蛔虫可经胆囊管钻入胆囊,引起胆囊穿孔;还可损伤胆道黏膜,引起胆道出血;蛔虫的虫体或虫卵均可作为核心,引胆道结石。

2.护理评估

1)健康史

了解患者的年龄性别、文化程度、生活环境,生活习惯、卫生观念等;了解以前是否有过肠道蛔虫病史；了解近期是否有使用驱虫药、发热、胃肠道疾病等。

2)身体状况

(1)症状

典型症状为突然发生在剑突右下方的阵发性“钻顶样”绞痛，且异常剧烈，无法忍受，患者多坐卧不安，呻吟不止，面色苍白，大汗淋漓。常伴有呕吐，有时呕出蛔虫。疼痛可突然缓解，间歇期宛如正常人。如蛔虫全部进入胆道，则疼痛性质转为钝痛。继发感染时，可有畏寒、发热和白细胞计数增高。

(2)体征

其体征轻微，腹软，仅在剑突右下方深部可有轻度压痛。如伴有梗阻和继发感染，可有肝脏肿大和轻度黄疸。

3)辅助检查

B超检查可显示虫体，是首选的检查方法。

4)社会—心理支持状况

了解患者对本次疾病的认知程度及心理反应。

(5)处理原则

以非手术治疗为主，仅在非手术治疗无效或出现严重并发症时才考虑手术治疗。

(1)非手术治疗：①解痉止痛；②利胆驱蛔；③抗感染；④ERCP取虫。

(2)手术治疗：采用胆总管探查取虫及T形管引流；有并发症时选用相应术式。

3.常见护理诊断/问题

(1)急性疼痛：与蛔虫刺激致Oddi括约肌痉挛有关。

(2)知识缺乏：缺乏饮食卫生知识及胆道蛔虫病相关知识。

4.护理指导

1)手术前、后护理指导

同胆石症患者的护理。

2)健康指导

(1)养成良好的饮食及卫生习惯：不喝生水，蔬菜要洗净煮熟，水果应洗净削皮后吃，饭前便后要洗手。

(2)正确使用驱虫药：驱虫药应于清晨空腹或晚上临睡前服用，用药后注意观察大便中是否有蛔虫排出。

参考文献

[1]陈焕芬,刘桂萍.基础护理学[M].北京:北京大学医学出版社,2013.

[2]丁淑贞,姜秋红.呼吸内科临床护理[M].北京:中国协和医科大学出版社,2015.

[3]丁淑贞,吴冰.普通外科临床护理[M].北京:中国协和医科大学出版社,2016.

[4]郭华丽,平萍,李娜.内科临床治疗及护理技术[M].武汉:湖北科学技术出版社,2017.

[5]郭丽.基础护理学[M].济南:山东科学技术出版社,2015.

[6]黄杰,郑福昌,董艳.普通外科疾病临床诊疗与护理[M].长春:吉林科学技术出版社,2017.

[7]黄金银,倪晶晶.呼吸系统疾病病人护理[M].杭州:浙江大学出版社,2014.

[8]刘丽琴.现代内科护理精粹[M].西安:西安交通大学出版社,2017.

[9]秦殿菊,封桂英.内科护理学[M].上海:上海交通大学出版社,2018.

[10]沈开忠.消化系统疾病病人护理[M].杭州:浙江大学出版社,2016.

[11]唐前.内科护理[M].重庆:重庆大学出版社,2016.

[12]杨海新,郝伟伟,赵素婷.神经内科实用护理[M].北京:军事医学科学出版社,2014.

[13]杨敏,黄伟.基础护理学[M].长沙:中南大学出版社,2017.

[14]叶志霞,皮红英,周兰姝.外科护理[M].上海:复旦大学出版社,2016.

[15]张爱霞,王瑞春,赵华.消化内科临床护理[M].北京:军事医学科学出版社,2013.

[16]张铭光,杨小莉,唐承薇.消化内科护理手册[M].北京:科学出版社,2015.

[17]张晓念,肖云武.内科护理[M].上海:第二军医大学出版社,2015.

[18]曹玉英.临床实用护理常规[M].天津:天津科学技术出版社,2018.

[19]兰华,陈炼红,刘玲贞.护理学基础[M].北京:科学出版社,2017.

[20]王萌,张继新.外科护理[M].北京:科学出版社,2016.

[21]唐少兰,杨建芬.外科护理[M].3版.北京:科学出版社,2016.

[22]李卡,许瑞华,龚姝.普外科护理手册[M].2版.北京:科学出版社,2015.

[23]杨玉南,杨建芬.外科护理学笔记[M].3版.北京:科学出版社,2016.

[24]周晓生,宋淑霞.神经内科常见病诊治与护理[M].北京:科学技术文献出版社,2012.

[25]黄叶莉.神经疾病临床护理[M].北京:人民军医出版社,2014.